眼与全身疾病

主编　姚　靖　王佳娣　董霏雪

清華大学出版社
北京

图书在版编目（CIP）数据

眼与全身疾病 / 姚靖，王佳娣，董霏雪主编 . —北京 : 清华大学出版社，2023.12
ISBN 978-7-302-64420-0

Ⅰ . ①眼… Ⅱ . ①姚… ②王… ③董… Ⅲ . ①常见病—眼科检查②症状—鉴别诊断 Ⅳ . ① R441

中国国家版本馆 CIP 数据核字 (2023) 第 153129 号

责任编辑：孙　宇
封面设计：王晓旭
责任校对：李建庄
责任印制：杨　艳

出版发行：清华大学出版社
网　　址：https://www.tup.com.cn，https://www.wqxuetang.com
地　　址：北京清华大学学研大厦 A 座　　　　　邮　　编：100084
　　　　　社 总 机：010-83470000　　　　　邮　　购：010-62786544
　　　　　投稿与读者服务：010-62776969，c-service@tup.tsinghua.edu.cn
　　　　　质量反馈：010-62772015，zhiliang@tup.tsinghua.edu.cn
印 装 者：三河市龙大印装有限公司
经　　销：全国新华书店
开　　本：185mm×260mm　　印　张：17　　字　数：338 千字
版　　次：2023 年 12 月第 1 版　　　　　印　次：2023 年 12 月第 1 次印刷
定　　价：69.00 元

产品编号：100621-01

编委会

主　审

孙　河　黑龙江中医药大学附属第一医院

主　编

姚　靖　黑龙江中医药大学附属第一医院

王佳娣　黑龙江中医药大学附属第一医院

董霏雪　黑龙江中医药大学附属第一医院

副主编

付　晋　黑龙江中医药大学附属第二医院

张丹丹　大连市妇女儿童医疗中心（集团）

樊晓瑞　黑龙江中医药大学附属第一医院

编　委（按姓氏笔画排序）

王丽媛　黑龙江中医药大学附属第一医院

刘　悦　黑龙江中医药大学附属第一医院

宗贝婷　黑龙江中医药大学附属第一医院

赵　爽　黑龙江中医药大学附属第一医院

赵晓龙　黑龙江中医药大学附属第一医院

曹丛红　黑龙江中医药大学附属第一医院

前　言

　　《眼与全身疾病》是黑龙江中医药大学的特色教材，本书以全身疾病对眼部的影响为主线，从临床实际出发，论述了常见的内、外、妇、儿疾病，遗传代谢疾病，皮肤及性病，神经精神疾病，免疫异常病，结缔组织病和药物毒性、放射性治疗等引起的眼部病理变化及其中西医治疗方法。本书创新性地发挥了中医药特色，将中西医对眼病的认识进行了有机结合，蕴含着独到的见解和先进的学术理念，对指导由全身疾病引起的眼病防治具有重要的理论意义和现实意义。

　　本书由从事中医眼科或中西医结合眼科的临床、教学、科研者编写；并由黑龙江省名中医，全国第六、七批老中医药专家学术经验继承工作指导教师孙河教授主审，适用于中医药研究、临床工作者，中医院校学生学习参考。

　　感谢黑龙江中医药大学特色教材基金立项资助，感谢全体编委的努力与精诚合作。

　　尽管本书全体参编人员投入了巨大的时间和精力，并经过多次修改，但毕竟水平有限，难免存在疏漏和偏颇，敬请广大读者不吝指正，以期再版时修订完善。

编委会

2023 年 6 月

目 录

上篇 总论

下篇 各论

上篇　总论

第1章 眼胚胎发育和解剖生理

第1节 眼胚胎发育

一、胚眼的发育及形成

胚胎第3周时，神经外胚层增厚形成细长的神经板，神经板的左、右侧隆起形成视神经褶，中间凹陷形成神经沟。神经沟大约在第22天闭合成神经管。神经沟前端膨大演化为脑组织，后端细长演化为脊髓。神经沟继续内陷，向表皮外胚叶接近，形成腔室，称为视泡；视泡远端不断膨大，继续向表皮外胚层生长、贴近，进而发生内陷形成双层杯状结构，称为视杯；同时，视杯近端与前脑连接处缩窄变细，形成视柄，为视神经始基。视杯分为两层：内层厚，形成视网膜神经层；外层始终为一层，形成视网膜色素上皮层。视泡与表皮外胚层接触后，诱导该处的表皮外胚层增厚形成晶状体板，为晶状体始基。随后，晶状体板内陷入视杯内，且逐渐与表皮外胚层脱离，形成晶状体泡。视杯逐渐深凹并包围晶状体，视杯前缘最后形成瞳孔。视杯早期下方为一裂缝，称为胚裂。中胚叶玻璃体动脉经视裂进入视杯内，营养视杯、晶状体泡，玻璃体静脉由此回流。视裂于胚胎第5周时开始闭合，此时胚长12mm；当胚长达到17mm时，除沿视茎下面外，完全闭合。玻璃体动、静脉穿过玻璃体一端退化，并遗留一段残迹称为玻璃体管，其近端则分化成视网膜中央动脉、中央静脉。在视泡形成至胚裂闭合的过程中，中胚叶逐渐分化成内侧脉络膜始基和外侧的巩膜始基。此时，眼各部分组织已初具雏形，形成胚眼。

二、眼球发育

（一）神经外胚叶的发育

1.视网膜、睫状体、虹膜上皮

视杯外层分化为视网膜色素上皮层，视杯内层分化为视网膜神经感觉层。胚胎第6周时，视网膜色素上皮层生成色素，视网膜神经感觉层则依次分化出节细胞、视锥细胞、无长突细胞、水平细胞、视杆细胞和双极细胞。视杯内外两层之间的视泡腔逐渐消失，形成潜在腔隙。胚胎第 2 个月结束时，视网膜神经感觉层发育到赤道部。胚胎 8 个月时，视网膜 10 层结构形成，但视网膜功能发育相对缓慢一些，视锥、视杆细胞外节膜盘及黄斑中心凹于胚胎 7 个月开始形成。出生 4 个月后，黄斑区才能发育完善。

视杯前缘在胚胎第 3 个月时向前生长，并向晶状体泡与角膜之间延伸，最终发育为睫状体和虹膜内面的两层上皮。虹膜内部上皮分化为色素上皮，虹膜外层上皮分化出瞳孔括约肌和瞳孔开大肌。

2. 视神经

胚胎第 6 周时，视网膜神经节细胞的轴突形成，并随视网膜分化发育。节细胞逐渐增多后向视柄内层汇聚，视柄内层逐渐增厚与外层融合，形成视神经。此时，视神经盘中央尚有少量神经胶质细胞残留，出生时发生萎缩，形成生理凹陷，神经纤维的髓鞘由脑部顺着神经纤维走行向眼部生长，出生时止于筛板区后。

（二）表皮外胚叶的发育

1. 晶状体

胚 4.5mm 时，视泡远端与表面外胚叶接触，该处外胚叶细胞增生，上皮变厚形成晶状体板，继而内陷形成晶状体窝。胚 10mm 时，晶状体泡形成，与表面外胚叶完全分离，此时晶状体填满视杯，随着视杯逐渐加深，晶状体位于其前。晶状体泡前壁细胞来自晶状体板周围部分，为一层立方上皮，终身保持其上皮性质，形成前囊下的上皮细胞；晶状体泡后壁细胞由晶状体板的中央部分而来，以后细胞变长成柱状突入晶状体泡腔内，逐渐到达泡的前下壁。胚 26mm 时，泡腔封闭，称为晶状体原始纤维，位于晶状体中央部，即晶状体胚胎核。晶状体前后壁交接处的细胞及晶状体赤道部的上皮细胞不断增生和延长，产生新的晶状体纤维，两端向前后延伸，围绕中央核层增殖。各层纤维末端彼此联合成线状，即晶状体缝。晶状体囊在胚 7 周时出现，7 个月时发育完成。

2. 角膜上皮

晶状体泡从表面外胚叶分离后，表面上皮又融合成一层立方上皮，形成角膜上皮。胚胎 6 周时，角膜上皮为两层，胎儿第 5 个月时有 3 层上皮，出生时出现第 4 层上皮，出生后 4 ～ 5 个月才有第 5 ～ 6 层。

3. 玻璃体、晶状体悬韧带

玻璃体形成分为三个阶段：原始玻璃体、次级玻璃体和三级玻璃体。原始玻璃体由原始视泡和晶状体之间的原生质形成，其中充满透明样血管系统。在胚胎 3 个月时，透明样血管逐渐萎缩，由视杯内产生无血管的透明玻璃体，将原始玻璃体挤压到眼球中央核晶状体后面，称为次级玻璃体。三级玻璃体，即晶状体悬韧带，在胚 10 周时出现睫状突部，初期为膜状，胎 8 个月时成为束状，穿过后房，分散连接到晶状体赤道部及前后晶状体囊上。

（三）中胚叶的发育

1.血管系统

胚胎第 3 周时，原始眼动脉沿视杯腹侧生长，并分出玻璃体动脉经胚裂进入视杯内，在晶状体后面形成晶状体血管膜包围晶状体。其他分支沿视杯表面前行至视杯缘吻合成环形血管，并向后与晶状体血管吻合，未来的脉络膜毛细血管也出现于视杯外。胚胎第 3 个月时，玻璃体动脉及晶状体血管膜开始萎缩，出生时完全消失。胚胎第 3 个月末，玻璃体动脉在视神经盘处分出血管，逐渐形成视网膜中央血管系统。

2.虹膜基质

位于晶状体前面的视杯口边缘部的间充质形成虹膜基质，其后部厚，中央部薄，封闭视杯口，形成瞳孔膜。胚胎第 7 个月时，瞳孔膜开始萎缩成瞳孔，前、后房经瞳孔相通。

3.葡萄膜

虹膜睫状体内面的两层来源于神经外胚叶，其他部分均由中胚叶发育而来。在胚胎第 6 周，表皮外胚叶和晶状体之间的中胚叶形成一裂隙，称为前房始基。裂隙后壁形成虹膜的基质层，中央较薄称为瞳孔膜。睫状体的睫状突和睫状肌在胚胎 3 个月时逐渐生长发育。胚胎 6mm 时，有毛细血管网包围视泡，并发育成脉络膜。第 3 个月开始形成脉络膜大血管层和中血管层，并引流入涡静脉。

4.角膜

胚胎 6 周末期，前房裂隙后，前半中胚叶组织形成角膜基质层和内皮细胞层。表皮外胚叶已形成角膜上皮层。胚胎 3 个月时，基质层前部细纤维形成前弹力层，内皮细胞分泌形成后弹力层。

5.前房角

角膜和前房发生后，于胚胎第 2 个月末，巩膜开始增厚。第 3 个月末形成角膜缘，并由视杯缘静脉丛衍变成施莱姆（Schlemm）管，即巩膜静脉窦，具有许多分支小管，随后其内侧中胚叶分化出小梁网。前房角是由前房内中胚叶组织逐渐萎缩而来。

6.巩膜

巩膜在胚胎第 2 个月末由视杯周围的中胚叶形成，胚胎第 5 个月发育完成。

三、眼附属器的发育

（一）眼睑、结膜、泪腺

胚胎第 5 周开始，胚眼表面外胚叶形成睑褶，褶外形成眼睑皮肤，内面形成结膜，并和球结膜、角膜上皮相连。中胚叶在这两层间发育,形成睑板和肌肉。在胚胎第3个月,上下睑缘相向生长导致互相粘连。至第6个月,上、下睑由鼻侧开始至完全分开。胚胎第3个月初,眼表面内眦处半月皱襞形成。第4个月泪阜形成。第9周睑缘部发育毛囊后出现睫毛。第6周睑板腺形成,其周围中胚叶组织变致密形成睑板。

(二) 泪器

泪器所有组织均由表面外胚叶发育而来,副泪腺于胚胎2个月时出现。泪腺于第3个月时由上穹隆部外侧结膜上皮分化而来。结膜各腺体均由表皮外胚叶内陷形成。泪道是在第6周时,表皮外胚叶在外侧鼻突和上颌突之间下陷成沟,以后此处上皮和表面上皮脱离,逐渐形成管道。第7个月时上、下泪点开放。第8个月时鼻泪管下口开放。

(三) 眼外肌

胚胎第3周时,视泡周围的头部神经嵴细胞增殖、凝集呈圆锥形,此即原始眼外肌。第4周时开始分化。第5周时已能分辨出直肌和斜肌。第6周时各眼外肌完全分开。第10周时上睑提肌由上直肌分化出来。

(四) 眼眶

眼眶由围绕视杯的神经嵴细胞增殖、分化、发育而成。眼眶的发育较眼球缓慢,胎儿6个月时眶缘仅在眼球的赤道部,一直生长到青春期。随眼眶的发育,眶轴逐渐向前移动,视轴也随之变化,胚胎发育至7～9mm时,两眼朝外侧,两视轴呈160°角,2个月时,两者呈120°角,最后呈45°角。

四、神经嵴

神经嵴为眼及其附属器结构提供结缔组织的很多成分。神经嵴是位于反折神经褶两边的细胞团,代表着紧邻神经褶的表面外胚层分层。在神经嵴细胞经过广泛迁移以便包围视原基后,原有位置的结缔组织分化为中外胚层或外胚层间质。

起源于神经嵴的中外胚层与以下细胞系列有关:角膜细胞、角膜和小梁网内皮细胞、虹膜和脉络膜间质(包括色素性和无色素性内皮细胞)、睫状体平滑肌、巩膜和视神经鞘膜的成纤维细胞。

神经嵴的衍生也涉及眶组织的形成。眶纤维脂肪组织、伴行的眼外横纹肌细胞、眼眶血管的周细胞、眼眶神经(包括三叉神经节)及其相关的施万细胞(Schwann cell)、眼眶软骨和骨都是神经嵴起源的。

(宗贝婷)

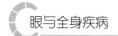

第 2 节　眼解剖生理

眼球主要由两部分构成：屈光传导系统和感光成像系统。屈光系统包括角膜、晶状体和玻璃体。感光系统是视网膜，是视觉成像部位，视神经、视路将视网膜感光后产生的神经冲动传导到视中枢，经大脑皮质整合完成视觉行为。

一、眼球

眼球分为眼球壁和眼内容物两部分。

（一）眼球壁

眼球壁由外膜、中膜、内膜三层构成：外膜包括角膜和巩膜，中膜为葡萄膜，内膜是视网膜。

1. 外膜

【角膜】

1）角膜生理结构

角膜完全透明，约占纤维膜的前 1/6，角膜横径平均值成年男性为 11.04mm，女性为 10.05mm，竖径平均值男性为 10.13mm，女性为 10.08mm，3 岁以上儿童的角膜直径已经接近成人。中央瞳孔区约 4mm 直径的圆形区内近似球形，其各点的曲率半径基本相等；而中央区以外的中间区和边缘部角膜较为扁平，各点曲率半径不相同。从角膜前面测量，水平方向曲率半径为 7.8mm，垂直方向为 7.7mm，后部表面的曲率半径为 6.22 ~ 6.8mm。角膜厚度各部分不同，中央部最薄，平均为 0.5mm，周边部约为 1mm。

角膜分五层，由前向后依次为上皮细胞层、前弹力层、基质层、后弹力层、内皮细胞层。

（1）上皮细胞层

上皮细胞层厚约 50μm，占整个角膜厚度的 10%，由 5 ~ 6 层细胞所组成，角膜周边部上皮增厚，细胞增加到 8 ~ 10 层。上皮层分为细胞层和基底膜，细胞层由里向外又分为 3 层：基底细胞、翼状细胞和表层细胞。上皮细胞层表层覆盖约 7μm 的泪膜，泪膜在光学上具有重要意义，其能消除上皮前表面微小的不规则，泪液与空气形成的界面以及角膜的屈光力约占眼全部屈光的 2/3。①基底细胞层：为一单层细胞，位置最深，细胞底部紧接前弹力层，细胞的顶部与翼状细胞连接，每个细胞的大小及形状一致。细胞为多角形，高柱状，约高 18μm，宽 10μm。②翼状细胞：为多角形，在角膜中央区有 2 ~ 3 层，周边部变为 4 ~ 5 层，前面呈凸面，其后面呈凹面，其向侧面延伸变细，形似翼状，与其相邻的细胞及基底细胞相连接。当基底细胞进行有丝分裂向前移入翼状细胞层时，仍保持其多角形，但逐渐变细，细胞核变为扁平，且与角膜表面平行，细胞质致密。③表面细胞：分为两层，细胞长而细，细胞长约 45 μm，厚度约 4 μm，其细胞核扁平，长约 25 μm。在表层细胞膜上有许多特殊的微皱襞及微绒毛，有支撑和稳定泪膜的作用。④基底膜：位于上皮细胞下，是角膜上皮的产物，与前弹力层连接紧密。

（2）前弹力层

前弹力层厚为 8 ~ 14 μm，由胶原及基质构成，除了施万细胞延伸到该层以外，前弹力层没有细胞成分。施万细胞的延伸部分沿着神经穿过的隧道到达角膜上皮层，前弹力层的前面是光滑的，与角膜上皮基底膜相邻，其后面与基质层融合在一起，角膜周边部的前弹力层变薄，可出现细胞甚至毛细血管。前弹力层对机械性损伤的抵抗力较强，对化学性损害的抵抗力较弱，并且损伤后不能再生。

（3）基质层

基质层厚约 500 μm，占整个角膜厚度的 9/10，基质层共包含 200 ~ 250 个板层，每个板层厚约 2 μm，宽 9 ~ 260 μm，长度横跨整个角膜。板层与角膜表面平行，板层之间相互重叠且平行，角膜板层由胶原纤维组成，胶原纤维集合成扁平的纤维束，纤维束相互连合，形成规则的纤维板，纤维板层层紧密重叠，构成实质层。在板层中，除主要成分胶原纤维外，尚有纤维细胞及基质，还可以看到施万细胞并偶见淋巴细胞、巨噬细胞及多形核细胞。

（4）后弹力层

后弹力层是角膜内皮细胞的基底膜，该膜容易与相邻的基质层及内皮层分离。后弹力层坚固，对化学和病理损害的抵抗力强，当整个角膜基质层破溃化脓时，其仍能存留无损，故临床上可见后弹力层膨出。角膜后弹力层可以再生，如有损伤等，将被内皮细胞形成的新的后弹力层所修复。

（5）内皮细胞层

角膜内皮位于角膜最内层，为六角形立方上皮，细胞高约 50 μm，宽约 20 μm，细胞间紧密连接，具有良好的屏障作用。角膜内皮密度随年龄增加而逐渐降低，10 岁时密度为 3000 ~ 4000 个 /mm^2，70 岁时约 2600 个 /mm^2。角膜内皮细胞损伤后不能再生，修复主要靠细胞移行与扩展。

角膜缘其组织学范围：前界为角膜前弹力层和后弹力层末端连线，后界为巩膜缘与前界的平行线；而临床上通常将透明角膜与不透明巩膜之间的移行区称为角膜缘，平均宽约 1.0mm。角膜缘无弹力层，基质层逐渐失去透明，富含毛细血管、淋巴管、成纤维细胞等，其外 2/3 可见放射状排列的乳头样突起，称为 Vogt 栅，内有角膜缘干细胞。

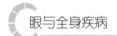

2）角膜的生理功能

（1）维持眼球的完整及对眼内容物的保护

角膜与巩膜共同构成眼球的外壁，角膜主要由胶原纤维构成，具有一定的弹性和韧性，对眼内压力和外界力量具有抵抗力。角膜上皮细胞间紧密连接，而且每隔 5 ~ 7 天更新一次，一定程度上能抵御化学、微生物等侵袭，为眼部生物屏障之一。角膜内皮是角膜基质和房水之间的通透屏障，角膜内皮的泵功能可以维持角膜处于一定的水化状态。

（2）透光性

角膜透明且透光，是视觉功能的基础。角膜允许透光波长范围为 365 ~ 2500nm。角膜的透明性还依赖于泪膜、角膜上皮、基质、角膜内皮结构和功能的正常及角膜基质的含水量恒定。

（3）参与屈光

眼屈光系统中，角膜屈光力最大，屈光指数是 1.377。角膜前表面屈光力为 48.8D，后表面屈光力为 –5.8D，总屈光力 43D，占全眼屈光力的 70%。

（4）渗透作用

周边部角膜的代谢主要依靠角膜缘血管网，而中央部角膜营养物质是通过角膜上皮细胞或内皮细胞渗透进入角膜内。由于角膜上皮表面覆盖泪液膜，因此通过上皮渗入的物质必须是水溶性的。上皮层构成了角膜对离子渗入的首要屏障，角膜上皮对脂溶性物质易于渗透，因为细胞膜是由脂蛋白组成的，而透过实质层和内皮细胞的化合物必须是水溶性的。因此，眼局部药物要想穿过正常角膜必需既水溶又脂溶。

（5）感知环境及外界刺激

角膜有丰富的神经末梢，角膜知觉有冷热觉、痛觉和触觉三种。痛觉和触觉在角膜中央最敏感，通常临床采用棉丝刺激双侧角膜，以判断角膜知觉是否减退。

【巩膜】

1）巩膜生理结构

巩膜位于眼球后部，约占外层纤维膜的后 5/6，质地坚韧，不透明，呈瓷白色外观。巩膜内邻脉络膜上腔，因内含色素细胞，故呈棕色。巩膜为不完全球形，直径约 22mm，曲率半径约 12mm，在眼球前部，有一较大的圆形口，称为巩膜前孔，即角膜组织嵌入巩膜组织处，前面观呈横椭圆形，后面观呈正圆形。巩膜前突出的巩膜表面呈一浅沟状，称为巩膜外沟；在其内面，有一椭圆形巩膜缺损，称为巩膜内沟，也是巩膜静脉窦及房角网状组织所在处。巩膜内沟后唇略向前凸，称为巩膜突，是睫状肌的止点，Schlemm 管位于巩膜内沟基底部，小梁网外层。由于巩膜外沟与巩膜内沟相对，故该处巩膜组织为眼球壁最薄弱处。在眼球后部偏鼻侧，有一较小圆孔，称为巩膜后孔或巩膜管，为视神经穿出眼球处，该孔位于眼球轴线内 3mm、下 1mm 处，呈漏斗状向后延伸，内径为 1.5 ～ 2mm，外径为 3 ～ 3.5mm，内口边缘向视神经方向突出，嵌着视神经，并与脉络膜相连。该处巩膜外 2/3 沿视神经向后与包裹神经的硬脑膜鞘相融合，内 1/3 向巩膜后孔中央扩展并在中心汇合，形成一薄板，因有许多神经纤维穿过，该薄板上形成许多小孔，称巩膜筛板，为眼球纤维层最薄处。巩膜厚度并不均匀一致，最厚处为眼后极部，可达 1mm，巩膜厚度由后向前逐渐变薄，在眼赤道部附近约 0.6mm，在直肌附着点处约 0.3mm，在角膜缘处略增厚，约 0.8mm。

巩膜在组织学上从外向内分三层：巩膜表层、巩膜基质层及巩膜棕黑色板层。①巩膜表层：为一层疏松的纤维组织，富含弹力纤维及小血管；②巩膜基质层：由致密的结缔组织构成，基本不含血管，其胶原纤维粗细不均，斜向紧密排列，因此不透明；③巩膜棕黑色板层：由特别细小的弹力纤维组成，并含有大量的色素细胞，靠近脉络膜内层由一层内皮细胞覆盖，其与本部连接密切。

2）巩膜的生理功能

（1）外屏障

巩膜与角膜、结膜等共同构成眼内容物的外屏障，具有一定的弹性和韧性，当眼内压升高时，巩膜能在一定范围内扩张，并增强对眼内压的抵抗力。

（2）避光

巩膜不透明，可以保证光线只经过屈光系统进入眼内成像，形成"暗箱"的作用。

（3）眼外肌附着点

所有眼外肌都附着在巩膜壁上，当改变肌肉的附着点时可改变眼球的位置和运动方向。

2. 中膜

葡萄膜分为虹膜、睫状体和脉络膜三部分。

【虹膜】

1）虹膜生理结构

虹膜是葡萄膜的最前部，位于前房与后房之间，后面有晶状体支撑，为一圆盘形膜，其根部和睫状体前缘相连，向中央延伸到晶状体前面，作为将眼球前后房分开的一个重要隔膜（图 1-2-1）。虹膜中央的圆孔称为瞳孔，瞳孔大小随光线的强弱而改变，平均直径为 3mm。瞳孔周围虹膜的基质内，有环形排列的瞳孔括约肌使瞳孔收缩，虹膜基质层后面有放射状排列的肌纤维，称为瞳孔开大肌，使瞳孔开大。在虹膜前表面，距瞳孔缘约 1.5mm

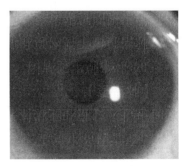

图 1-2-1　正常虹膜

处，有一隆起的环状条纹，称为虹膜小环。虹膜小环将虹膜表面分为两个区域，小环外部为睫状区，内部为瞳孔区。在虹膜小环附近，有许多大小不等的穴状凹陷，称虹膜隐窝。在虹膜睫状区周边部也有隐窝，隐窝的部分虹膜组织缺少前表面层，房水可直接与虹膜基质中的血管接触，有利于虹膜和房水的液体交换。

虹膜组织结构由前向后分为4层：前表面层、基质与瞳孔括约肌层、前色素上皮与瞳孔开大肌层、后色素上皮层。

（1）前表面层

由纤维细胞和色素细胞的突起互相吻合交错形成致密组织，其中还有胶原纤维和神经末梢，在虹膜隐窝处无此层，前表面层止于虹膜根部。虹膜根部有一粗大血管环，称虹膜动脉大环，在虹膜的瞳孔缘附近，有一环形血管吻合，称虹膜血管小环。不同人种的虹膜颜色主要由基质中色素细胞决定。

（2）基质与瞳孔括约肌层

瞳孔括约肌位于虹膜瞳孔区基质层的后部，为围绕瞳孔缘的环形平滑肌纤维束，宽为0.8～1.0mm，括约肌的后面与结缔组织的致密层相连接，这些结缔组织与瞳孔开大肌相延续。

（3）前色素上皮与瞳孔开大肌层

虹膜有两层上皮，前上皮层和后上皮层。前上皮层为瞳孔开大肌层，是紧贴后色素上皮的一薄层平滑肌，自瞳孔缘直达虹膜根部。

（4）后色素上皮层

具有色素细胞，位于瞳孔开大肌层之后，在瞳孔缘处出现在瞳孔领的虹膜表面，形成瞳孔缘的色素边。后上皮细胞的顶部朝向虹膜基质，与前上皮层细胞的顶部相连接，基底部朝向后房。

虹膜后表面的两层上皮向后分别移行为睫状体的色素上皮层和无色素上皮层。

2）虹膜的生理功能

（1）瞳孔括约肌和开大肌负责控制瞳孔的运动和进入眼内的光线数量；

（2）瞳孔是主要的光学窗口，因照射光线的强弱而散大或缩小；

（3）瞳孔的大小也受神经影响；

（4）瞳孔的变化既可以调节入射到眼内的光线数量，又可以调节角膜等屈光间质所致的球面差和色差，减少不规则光线的影响，使成像清晰。

【睫状体】

1）睫状体生理功能

睫状体是葡萄膜的中间部分，前接虹膜根部，后端以锯齿缘为界移行于脉络膜。外侧与虹膜相邻，内侧环绕晶状体赤道部，面向后房及玻璃体。睫状体分为两部分：睫状体冠和平坦部。睫状体冠长约2mm，其内侧表面有40～80个纵向放射突起，指向晶状体赤道部，称睫状突。睫状突与晶状体赤道部相距0.5mm。平坦部长约4mm，形成一环，称为睫状环，从睫状体至晶状体赤道部有晶状体悬韧带与晶状体连接。睫状体为带状环形，其颞侧较宽约 6.7mm，鼻侧较窄约 5.9mm，前后切面呈三角形的基底，中央部为虹膜根部附着；内边即睫状体内面，为游离缘，朝向玻璃体；外边是睫状肌，与巩膜毗邻。睫状体上腔介于睫状肌和巩膜之间。

睫状体从内向外分为五部分：无色素睫状上皮、色素睫状上皮、基质、睫状肌、睫状体上腔。

（1）无色素睫状上皮

构成睫状体最内层，该层从虹膜根部延伸而来，将睫状冠与平坦部的表面覆盖，然后向锯齿缘延伸，与视网膜感觉部相连接，接近虹膜根部的无色素上皮也含有少量色素。

（2）色素睫状上皮

为单层细胞，起始于虹膜根部，向后与视网膜色素上皮相延续，色素多，仅睫状突顶端色素较少。

（3）基质

睫状体的基质分为两部分：内结缔组织层与玻璃膜。内结缔组织层由细胞、胶原、血管及神经组成，该层在睫状冠部较厚，且将上皮层与肌肉层分隔，在平坦部变薄，睫状突部位的基质是眼球中最富血管的部分。玻璃膜布鲁氏膜，Bruch's membrane 是脉络膜（Bruch 膜）的延续，附着牢固，有抵抗晶状体悬韧带牵引的作用。

（4）睫状肌

由平滑肌纤维束所组成，最外层为前后走向的纵行纤维部分；中层为斜行排列的放射纤维部分，呈扇形斜向行走；位于睫状体前内侧的是环形纤维部分，其环形走向与角膜缘平行。三部分纤维均起始于巩膜突及其周围的结缔组织。

（5）睫状体上腔

介于睫状肌和巩膜之间，前房止于巩膜突，由含色素的结缔组织板层带所组成。板层带起始于睫状肌的纵行纤维，向外延伸，与巩膜相延续，板层带由胶原纤维所组成。

2）睫状体生理功能

（1）睫状突的无色素睫状上皮分泌房水，房水协助维持眼压，提供角膜后部、晶状体和小梁网代谢所需的物质，也是屈光间质的组成部分。无色素睫状上皮间的紧密连接、虹膜组织的连接和虹膜血管构成了血 – 房水屏障。脂溶性物质（如氧）可高速通过屏障，而蛋白质和其他大分子物质则受限难以通过。平坦部的无色素睫状上皮分泌糖胺聚糖酸，是玻璃体的主要成分之一。

（2）睫状肌收缩

一种力是使晶状体悬韧带向前、向内运动的力，主要是环形纤维收缩的结果，其作用是使晶状体悬韧带放松，晶状体变凸，屈光度增加，使晶状体参与调节；另一种力是将脉络膜前部向前，沿着巩膜内面的牵引力，是纵行纤维运动的结果，这种力使脉络膜向前部前移，同时把巩膜突向后拉，使 Schlemm 管开放，由裂隙变成圆形，在管内产生负压，吸引房水由前房流入 Schlemm 管。房水不仅进入 Schlemm 管，同时也进入虹膜和睫状体表面，包括巩膜突、脉络膜上腔及巩膜。

【脉络膜】

1）脉络膜生理结构

脉络膜位于视网膜和巩膜之间，呈棕色薄膜，富含血管，营养视网膜的外层。脉络膜始于视网膜锯齿缘，后止于视神经周围，覆盖眼球后部。脉络膜血管来自眼动脉的睫状后的短动脉与睫状后的长动脉。睫状后短动脉有 10～20 小支在眼球后极部视神经周围，穿过巩膜而形成脉络膜血管。睫状后长动脉有 2 支，在视神经内、外两侧穿过巩膜，向前到睫状体，以后又各分为 2 支，形成虹膜大动脉环，其分支主要供给虹膜及睫状体，睫状后长动脉发出回返支供应前部脉络膜。静脉汇成 4～6 支涡状静脉，最后流入海绵窦。

脉络膜组织结构由内向外分为 4 层：Bruch 膜、毛细血管层、大血管和中血管层、脉络膜上腔。

（1）脉络膜上腔

巩膜与脉络膜之间附着较松，形成 10～35 μm 潜在腔隙，含少量胶原纤维、弹力纤维、色素细胞和平滑肌纤维，称为脉络膜上腔。此腔隙内穿行有睫状长、短动脉和睫状长、短神经。

（2）大血管和中血管层

是脉络膜的主要部分，二者之间无明显界限划分。在黄斑部，大血管层完全消失，中血管层和毛细血管层的界限难以分辨，此处小血管丰富，排列为许多层，成为脉络膜最后的部分。在赤道部以前，大中血管层的界限消失，小动脉和小静脉都合并到毛细血管层，其余的血管并为一层，大血管层主要由动脉构成，又称为 Haller 血管层；中血管层位于大血管层内层，主要由静脉构成，又称为 Satter 血管层。大血管层和中血管层富含色素细胞，除血管外还包含胶质纤维、平滑肌纤维和内皮细胞等。视神经附近的脉络膜动脉发出分支，在视神经周围形成血管环，称为 Zinn 环。

（3）毛细血管层

位于脉络膜内层，其动脉来源分为三个部分。①睫状后短动脉：为脉络膜毛细血管的主要来源；②睫状后长动脉的回返支：睫状后长动脉从锯齿缘向后延伸，发出分支，供给锯齿缘部及赤道部；③来自睫状前动脉的分支：穿过睫状肌，进入脉络膜毛细血管网；睫状前动脉与睫状后动脉系统之间有广泛的吻合支。脉络膜毛细血管静脉因回流受限，进入毛细血管网外侧的小静脉，然后进入涡静脉系统。脉络膜毛细血管的管腔直径较大，红细胞可以 2～3 个同时并行。脉络膜毛细血管的超微结构与肾小球及其他内脏器官的毛细血管相类似，其内皮细胞有许多环形窗孔，且窗孔有隔膜遮盖，在血管内壁尤著。

（4）Bruch膜

起始于视乳头边缘，然后向四周延伸至锯齿缘。Bruch膜由以下各层组成：视网膜色素上皮的基底膜、内胶原层、弹力层、外胶原层、脉络膜毛细血管基底膜。

2）脉络膜的生理功能

（1）营养作用

眼球内血液90%来自脉络膜，其中70%在脉络膜毛细血管层。脉络膜毛细血管主要负责营养视网膜神经上皮外层（自视细胞层至外丛状层），作为视神经的一部分，是黄斑区中心凹唯一的营养来源。

（2）暗室作用

脉络膜内含大量色素细胞，可吸收穿过视网膜的过量光线，防止光线再次反射。

（3）热量交换作用

脉络膜血管丰富，通过改变血流量，达到调节与视网膜之间的热量交换。

（4）调节眼内压

有研究表明，脉络膜引导许多血管行至眼前节，有调节眼内压的作用。

3. 内膜

内层主要为视网膜。

【视网膜】

1）视网膜生理结构

视网膜是一层透明薄膜，其厚度自前向后增加，在锯齿缘部仅0.1mm，在赤道部约0.2mm，邻近视乳头处为0.56mm。在视网膜后部，除神经纤维层外，视网膜各层都终止于视乳头。在视网膜周边部、感觉部视网膜伸展到锯齿缘，并与睫状体的无色素睫状上皮相延续。后极部有一无血管凹陷区，解剖上称为中心凹，临床上称为黄斑，因该区含有丰富的黄色素而得名，其中央有一小凹，解剖上称中心小凹，临床上称为黄斑中心凹，是视网膜上视觉最敏锐的部位，中心凹处可见反光点称为中心凹反射。视盘，又名视乳头，是距黄斑鼻侧约3mm、大小约1.5mm×1.75mm、边界清楚、橙红色、略呈竖椭圆形的盘状结构，是视网膜上视神经纤维汇集组成视神经，向视觉中枢传递出眼球的部位，视盘中央有小凹陷区称视杯，视盘上有视网膜中央动脉和静脉通过，并分支走形在视网膜上。

除中心凹、锯齿缘和视盘外，神经视网膜由多层组成。①视锥、视杆细胞层（光感受器细胞层）：由光感受器的内外节组成；②外界膜：为一薄网状膜，由邻近光感受器和米勒（Müller）细胞结合处组成；③外核层：由光感受器细胞核组成；④外丛状层：是疏松的网状结构，由视锥、视杆细胞的终球与双极细胞的树突及水平细胞的突起相连接突触部位；⑤内核层：主要由双极细胞、水平细胞、无长突

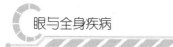

细胞及 Müller 细胞的细胞核组成；⑥内丛状层：主要由双极细胞、无长突细胞与神经节细胞相互接触形成突触部位；⑦神经节细胞层：由神经节细胞核组成；⑧神经纤维层：由神经节细胞轴突构成；⑨内界膜：是视网膜和玻璃体间的一层薄膜，是 Müller 细胞的基底膜。视网膜光感受器的神经冲动，经双极细胞传至神经节细胞，由神经节细胞发出的神经纤维（轴突）向视盘汇聚，黄斑区纤维以水平缝为界，呈上下弧形排列到达视盘颞侧，此纤维束称为视盘黄斑纤维束，颞侧周边部纤维分成上下部分，分别在盘斑束之上、下进入视盘。视网膜鼻侧上、下部的纤维直接向视盘汇集。

视网膜色素上皮指在神经视网膜和脉络膜之间含有黑色素的上皮细胞层。视网膜色素上皮是单层细胞，在剖面上看是立方形的，从上面看则是六边形。六边形细胞之间是紧密连接的连接小带，阻断了水和离子的自由往来。

2）视网膜的生理功能

既要捕捉外界光线，又要对光所引起的刺激进行处理。捕捉光并将其转化为电刺激称为光转换，这个过程在光感受器 – 锥杆细胞的外节完成，视色素分子是光电转换的生化基础，位于光感受器外界膜盘上，光感受器的神经冲动经双极细胞传至节细胞，由神经节细胞发出的神经纤维（轴突）向盘汇集。

（二）眼球内容

1. 眼内腔

眼内腔包括前房、后房和玻璃体腔。

【前房】

前房的前界为内皮，后界为虹膜前面及晶状体的瞳孔区。前房周边部的界限为小梁网，睫状体及虹膜周边部。内皮细胞覆盖着角膜及小梁网，纤维细胞及一些色素细胞覆盖着虹膜及睫状体的前表面。从角膜顶点平面至虹膜根部平面之间的距离约为 4.2mm，至虹膜瞳孔区的平面距离为 3.6mm，两者相差 0.6mm。正常成人前房轴深为 3 ~ 3.5mm，前房内充满房水，容积约 0.25mL。前房角的前外侧壁为角巩膜缘，后内侧壁为虹膜根部和睫状体前端，两壁在睫状体前端相遇。

前房角结构包括施瓦耳贝氏线（Schwalbe）线、巩膜突、小梁网、Schlemm 管。前房角是房水排除的主要途径，对维持正常眼内压起重要作用，房水由睫状突产生，进入后房，经瞳孔流入前房，然后由前房角经小梁网及 Schlemm 管排出眼外，少部分房水经虹膜表面的隐窝被虹膜吸收，也有的经过悬韧带间隙到晶状体后间隙，通过玻璃体管进入视神经周围的淋巴，经脉络膜上腔而吸收。

【后房】

后房的前界为虹膜后面的色素上皮，前侧界为虹膜与睫状体的连接部，前中间界为与晶状体接触的虹膜，真正的后界为玻璃体的前表面，侧界为具有睫状突及突间凹的睫状冠。

后房间隙较小，形状不规则，从睫状体分泌房水充满后房，经瞳孔流入前房，充满房水约 0.06ml。后房间隙的大小与眼的调节有关，在调节状态下，晶状体向前凸，后房变窄；在无调节状态下，后房变宽。

【玻璃体腔】

玻璃体腔前界为晶状体、晶状体悬韧带和睫状体后面，后界为视网膜前面，其内填充透明的玻璃体。

2.眼内容

眼内容包括房水、晶状体和玻璃体，三种均呈透明状且又有一定的屈光指数，是光线进入眼内到达视网膜的通路，与角膜一并构成眼的屈光系统。

【房水】

房水由睫状突上皮产生，总量为 0.15 ~ 0.3mL，其主要成分是水，约占总量的98.75%，房水源于血浆，但其化学成分不同于血浆，房水中蛋白质的含量约为 0.2mg/mL，仅为血浆含量的 1/400 ~ 1/300，其他化学成分尚含有少量无机盐、透明质酸盐、尿素、氯化物以及一些生长因子（如 TGF-β 等），房水 pH 值为 7.3 ～ 7.5，比重为 1.003，黏度为 1.025 ~ 1.100，屈光指数为 1.336。

房水的生理功能为维持眼内压，营养角膜、晶状体及玻璃体并清除组织代谢产物。

【晶状体】

1）晶状体生理结构

晶状体为弹性的透明体，呈双凸透镜形，位于虹膜之后、玻璃体之前。晶状体分前、后两面，两面相接的边缘为赤道，前面的曲度较小，弯曲半径为 9mm，前曲面的顶点或前面中心点称为前极；后面曲度较大，弯曲半径为 5.5mm，弯曲面顶点或后面的中心点称为后极。前后极间的直线称为晶状体轴，轴长度即晶状体厚度为 4 ~ 5mm，晶状体直径为 9 ~ 10mm，晶状体悬韧带与睫状体连接以固定其位置，晶状体赤道为圆环形，与睫状突相距约 0.5mm。

晶状体囊是一层包绕整个晶状体的弹性基底膜，主要由 IV 型胶原、硫酸软骨素和纤维蛋白组成。晶状体囊终身都在产生，其中赤道部前后最厚为21 ~ 23 μm，后极部最薄 4 μm，临床上根据囊膜与赤道的相对位置分为前囊和后囊，赤道前的为前囊，由其下的晶状体上皮细胞分泌形成；赤道后的为后囊，由拉长的皮质细胞生成。晶状体上皮细胞是单层立方上皮细胞，位于前囊下并延续到赤道后约 1mm 处，是晶状体代谢最活跃的部分，后囊下无上皮细胞。晶状体纤维为同心性长纤维，每一条纤维为一个带状细胞，这种纤维细胞由赤道部晶状体上皮细胞产生，新形成的细胞排列整齐组成皮质，并不断将旧细胞向中心挤压形成晶状体核，皮质位于囊膜与晶状体核之间，占体积的16%，晶状体核位于晶状体的中心，占体积的84%。根据其在晶状体的发育过程中出现的时间顺序，分为胚胎核、胎儿核、婴儿核和成人核。

2）晶状体的生理功能

（1）屈光

正常人眼无调节状态下，晶状体屈光度为20D，是主要的眼屈光介质之一，晶状体纤维规则排列保证了其良好的透明性，光线散射也很少。

（2）调节

晶状体的小带纤维与睫状体相连，睫状肌的收缩与松弛通过小带纤维，带动整个晶状体变薄、变厚，从而改变其曲张力。

（3）吸收紫外线，保护视网膜

晶状体对不同波长的光线透过率不同，紫外线的透过率较低，可以保护视网膜。

【玻璃体】

1）玻璃体生理结构

玻璃体为无色透明的胶体，位于晶状体后面的玻璃体腔内，占眼球内容积的4/5，成人玻璃体约为4.5mL。其前面有一凹面称髌状窝，晶状体后面位于这一凹面内，其他部分附着于睫状体和视网膜内表面。玻璃体由98%的水与2%的胶原和透明质酸组成。胶原纤维按三维结构排列组成网架，其上附着透明质酸糖胺聚糖，后者能结合大量水分子，从而使玻璃体呈凝胶状。玻璃体周边部的胶原纤维排列较致密形成玻璃体膜，其中以睫状体平坦部和视盘附近的玻璃体最厚，与周围组织的连接也最紧密。玻璃体膜分为前界膜和后界膜两个部分：①前界膜位于晶状体后表面和睫状体平坦部；②后界膜从前界膜到视盘边缘处为止。

2）玻璃体的生理功能

玻璃体是眼屈光介质的组成部分，具有三大物理特性：黏弹性、渗透性、透明性，对光线的散射极少，对晶状体、视网膜等周围组织有支持、减震和营养作用。

二、视路及瞳孔反射路径

（一）视路

视路指从视网膜光感受器起，至大脑枕叶皮质视觉中枢为止的全部视觉神经冲动传递的路径，包括视神经、视交叉、视束、外侧膝状体、视放射和视皮质。

1.视神经

视神经指从视神经乳头至视交叉的一段，视神经及视网膜在发生上属于脑发生的一部分，视神经内几乎全部为传入纤维，其传入纤维由视网膜神经节细胞的轴突汇集而成，从视盘汇聚后穿过脉络膜及巩膜筛板出眼球，经视神经管进入颅内至视交叉前角止，全长 42 ~ 50mm，可分为球内段、眶内段、管内段和颅内段四部分。

（1）球内段

由视盘起到穿出巩膜筛板为止，包括视盘和筛板部分，长约 1mm。大多数人此段神经无髓鞘，是整个视路中唯一可用眼看到的部分，呈淡灰色，穿过筛板后有髓鞘包裹。

（2）眶内段

全长 25 ~ 35mm，位于肌锥内，眼球后部至视神经孔的距离为 18mm，以利于眼球转动，视神经外由视神经鞘膜包裹，此鞘膜是三层脑膜的延续，鞘膜间隙与颅内同名的间隙连通，由脑脊液填充，在距眼球 10 ~ 15mm 处盘斑束逐渐转入视神经的中轴部，来自视网膜其他部位的纤维，仍位于视神经的相应部位。

（3）管内段

为视神经通过颅骨视神经管的部分，长 4 ~ 9mm，鞘膜与骨膜紧密相连，以固定视神经。

（4）颅内段

为视神经出视神经骨管后进入颅内到达视交叉前脚部分，约 10mm，直径 4 ~ 7mm。

2. 视交叉

视交叉是两侧视神经交会处，呈长方形，约为横径 12mm、前后径 8mm、厚 4mm 的神经组织，此处神经纤维分为两组，来自两眼视网膜鼻侧纤维交叉至对侧，来自颞侧纤维不交叉，黄斑部纤维占据视神经和视交叉中轴部的 80% ~ 90%，也分成交叉纤维和不交叉纤维。视交叉的前上方为大脑前动脉及前交通动脉，两侧为颈内动脉，下方为脑垂体，后上方为第三脑室。

3. 视束

由视交叉向后的视路神经纤维称视束。视束长 40~50mm。每一视束包括来自同侧视网膜颞侧的不交叉纤维和对侧视网膜鼻侧的交叉纤维。不交叉纤维居视束的背外侧，交叉纤维居视束的腹内侧，黄斑纤维居中央，后渐移至背部。

4. 外侧膝状体

外侧膝状体位于大脑脚外侧，卵圆形，由视网膜神经节细胞发出的约 70% 神经纤维在此与外侧膝状体的节细胞形成突触，换神经元后再进入视放射，在外侧膝状体中，黄斑纤维居背侧，视网膜上半部纤维居腹内侧，下半部纤维居腹外侧。

5. 视放射

视放射是联系外侧膝状体和枕叶皮质的神经纤维结构。换元后的神经纤维通过内囊和豆状核的后下方呈扇形散开，分成背侧、外侧及腹侧三束，绕侧脑室颞侧角形成 Meyer 襻，到达枕叶。

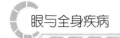

6.视皮质

视皮质位于大脑枕叶皮质，相当于 Brodmann 分区的 17、18、19 区，即距状裂上、下唇和枕叶纹状区，是大脑皮质中最薄的区域，每侧与双眼同侧一半的视网膜相关联，如左侧视皮质与左侧颞侧和右眼鼻侧视网膜相关，视网膜上部的神经纤维终止于距状裂上唇，下部的纤维终止于下唇，黄斑部纤维终止于枕叶纹状区后极部。交叉纤维在深层内颗粒层，不交叉纤维在浅层内颗粒层

（二）瞳孔反射路径

1.光反射

当光线照射一侧眼瞳孔，引起被照侧眼瞳孔缩小称直接对光反射；而未被照射的对侧瞳孔也相应收缩，称为间接对光反射，反射路径分为传入径和传出径两部分：传入路光反射纤维开始与视神经纤维伴行，至视交叉亦分交叉和不交叉纤维进入视束，在接近外侧膝状体时，光反射纤维离开视束，经四叠体上丘臂进入中脑顶盖前区，终止于顶盖前核，在核内交换神经元，发出纤维，一部分绕过中脑导水管与同侧缩瞳核（E-W 核）相联系，另一部分经后联合交叉到对侧 E-W 核；传出路为由两侧 E-W 核发出的神经纤维，随动眼神经入眶，止于睫状神经节，在节内交换神经元，节后纤维随睫状短神经入眼球至瞳孔括约肌。

2.近反射

注视近处物体时瞳孔变小，同时发生调节和集合作用，称为瞳孔近反射，该反射需要大脑皮质协调完成，其传入路与视路伴行达视皮质，传出路由视皮质发出的纤维经枕叶 – 中脑束到 E-W 核和动眼神经的内直肌核，再随动眼神经到达瞳孔括约肌、睫状肌和内直肌，完成瞳孔缩小、调节和集合作用。

三、眼附属器

眼附属器包括眼睑、结膜、泪器、眼外肌和眼眶五个部分。

（一）眼睑

眼睑分上睑和下睑，覆盖在眼球前面，上睑上界为眉毛，下睑下界与颊部皮肤相连接，无明显分界。眼睑游离缘为睑缘，上、下睑缘间的缝隙为睑裂，成人其长度平均为27.88mm，宽度为 7.54mm。睑裂在颞层联合处称为外眦，呈锐角；在鼻侧联合处名为内眦，呈马蹄铁状，其间有一小湾称为泪湖，湖内有泪阜。上、下睑缘近内眦处，各有一稍突起的小孔，称泪点。睑缘宽2mm，分成前后两唇，前唇圆钝，后唇呈锐角，两唇间皮肤与黏膜交界处形成浅灰色线，称为灰线，将睑缘分为前后两部。前唇有睫毛 2 ~ 3行，上睑有睫毛 100 ~ 150 根，下睑有 50 ~ 70 根，毛根深居结缔组织和肌肉内，此处有汗腺和皮脂腺，即 Moll 腺和 Zeiss 腺；后唇有许多小孔排列成一行，这些小孔是睑板腺（Meibom 腺）导管开口，腺本身位于睑板内。上睑皮肤有一沟，称上睑沟，有此沟者为双重睑。

眼睑组织分为 5 层，由前到后依次为眼睑皮肤、皮下疏松结缔组织、肌层、纤维层和结膜。

1. 眼睑皮肤

眼睑皮肤是全身皮肤最薄的部位，易形成皱褶。

2. 皮下组织

皮下组织为疏松结缔组织，容易发生水肿。

3. 肌层

肌层包括眼轮匝肌、上睑提肌和 Müller 肌。

1）眼轮匝肌

位于皮下的一薄层肌肉，以睑裂为中心环绕上下睑。眼轮匝肌分为睑部、眶部和泪囊部三部分，睑部为眼轮匝肌的主要部分，其纤维起自眼睑内眦韧带，转向外侧呈半圆形，终止于外眦韧带，按不同位置还可分为睑板前、眶隔前两部分。眶部位于睑部的眼轮匝肌的外围，泪囊部的眼轮匝肌也称为霍纳氏（Horner）肌，其深部的纤维起始于泪后嵴后方骨面，经泪囊后房达睑板前面，加入眼轮匝肌的纤维中。Horner 肌有助于维持眦角的后部、当闭眼时维持眼球对眼睑的紧张度。正常情况下，泪液排出就是依赖其泪囊部的眼轮匝肌的泪液泵作用。

2）上睑提肌

是眼睑主要收缩肌。由秦氏（Zinn）环的上方开始，沿眶上壁与上直肌上方向前，可见上睑横韧带又称为 Whitnall 韧带，上睑提肌膜状扩展成腱膜，向下行走14 ~ 20mm，最后其纤维附着于上睑板上缘 3 ~ 4mm 处，部分纤维附着于上穹隆部结膜，扩展的腱膜内外两端称"角"，外侧角于泪腺的眶部和睑部间穿过附着于外眦韧带，内层角较薄弱，附着于内眦韧带和额泪缝。

3）Müller 肌

起始于上睑提肌下面的横纹肌纤维间和下直肌的筋膜，附着于上、下睑板的上、下缘，Müller 肌是受颈交感神经支配的平滑肌，在上、下眼睑起着辅助收缩作用，使眼裂开大。

4. 纤维层

纤维层包括睑板和眶隔两部分。

1）睑板

由致密的结缔组织、丰富的弹力纤维和大量睑板腺组成，是眼睑的支架组织，上睑板较大，呈半月形，上睑板中央高度为 8 ~ 12mm，下睑板中央高度为 3 ~ 5mm。睑板内有垂直排列的皮脂腺，称睑板腺，上睑约有 25 个，下睑约有 20 个，每个腺体中央有一导管，各中央导管彼此平行，垂直排列并开口于睑缘灰线之后，分泌油脂构成泪液的脂质层。

2）眶隔

是睑板向四周延伸的一薄层富有弹性的结缔组织膜，外侧部眶隔较内侧厚且强，上睑的眶隔较下睑厚，眶隔的纤维延伸至上睑提肌腱膜的前表面。上睑眶隔附着于睑板 3 ~ 4mm，下睑眶隔睑板下与睑筋膜融合。眶隔是将眼眶和眼睑相隔开。

5. 睑结膜层

睑结膜层紧贴于睑板腺后面的黏膜。

（二）结膜

结膜是一层薄而透明的黏膜，覆盖在眼睑后面和眼球前面，按其不同解剖部位可分为睑结膜、球结膜及穹隆结膜三部分。由结膜形成的囊状间隙称为结膜囊，在内眦泪阜外侧有半月形结膜皱襞，称为半月皱襞。

1. 睑结膜

睑结膜与睑板紧密连接，不能推动，正常者薄而透明，表面光滑，可见垂直走行的小血管，并隐约可见睑板腺。在上睑离睑缘后唇约 2mm 处，有一与睑缘平行的浅沟，称为睑板下沟，异物常存留此处。

2. 穹隆结膜

穹隆结膜为球结膜和睑结膜的移行部分，多皱褶，便于眼球活动，其上皮细胞为复层柱状上皮细胞，含有大量淋巴细胞，有时可形成滤泡。

3. 球结膜

球结膜覆盖于眼球前面的巩膜表面，与巩膜前面的眼球筋膜疏松相连，易推动，易因水肿或出血而隆起。在角膜缘处结膜上皮细胞移行为角膜上皮细胞，因而结膜疾病常累及角膜。

（三）泪器

泪器包括泪腺和泪道两部分。

1. 泪腺

泪腺位于眼眶外上方的泪腺窝内，长约 20mm、宽 12mm，借结缔组织固定于眶骨膜上，上睑提肌外侧肌腱从中通过，将其分隔成较大的眶部泪腺和较小的睑部泪腺，正常时从眼睑不能触及。泪腺排出管为 10 ~ 12 根，开口于外侧上穹隆结膜。泪腺是外分泌腺，产生浆液，每一腺体包含腺细胞和肌上皮细胞。

2. 泪道

泪道是泪液的排出通道，包括上、下睑的泪点、泪小管、泪囊和鼻泪管。

1）泪点

是泪液引流的起点，位于上、下睑缘后唇，居内眦为 6.0 ~ 6.5mm 的乳头状突起上，直径为 0.2 ~ 0.3mm 的小孔，贴附于眼球表面。

2）泪小管

为连接泪点与泪囊的小管，从泪点开始后 1 ~ 2mm 泪小管与睑缘垂直，然后呈一直角转为水平位，长约 8mm，到达泪囊前，上、下泪小管多先汇合成泪总管而后进入泪囊中上部。

3）泪囊

位于内眦韧带后面、泪骨的泪囊窝内，其上方为盲端，下方与泪鼻管相连接，长约 10mm，宽约 3mm。

4）鼻泪管

位于骨性鼻泪管内，上接泪囊，向下后朝外走行，开口于下鼻道，全长约 18mm，鼻泪管下端的开口处有一半月形瓣膜，称为 Hasner 斑，有阀门作用。

泪液排出到结膜囊后，经眼睑瞬目运动分布于眼球的前表面，并汇聚于内眦处的泪湖，再通过眼表面的泪点和泪小管的虹吸作用，进入泪囊、鼻泪管到鼻腔，经黏膜吸收。

（四）眼外肌

眼外肌是负责眼球运动的肌肉，每眼各有 6 条，① 4 条直肌和 2 条斜肌。4 条直肌为上直肌、下直肌、内直肌、外直肌，它们均起自眶尖部视神经孔周围的总腱环，向前展开越过眼球赤道部，分别附着于眼球前部的巩膜上。直肌止点距角膜缘各不同，内直肌最近为 5.5mm，下直肌为 6.5mm，外直肌为 6.9mm，上直肌最远为 7.7mm。内外直肌的主要功能是使眼球向肌肉收缩的方向转动。上、下直肌走向与视轴呈 23° 角，收缩时使眼球上转、下转、内转内旋、内转外旋。② 2 条斜肌是上斜肌和下斜肌。上斜肌起自眶尖总腱环旁蝶骨体的骨膜，沿眼眶上臂向前至眶内上缘，穿过滑车向后转折，经上直肌下面到达眼球赤道部后方，附着于眼球的外上巩膜处；下斜肌起自眼眶下壁前内侧上颌骨眶板近泪窝处，经下直肌与眶下壁之间，向后外上伸展附着于赤道部后外侧的巩膜上。上、下斜肌的作用力方向与视轴呈 51° 角，收缩时的主要功能是分别使眼球内旋和外旋，其次使上斜肌下转、外转，下斜肌上转、外转。

（五）眼眶

眼眶由 7 块颅骨组成：额骨、筛骨、泪骨、上颌骨、蝶骨、腭骨和颧骨，呈尖端向后底向前的锥体。眼眶有上、下、内、外 4 壁，两眶内壁几乎平行，眶外壁与内壁的夹角约 45°，眶轴与头颅矢状面的夹角约 25°，两眼眶呈散开状。眼眶上部肌肉后方被颅腔包绕，眼眶内壁为筛窦，内侧后方为蝶窦，上方及前部为额窦，下方为上颌窦。眼眶的外上角有泪腺窝，内上有滑车窝，内侧壁有泪囊窝。泪囊窝前缘为泪前嵴，后缘为泪后嵴，前后泪嵴是泪囊手术的重要解剖标志。眶尖有视神经孔和眶上裂，视神经孔有视神经和眼动脉通过；眶上裂位于视神经孔外侧，第Ⅲ、第Ⅳ、第Ⅵ脑神经、知觉神经自主神经以及眼静脉均由此裂经过。眼眶骨膜，即为眼眶筋膜，该膜疏松地附着于眶壁，但在眶缘、眶尖、骨缝、骨孔和眶上、下裂处与眶骨相连，在视神经孔处和硬脑膜及视神经相移行，向前与眶缘骨膜相连，并于眶隔向后延续。

四、眼部的血液循环和神经支配

（一）眼部的血液供给

1. 眼球的血液供给来自眼动脉

眼动脉自颈内动脉分出后经视神经管入眶，分为两个独立的系统：一支是视网膜中央血管系统，供应视网膜的营养和代谢；另一支是睫状血管系统。

2. 眼附属器的血液循环

眼附属器的血液循环除了包含来自颈内动脉分支的眼动脉供给外，还有颈外动脉分支的面动脉、颞浅动脉供应。

（二）神经支配

1. 运动神经

运动神经包括动眼神经、滑车神经、展神经、面神经的颞支和颧支。

2. 感觉神经

感觉神经有三叉神经第一支（眼神经）、三叉神经第二支（上颌神经）。

（三）睫状神经及鼻睫状神经

1. 睫状神经节

睫状神经节位于神经外侧，眼内手术施行球后麻醉时即阻断此神经节。

2. 鼻睫状神经

鼻睫状神经分为睫状长神经和睫状短神经。①睫状长神经：分布于睫状肌和瞳孔开大肌；②睫状短神经：负责虹膜睫状体、角膜和巩膜的感觉。

（宗贝婷）

第2章 眼与全身的关系

眼主司视觉，属五官之一，通过经络与脏腑和其他组织器官密切联系，共同构成人体这一有机整体。《灵枢·大惑论》曰"五脏六腑之精气，皆上注于目而为之精"，《灵枢·邪气脏腑病形》曰"十二经脉，三百六十五络，其气血皆上注于面而走空窍，其精阳气上走于目而为之睛"，以上均说明眼与脏腑、经络具有生理关联。临床中常见脏腑经络功能失调症状反应于眼部，甚至引起眼部病变；眼部病变也可以影响脏腑功能，甚至引起全身反应。因此，在临床诊疗中应注重"整体观"思想的运用，在治疗眼病的同时更应注重调节脏腑经络的异常从而提高治疗效果。

第1节 眼与脏腑的关系

一、眼与五脏的关系

1.眼与心的关系

（1）心主藏神，目为心之使

《灵枢·大惑论》曰"目为心之使"，《素问·宣明五气》曰"心藏神"，《素问·灵兰秘典论》曰"心者，君主之官，神明出焉"。此处的"神"是指人的意识、精神、思维，或可概括为整个生命活动的外在表现，以上皆由心主宰。眼睛具有视物功能，视觉的产生能够使心接受外来事物的刺激并产生相应的反应，因此，其认为"目为心之使"。

（2）心主血脉，诸脉属目

《素问·五脏生成》曰"诸血者，皆属于心……诸脉者，皆属于目"，《灵枢·口问》曰"目者，宗脉之所聚也，上液之道也"，认为全身经脉皆上注于目，经脉可承送血液，濡养目系，血液的濡养作用是保证目视精明的必要条件。《素问·痿论》曰"诸血者，皆属于心"，因此可以说明目视精明的基本条件需要血液的濡养，而全身血液皆属于心，依靠心气推动而循环于体内，上注于目，方可目视睛明。

心为五脏六腑之大主，五脏六腑的经气皆为心所使，而目需要依赖脏腑精气濡养，此外视物功能受心支配。人体脏腑精气的盛衰及精神活动状态均可反应于目，故目又

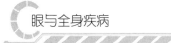

为心之外窍，中医望诊中的望目察神即由此而来。

2. 眼与肝的关系

（1）肝开窍于目，目为肝之外候

《诸病源候论》曰"目，肝之外候"。《素问·金匮真言论》曰"东方色青，入通于肝，开窍于目，藏精于肝"，指出肝开窍于目，目为肝脏与外界相通的孔窍。此外肝所受藏的精微物质能上输至目，维持其视觉功能。临床中常见以肝脏生理功能失调为主要病机所导致的眼部病变。

（2）足厥阴肝经上连目系，气血通达于目

《灵枢·经脉》曰"肝足厥阴之脉……连目系"。十二经脉中唯有肝经与目系直接相连。经络是气血运行的通道，因此二者联系密切。

（3）肝主藏血，目受血能视

肝藏血指在中医学理论中肝脏具有贮藏血液，调节血量的功能。目的濡养及视物功能皆有赖于肝血濡养，因此虽然五脏六腑之精皆上注于目，但由于目为肝之外窍，故肝血对目的视物功能影响较大。《素问·五脏生成论》即言："肝受血而能视"；《审视瑶函·目为至宝论》更曰："真血者，即肝中升运于目，轻清之血乃滋目经络之血也。"

（4）肝气通于目，目和则辨五色

《灵枢·脉度》曰："肝气通于目，肝和则目能辨五色矣。"肝脏具有主疏泄、调气机等功能，气机调达可推动体内气血津液的运行。肝开窍于目，肝气通过肝经直达目系，因此肝气可直接影响目系的视物功能。肝气调和，则气机调畅，升降出入有序，同时气能行津，眼得到津液的濡养可辨色视物。

（5）肝主疏泄，调摄泪液

《素问·宣明五气》曰："五脏化液……肝为泪。"《银海精微》曰"泪为肝之液"。泪液的分泌和排泄与肝的疏泄功能相关，若肝的功能失调，不能收摄泪液则临床常见泪下如泣，《灵枢·九针》曰"肝主泣"。眼球液具有润泽和保护眼珠的作用。

3. 眼与脾的关系

（1）脾气散精，上注于目

脾为后天之本，气血生化之源，只有脾气健旺才能保证机体气血充足，气血濡养目系则目视晴明。《素问·玉机真脏论》中有关于脾虚的观点为"其不及则令人九窍不通"，由此指出脾虚可导致目窍不通。此外脾主升清，精微物质上输于头目有赖于脾的升清功能。《兰室秘典·眼耳鼻门》曰："夫五脏六腑之精气，皆禀受于脾，上贯于目，脾虚则五脏六腑之精皆失所司，不能归明于目矣。"由此可见，视觉功能有赖于脾气健旺。

（2）脾主统血，血养目窍

脉为血之府，目为宗脉之所聚，目得血能视，但血液在目络中运行有序而不外溢则有赖于脾气的统摄。若脾气虚弱，血失统摄，则可发生眼部出血的病症及目窍失养。

（3）脾主肌肉，眼动如常

《素问·痿论》曰"脾主身之肌肉"，脾主运化，有生养肌肉之功，眼睑肌肉及眼带（眼肌）有赖于脾气濡养。脾气健旺，肌肉功能正常则眼睑开合自如，目珠转动灵活。

4. 眼与肺的关系

（1）肺为气之主，气和则目明

《素问·五脏生成》曰："诸气者，皆属于肺。"《素问·六节藏象论》曰："肺者，气之本。"肺主气，司呼吸，影响全身之气的生成，同时调畅气机，可使气血流畅而敷布全身，温煦充养全身组织器官，目得其养则明视万物；若气不足，目失所养则视物昏渺。

（2）肺气宣降，目窍通利

肺气宣发，能布散气血津液至全身；肺气肃降可通调水道，维持正常的水液代谢。肺的宣发与肃降功能正常则可发挥相互制约、互济协调，使眼络通畅、精微敷布、玄府开通、目窍通利。此外，肺主表，肺之宣降有序，目得卫气与津液的温煦濡养，则卫外有权，目亦不病。

5. 眼与肾的关系

（1）肾藏精，涵养瞳神

《素问·上古天真论》曰："肾者属水，受五脏六腑之精而藏之。"肾藏精是指肾不仅贮藏先天之精，同时也贮藏后天之精。《审视瑶函·目为至宝论》曰："肾之精腾，结而为水轮。"五轮学说指出"水轮"即为瞳神。《素问·脉要精微论》曰："夫精明者，所以视万物，别白黑，审短长；以长为短，以白为黑，如是则精衰矣。"眼的形成有赖于精，眼之能视凭借于精。正如《审视瑶函·目为至宝论》曰："真精者，乃先后二天元气所化之精汁，起于肾……而后及乎瞳神也。"

（2）肾主津液，上润目珠

《素问·逆调论》曰："肾者水脏，主津液。"而《灵枢·五隆津液别》曰："五脏六腑之津液，尽上渗于目。"即肾脏对体内水液的代谢与分布起着重要作用，五脏六腑的津液在肾脏的调节下，不断输送至目，则为目外润泽之水及目内充养之液。

（3）肾主骨生髓，脑为髓海，目系属脑

《素问·阴阳应象大论》曰："肾生骨髓。"《灵枢·海论》曰："脑为髓海。"脑与髓均为肾精化生，肾精充足则髓海丰盛，目视精明；若肾精不足，髓海空虚，则头晕目眩、视物昏花。《医林改错·脑髓说》将眼的视觉功能归结于肾精所生之脑，书中清楚地阐释了肾 - 眼 - 脑的密切关系。

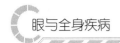

二、眼与六腑的关系

1. 眼与小肠的关系

《素问·灵兰秘典论》曰："小肠者，受盛之官，化物出焉。"饮食水谷由胃腐熟后传入小肠，并经小肠进一步消化，分清别浊。其清者由脾传输全身，从而使目得到滋养；其浊者下注大肠，将多余的津液下渗膀胱。若小肠功能失调，则清者不升、浊者不降，可引起浊阴上泛目窍而致病。此外，心与小肠脏腑相合，经脉互为络属，其经气相通，二者受邪常相互影响。

2. 眼与胆的关系

肝与胆相连，经脉亦互为表里。《东医宝鉴》曰："肝之余气，溢于胆，聚而成精"，即为胆汁。胆汁的分泌与排泄受肝脏疏泄功能调控。胆汁有助于脾胃消化水谷，水谷化生气血以濡养目系。因此胆腑对于目具有重要意义，《灵枢·天年》曰："五十岁，肝气始衰，肝叶始薄，胆汁始灭，目始不明。"

3. 眼与胃的关系

胃主受纳、腐熟水谷，以降为用，脾胃互为表里，脏腑相合，经脉相连。饮食入胃，由胃进行腐熟，下传小肠，其精微物质再由脾散布营养全身。目中精血有赖于胃气，《眼科秘诀·论退翳之法》曰"胃乃五脏六腑之源，开发神光之本"，故胃气充足，养目之源充足，则神光烛照，目视睛明。《脾胃论·脾胃虚实传变论》曰："九窍者，五脏之主，五脏皆得胃气乃得通利……胃气一虚，耳、目、口、鼻，俱为之病。"此外，脾胃居于中焦，为气机升降出入之枢。脾主升清，胃主降浊，二者升降正常、出入有序，则清浊分明。浊阴出下窍，不致上犯于目。

4. 眼与大肠的关系

《素问·灵兰秘典论》曰："大肠者，传导之官，变化出焉。"大肠与肺相表里，脏腑相和，主司传导之责，下输糟粕之物。大肠传导功能与肺的肃降功能相关，《医经精义·脏腑之官》曰："大肠之所以能传导者，以其为肺之腑。肺气下达，故能传导。"肺失肃降，大肠传导之令不行，热结于下，熏蒸于上而发为眼病；反之，大肠积热，腑气不通，亦可使肺气不降，气壅于上而致眼病。此外，大肠吸收津液，主津液病变，能行津于上焦，润养眼目。故《兰室秘典·消渴论》曰："手阳明大肠主津，病消渴则目黄口干，是津不足也。"

5. 眼与膀胱的关系

《素问·灵兰秘典论》曰："膀胱者，州都之官，津液藏焉，气化则能出矣。"膀胱居于下，为水液汇聚之处，有贮藏津液、气化行水、排泄尿液的功能。膀胱与肾相表里，并有经脉相互络属而为表里。其气化作用实际隶属于肾的蒸腾气化，取决于肾气的盛衰。膀胱与肾的功能失常，则水液停潴而上泛于目，变生目疾。此外，膀胱属足太阳经，主一身之表，易遭外邪侵袭而致眼病。《银海指南·膀胱主病》曰："目珠上属太阳见症甚多……故凡治目，不可不细究膀胱。"

6. 眼与三焦的关系

三焦为孤腑，通行水道。《难经·三十一难》曰："三焦者，气之所终始也。"《难经·六十六难》曰："三焦者，原气之别使也，主通行三气，经历五脏六腑。"这就说明三焦是人体气机升降出入的通道，人体之气通过三焦敷布全身，气血充足、运行通道畅通则可使目得滋养。此外，《素问·灵兰秘典论》曰："三焦者，决渎之官，水道出焉。"虽然全身的水液代谢主要由肺、脾、肾、膀胱等脏腑协同完成，但须以三焦作为通道，方能正常升降出入。若三焦失常，可导致水谷精微的消化吸收和输布发生障碍，或致脏腑气机失调，气血不能上濡于目，则目失濡养；若三焦水道不利，水液潴留，水湿上泛于目而引发眼病。《证治准绳》认为眼内含的神水（房水），是由"三焦而发源"。若三焦功能失常，可致神水衰竭而生目病。

总而言之，眼的辨色视物能力有赖于脏腑所化生，受藏的精、气、血、津液的濡养及神的主宰。《灵枢·本脏》曰："人之气血精神者，所以奉生而周于性命者也……五脏者，所以藏精神气血魂魄者也；六腑者，所以化水谷而行津液者也。"《证治准绳》认为目中的重要组成部分神膏、神水、神光、真精、真气、真血皆依赖精、气、血、津液和神的变化和维持。然而，由于古代医家所处的时代不同及临证经验与水平差异，对眼与各脏腑的关系看法亦有不同。总之，人体是一个有机整体，脏腑之间由经络相连，生理上相互协调，病理上相互影响。因此临证时应仔细观察、全面分析。

（付　晋）

第 2 节　五轮学说

五轮学说源于《灵枢·大惑论》，五轮之名最早见于唐代《刘皓眼论准的歌》。现存医籍中以《太平圣惠方·眼论》记载最早，经后世医家逐渐发展形成五轮学说。所谓"轮"是指喻眼珠于车轮回转灵活之意。五轮学说则是将眼局部分为五部分，即胞睑、两眦、白睛、黑睛和瞳神，分别对应肉轮、血轮、气轮、风轮和水轮；又分别与五脏中的脾、心、肺、肝、肾五脏相对应，借以说明眼的解剖、生理、病理及其相互关系，以指导临证辨证论治。《审视瑶函》曰："五轮者，皆五脏之精华所发，名之曰轮，其如车轮，运动之意也。"《银海精微·五轮八廓总论》曰："肝属木，曰风轮，在眼为乌睛；心属火，曰血轮，在眼为二眦；脾属土，曰肉轮，在眼为上下胞睑；

肺属金，曰气轮，在眼为白仁；肾属水，曰水轮，在眼为瞳人。"《异授眼科·看眼发》曰："夫天地之五行，配人身之五脏。身之五脏，合目之五经也。"

1.肉轮

肉轮指胞睑（含睑结膜），内应于脾，脾主肌肉，故称为"眼球"。胞睑位于眼珠前方，分眼球两部分，保护眼珠。位于上者称为上睑，位于下者称为下睑，上下睑之间的裂缝称为睑裂。胞睑的游离缘称睑弦或胞沿、眼弦，生有排列整齐的睫毛。胞睑具有司开合眼球挡光尘、润泽眼珠等护卫功能。因脾与胃互为表里，故常认为肉轮的生理病理与脾胃相关。

2.血轮

指两眦（含泪阜、半月褶皱、上下泪点及眦部结膜血管），内应于心，心主血，为血轮。上下睑交接处为目眦，鼻侧称为内眦或大眦，颞侧称为外眦、锐眦或小眦。大眦处上下眼睑间各有一细小窍，称泪窍，为排泄泪液通道的起点，两眦血络及眼球之泪均有润养眼珠之功。因心与小肠相表里，故常认为血轮的生理病理与心、小肠有关。

3.气轮

指白睛（含前部巩膜与球结膜），内应于肺，肺主气，故称为气轮。白睛表面覆有一层透明的膜样组织（球结膜），具有润泽眼珠的作用；里层质地坚韧具有保护目珠内组织之功。因肺与大肠相表里，故常认为气轮的生理病理与肺、大肠有关。

4.风轮

指黑睛（角膜），内应于肝，肝主风，故称为风轮。广义的黑睛除角膜外还包括现代解剖学中提出的前房眼球膜。黑睛位于眼珠前部中央，质地透明坚韧，是保证神光发越的重要组织，又具有保护瞳神之功。因肝与胆互为表里，故通常认为风轮的生理病理与肝、胆有关。此外，黑睛疾病通常易波及黄仁、神水，影响瞳神。

5.水轮

水轮指瞳神（含瞳孔及眼内组织），内应于肾，肾主水，故称为水轮。瞳神有狭义与广义之分：狭义的瞳神是指瞳孔，即黄仁中间之圆孔，具有阳能视小、阴能视大的功能；广义的瞳神还包括晶珠、神水、神膏、视衣和目系等，是视觉发生的重要部位。因肾与膀胱相表里，故常认为水轮的生理病理与肾、膀胱有关。

（付　晋）

第 3 节　眼与气血津液的关系

气血津液是构成人体的基本物质，是脏腑、经络等组织器官进行生理活动的物质基础。故眼的视物功能有赖于气血津液的濡养润泽。

1. 眼与气的关系

气是构成人体和维持生命活动的最基本物质，具有温养、推动、固摄和防御作用。《河间六书》提出"气贯五轮"之说，是眼与气关系密切的体现。人体中眼位至高，脉道精微，非精微轻清之气难以上达于眼，故《灵枢·大惑论》曰："五脏六腑之精气，皆上注于目而为之精。"精气，即有营养作用的精微物质。古人常能将升腾上达于眼之气称为真气，如《审视瑶函》曰："真气者，即目经络中往来生用之气，乃先天真一发生之原阳也。"因此，气的正常与否，常可直接或间接地由眼表现出来。

2. 眼与血的关系

《河间六书》曰："目得血而能视。"《审视瑶函》曰："夫目之有血，为养目之源，充和则有生发长养之功，而目不病，少有亏滞，目病生矣。"但血主要为营养、滋润的作用。眼中之血，称为真血，与肌肉间清浊相干之血不同，为轻清上承之血。《审视瑶函》曰："真血者，即肝中升运于目，轻清之血，乃滋目经络之血也。此血非肌肉间浑浊易行之血，因其轻清上行于高而难得，故谓之真也。"若血的功能失常，则可引发眼病。

3. 眼与津液的关系

津液存在于机体内，其中清稀者为津，浊稠者为液，具有濡养滋润眼组织的作用。眼中之神水、神膏均有赖于津液的滋养。神水在内则滋养神膏，神膏又能涵养瞳神；在外可润泽眼球，保持着黑白睛的润滑光泽。此外，津液还能补益脑髓，脑髓充足，则视物精明。

（付　晋）

第 4 节　眼与经络的关系

人体经络沟通表里上下，联系脏腑器官，并作为气血运行的通道，将人体组织器官连接成一个有机的整体。而《灵枢·邪气脏腑病形》曰："十二经脉，三百六十五络，

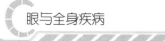

其血气皆上于面而走空窍，其精阳气上走于目而为之睛。"《灵枢·口问》曰："目者，宗脉之所聚也。"以上古籍均说明经络与眼有密切的联系，眼的正常视觉功能需要依靠经络不断地输送脏腑精微物质所提供的濡养。

1. 眼与十二经脉的关系

十二经脉即十二正经，是经络系统的主体。三阴经与三阳经表里相合，首尾相贯，其旁支别络纵横交错，承载营血运行于周身，始于太阳，终于足厥阴，周而复始，如环无端，运行不息。从经络循行的路径来看，十二经脉直接或间接地与眼联系，密布眼周，源源不断地将脏腑气血输送至眼。其中，手足三阳经及手少阴心经、足厥阴肝经均直接与眼相连，而足少阴肾经、足太阴脾经、手太阴肺经及手厥阴心包经则间接与眼发生联系。

（1）手阳明大肠经与眼

《灵枢·经脉》曰："大肠手阳明之脉……其支者，从缺盆上颈，贯颊，入下齿中，还出挟口，交人中，左之右，右之左，上挟鼻孔。"该经脉的支脉上走颈部，过面颊，入下齿；左右脉交叉入于人中，左脉向右，右脉向左，分布于鼻孔两侧，与足阳明胃经相接，说明手阳明大肠经的支脉止于目眶下部。

（2）足阳明胃经与眼

《灵枢·经脉》曰："胃足阳明之脉，起于鼻之交頞中，旁约太阳之脉，下循鼻外……"其意义为足阳明胃经起始于鼻旁的迎香穴，上行鼻根部，与足太阳膀胱经交会，后循鼻外侧、眼下方下行。由此可知，足阳明胃经起于目眶下部，循经目内眦、眶下缘及目眶下部。

（3）手太阳小肠经

《灵枢·经脉》曰："手太阳小肠之脉……其支者，从缺盆循颈上颊，至目锐眦，却入耳中；其支者，别颊上䪼，抵鼻，至目内眦，斜络于颧。"其意为：该经缺盆支脉，沿颈部上面颊，至目外眦，转入耳中；而颊部支脉，上行目眶下，抵于鼻旁，至目内眦（睛明穴）。由此可见手太阳小肠经有支脉循经目外眦、目眶下部及目内眦。

（4）足太阳膀胱经

《灵枢·脉经》曰："膀胱足太阳之脉，起于目内眦，上额交巅……"足太阳膀胱经起于目内眦（睛明穴），上循攒竹，与督脉交会于巅顶（百会穴）。《灵枢·寒热病》曰："足太阳有通项入于脑者，正属目本，名曰眼系。"眼系即目系，指眼球联系于脑的部位。此指出本经从巅入脑者，连属目系。

（5）手少阳三焦经

《灵枢·脉经》曰："三焦手少阳之脉……其支者，从膻中上出缺盆，上项，系耳后直上，出耳上角，以屈下颊至䪼；其支者，从耳后入耳中，出走耳前，过客主人前，交颊，至目锐眦。"其义为手少阳三焦经胸中支脉出缺盆上项，沿耳后上行，出耳上额角，再屈而下行至面颊，达眶下部；耳部支脉从耳后入耳中，走耳前，与前一条支脉交于面颊部，到达目外眦（丝竹空下），与足少阳胆经相接。由此可知，手少阳三焦经有两条支脉分别止于眶下部和目外眦。

（6）足少阳胆经

《灵枢·脉经》曰："胆足少阳之脉，起于目锐眦，上抵头角，发下耳后……其支者，从耳后入耳中，出走耳前，至目锐眦后……其支者，别目锐眦，下大迎，合于手少阳抵于頞……"可见足少阳胆经起于目外眦，其耳部支脉行止于目外眦后，而另有支脉起于目外眦，循经眶下。

（7）足厥阴肝经

《灵枢·脉经》曰："肝足厥阴之经脉……，循喉咙之后，上入颃颡，连目系，上出额，与督脉会于巅；其支者，从目系下颊里，环唇内……"此处的颃颡指鼻咽部，本句义为：足厥阴肝经沿喉咙上行，上入鼻咽部，连接于目系；其支脉沿眶下部下行绕唇。由此可见，足厥阴肝经直接与目相连，其支脉循经眶下部。

（8）手少阴心经

《灵枢·脉经》曰："心手少阴之脉……其支者，从心系，上挟咽，系目系。"由此可知，手少阴心经的支脉与目系相连。

综上所述，足三阴经之本经均起于或循行于眼周，手三阳经及足厥阴肝经则皆以支脉循行或止于眼周，而足厥阴肝经、手少阴心经及足太阳膀胱经分别与目系相连。

2. 眼与十二经别的关系

十二经别是十二正经出入离合的别行部分，是正经别行深入体腔的支脉。经别离正经、入胸腹、出体表、合于阳经经脉的循行分布，加强了脏腑之间的联系，也加强了十二经脉与人体各部分的联系。眼与经别的联系如下。

（1）足厥阴肝经和足少阳胆经

《灵枢·经别》："足少阳之脉，绕髀，入毛际，合于厥阴；别者。入季肋之间，循胸里属胆，散之，上肝，贯心……散于面，系目系，合少阳于外眦也……"其指出足少阳胆经与足厥阴肝经的经别从下肢分出，行至毛际，入走肝胆，上连于目，至目外眦合于足少阳胆经。由此可知，足少阳胆经、足厥阴肝经的经别与目相连，行至目外眦。

（2）足太阴脾经和足阳明胃经

《灵枢·经别》："足阳明之正……上至髀，还系目系，合于阳明也。足太阴之正，上至髀，合阳明……"上文指出足阳明胃经和足太阴脾经的经别从髀部分出，入走脾胃，上出鼻頞，联系目系，合于足阳明胃经。由此可知足阳明、足太阳经别循行于眶下部，与目系相连。

（3）手少阴心经和手太阳小肠经

《灵枢·经别》："手太阳之正……入腋，走心，系小肠也。手少阴之正……属于心，

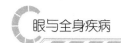

上走喉咙，出于面，合目内眦。"其指出手太阳小肠经及手少阴心经的经别从腋下部别出，入走心与小肠，上出目内眦，合于手太阳小肠经。可见，手太阳、手少阴经别循行目内眦。

3. 眼与十二经筋的关系

十二经筋是十二经脉之气结聚于筋肉关节的体系，行于体表，不入内脏，是十二经脉的外周连属部分，其分布与十二经脉的体表通路基本一致。经筋的主要作用是约束骨骼，利于关节活动，以保持人体正常的运动功能。其分布于眼及眼周的经筋包括手足三阳之筋。

（1）足太阳之筋

《灵枢·经筋》："足太阳之筋……其支者，为目上网，下结于頄……其支者，出缺盆，邪上出于頄。"其指足太阳之筋的一条分支在目上方形成网状，行约束目睫，司开合之功，并向下结聚于颧骨处；另有分支出缺盆，斜上结于颧骨处。

（2）足阳明之筋

《灵枢·经别》："足阳明之筋……其直者……和于頄，下结于鼻，上合于太阳，太阳为目上网，阳明为目下网。"其指足阳明经筋经颧骨，结聚于鼻，并上行与太阳经脉相合。由此，太阳经筋散布于目上，而阳明经筋散布于目下，二筋协同作用，统管胞睑之开合。

（3）足少阳之筋

《灵枢·经别》："足少阳之筋……支者，结于目眦为外维。"其指足少阳经筋的一条分支结聚于目外眦，其收缩令人能左右盼视。

（4）手太阳之筋

《灵枢·经别》："手太阳之筋……直者，出耳上。下结于颔，上属目外眦。"其指手太阳经筋，出耳上，前行而下行结聚于颔，并上行连属于目外眦，与手足少阳之筋会合。

（5）手少阳之筋

《灵枢·经别》："手少阳之筋……其支者，上曲牙，循耳前，属目外眦，上承颔，结于角。"其指手少阳经筋的一条分支，上颊车，循耳前上行连属于目外眦，后结聚于额角。

（6）手阳明之筋

《灵枢·经别》："手阳明之筋……其支者，上颊，结于頄；直者，上手太阳之前，上左角，络头，下右颔。"其指手阳明经筋的一支，上面颊，结聚于颧部；另有直行分支，出于手太阳之前，上左额角者，络于头部向下行右颔部；而右侧之筋则上右额角，下至左侧颔部。

综上所述，足三阳经之筋均至眼周，手三阳之筋则经过头面至额角。手足三阳之筋，网络结聚于眼及其周围，和眼球支配共同配着胞睑的开合及眼珠的转动。足厥阴肝经之筋虽未直接分布至眼，但肝为罢极之本，主全身之筋，故其经筋与眼仍有重要关系。

4.眼与奇经八脉的关系

奇经八脉是十二正经之外的八条经脉，与脏腑无直接络属关系，彼此间无表里配合关系。它们循行分布于十二经脉之间，具有沟通十二正经之间的联系、调节十二经气血的作用。其中，督脉、任脉、阳跷脉、阴跷脉及阳维脉与眼有直接关联。

（1）督脉

督脉总督一身之阳经，为"阳脉之海"。《素问·骨空论》曰："督脉者，起于少腹以下骨中央……贯脊属肾，与太阳起于目内眦，上额交巅上，入络脑……其少腹直上者，贯脐中央，上贯心，入喉，上颐环唇，上系两目之下中央。"其指出督脉有分支绕臀而上，与足太阳膀胱经交会于目内眦，上行前额，交会于巅顶，入络于脑；另有分支从少腹直上，终系于两目下正中。

（2）任脉

任脉总督一身之阴经，为"阴脉之海"。《素问·骨空论》："任脉者，起于中极之下，以上毛际，循腹里，上关元，至咽喉，上颐，循面入目。"其指出任脉始于中极下的会阴部，向上环口，终分左右两支沿面部至眶下。

（3）阴跷脉、阳跷脉

《灵枢·脉度》："跷脉者，少阴之别，起于然骨之后……上循胸里，入缺盆，上出人迎之前，入鼽，属目内眦，合于太阳。阳跷而上行，气并相还，则为濡目，气不荣则不合……"《奇经八脉考》："阳跷者……至目内眦与手足太阳、足阳明、阴跷五脉会于睛明穴。"《灵枢·寒热病》："足太阳有通项入于脑者……入脑乃别阴跷、阳跷，阴阳相交，阳入阴，阴出阳，交于目锐眦。阳气盛则瞋目，阴气盛则瞑目。"阴跷脉为足少阴之别，起于足舟骨后方，向上沿胸部内侧，入锁骨上窝，经人迎之前，过颧部，至目内眦，与足太阳膀胱经会合。阳跷脉起于足跟外侧，向上沿股部外侧和胁后上肩，过颈部上挟口角，进入目内眦，与手足太阳、足阳明、阴跷脉会合，再沿足太阳经上额。此外，足太阳经的支脉经项入脑，别络阴跷、阳跷二脉，而阴跷、阳跷相互交会于目内眦，脉气并行回还而濡养眼目。

（4）阳维脉

《十四经发挥·奇经八脉》："阳维，维于阳。其脉起于诸阳之会……其在头也，与足少阳会于阳白……其与督脉会。"可见阳维脉循经目上方，同时此脉联系诸阳经，包括督脉，而诸阳经皆与目直接相连。

（付　晋）

第 3 章　眼部常见症状与体征

一、视功能障碍

视功能障碍包括远方视力、近方视力、视野、色觉、立体觉、同时知觉、融像和对比敏感度等功能异常。

（一）视力障碍

视力障碍常见于：

（1）突然视力下降无眼痛：见于视网膜动脉或静脉阻塞、缺血性视神经病变、视网膜脱离、玻璃体积血、视神经炎；

（2）逐渐视力下降：屈光不正、白内障、慢性视网膜疾病、开角型青光眼；

（3）突然视力下降合并眼痛：见于葡萄膜炎、急性闭角型青光眼、角膜炎症、水肿；

（4）视力下降而眼底正常者：见于球后视神经炎、中毒性或肿瘤所致的神经病变、视锥细胞变性、视杆细胞性全色盲、癔症、弱视；

（5）一过性视力下降或丧失：常见于视盘水肿、一过性缺血、椎基底动脉供血不足、精神刺激性黑矇、直立性低血压、视网膜中央动脉痉挛、过度疲劳、偏头痛、癔症等。

（二）色觉异常

色觉异常常见于色弱，色盲，某些后天性眼病如烟酒中毒、药物中毒、视神经病、颅脑损伤。

（三）夜盲

夜盲常见于视网膜发育不良、视网膜色素变性、周边视网膜病变、白点状视网膜变性及青光眼、虹膜后粘连、屈光间质周边部浑浊、瞳孔缩小、维生素 A 缺乏、肝病等。

（四）昼盲

昼盲常见于黄斑变性、全色盲；角膜中心区白斑、晶状体中心区浑浊、瞳孔散大、黄斑病变、轴性视神经炎等。

（五）视野缺损

（1）中心暗点

常见于中心性视网膜脉络膜病变、黄斑变性或黄斑裂孔等黄斑部病变、视神经炎及球后视神经炎；

（2）旁中心暗点

常见于青光眼的早期损害；

（3）弓形暗点

常见于青光眼、前部缺血性视神经病变；

（4）环形暗点

常见于青光眼、视网膜色素变性等；

（5）象限性缺损

常见于视交叉以上损害、前部视神经缺血性病变等；

（6）偏盲性视野缺损

常见于视束及视皮层病变；

（7）生理盲点扩大

常见于视盘水肿、青光眼、高度近视、视盘旁大的近视弧、视盘缺损、视盘有髓神经纤维、视盘黑色素瘤、视盘视网膜炎、视盘血管炎；

（8）向心性视野缩小（又称螺旋性视野缺损）

常见于视网膜色素变性、球后视神经炎、视神经萎缩、中毒性视网膜病变、晚期青光眼、癔症等。

（六）视物变形

视物变形常见于：

（1）中心性浆液性和渗出性视网膜脉络膜病变、黄斑水肿；

（2）视网膜脱离；

（3）视网膜血管瘤、视网膜脉络膜肿瘤；

（4）视网膜出血、老年性黄斑变性、黄斑囊样水肿；

（5）视网膜寄生虫。

（七）闪光视觉

闪光视觉常见于玻璃体后脱离、视网膜脱离、视网膜脉络膜炎、眼球创伤、玻璃体混浊、一过性视网膜供血不足、颅脑创伤等。

（八）视疲劳

视疲劳常见于远视、近视、散光、斜视、调节 / 集合异常、精神心理不稳定因素等。

（九）立体视觉异常

立体视觉异常常见于斜视、弱视、单眼抑制、视差角异常、异常视网膜对应等。

（十）对比敏感度异常

对比敏感度异常常见于屈光间质异常、弱视、视网膜及视神经系统病变。

二、眼分泌物

眼分泌物常见于细菌性、病毒感染性结膜炎、角膜炎、眼外伤、物理化学刺激、过敏反应、营养缺乏、寄生虫感染等。

三、眼球疼痛

眼球疼痛常见于青光眼、角膜炎、急性结膜炎、眼球筋膜炎、巩膜炎、眼外伤、隐斜、视疲劳、神经性眼痛、屈光性眼痛。

四、流泪

（一）流泪

流泪常见于结膜炎、角膜炎、虹膜睫状体炎及泪腺疾病，如泪腺炎、泪腺肿瘤、Mikulicz 综合征、三叉神经受刺激、面神经、交感神经、味觉反射受刺激、精神性流泪、鳄鱼泪、眼表异物、药物及化学毒剂刺激。

（二）溢泪

溢泪常见于泪道狭窄或阻塞、下睑外翻、鼻息肉、鼻中隔偏曲、泪道排出系统的生理功能障碍等。

五、眼球充血

眼球充血包括结膜充血、睫状充血、混合充血。

六、角膜混浊

角膜混浊常见于角膜水肿和浸润、溃疡、角膜新生血管、角膜表面组织增殖、炎症、创伤、变性及营养不良（角膜变性、角膜软化症、Kayser-Fleischer 环、带状角膜变性、颗粒状、斑状及格子状角膜营养不良）、薄翳、瘢痕、白斑、角膜内皮功能失代偿、角膜葡萄肿等。

七、瞳孔变形

瞳孔变形常见于青光眼、先天性虹膜缺损、永存瞳孔膜炎、先天性瞳孔残膜、瞳孔异位、多瞳症、虹膜萎缩、虹膜后粘连、创伤性虹膜根部离断、创伤性散瞳、虹膜脱出等。

八、白瞳征

白瞳征常见于白内障、视网膜母细胞瘤、眼内炎、Coats 病、永存原始玻璃体增生症、眼内寄生虫、早产儿视网膜病变、瞳孔区机化组织膜、视网膜全脱离等。

九、视网膜出血

视网膜出血主要有视网膜浅层出血、视网膜前出血、视网膜深层出血、玻璃体积血、视网膜色素上皮下出血，可为点状、片状、多形性。应进一步检查出血原因，包括眼外伤、糖尿病、高血压、动脉硬化、血液疾病等。

十、脉络膜新生血管

脉络膜新生血管常见于老年性黄斑变性、眼底血管样条纹、病理性近视、Stargardt 病、Best 病及其他视网膜变性疾病、中心性渗出性视网膜病变、炎症、肿瘤、创伤等。

（曹丛红）

第4章 眼科的检查与诊断

眼科的检查包括眼科常规检查和特殊检查。

【眼科常规检查】

一、视功能检查

视功能检查主要包括视力、视野、色觉、暗适应、立体视觉、对比敏感度等，而视觉电生理将在眼科特殊检查中介绍。

（一）视力

视力即视敏度，主要反映黄斑的视功能，分远视力与近视力。

1.远视力检查

国内一般常用国际标准视力表与对数视力表进行检查。

1）国际标准视力表检查

将视力表挂在自然光线充足或日光灯照明的墙壁上，或用视力表灯箱，视力表与被检查者距离为5m，表上1.0行视标与被检眼在同样高度。检查视力时两眼分别进行，遮盖一眼，通常先查右眼后查左眼；如戴镜者，先查裸眼视力，再查戴镜视力。嘱被检查者辨别视标缺口方向，自视标0.1开始从上至下，至患者不能辨清为止，记录其能看清最小视标所对应的视力。此行若有几个视标辨认不清，或再检查下一行能辨清几个，则用加减法表示，如0.8^{-1}（表明0.8视标还有1个辨认不清），0.8^{+2}（表明0.8视标全部看清，且1.0视标也可以看清2个）。正常视力为1.0以上。

若被检查者在5m处不能辨明0.1视标时，则嘱患者逐渐向视力表移近，至其能辨清0.1为止，将被检者与视力表的距离除以5再乘以0.1即为患者的视力。计算公式：

$$视力 = \frac{被检查者与视力表距离（m）\times 0.1}{5（m）}$$

如被检查者在4m处能看清0.1，则视力为4/5×0.1=0.08，以此类推。若视力低于0.02者，改用指数表示视力。嘱被检者背向光线，医生伸出手指置于被检者眼前，让患者辨认手指的数目，记录其能够辨认指数的最远距离，如指数/40cm。

若被检者在最近处仍无法辨别指数，则改为检查眼前手动，记录其眼前手动的最远距离，如手动 /30cm。若手动也不能看到，则在眼前以灯光照射来检查患眼有无光感，如看不到光线记录视力为 0 或无光感。如有光感，且又需要作光定位时，可在暗室内将蜡烛光置于离眼 1m 处。自正中、上、下、左、右、颞上、颞下、鼻上、鼻下方向进行检查，嘱患者辨认光源的方位。凡能辨认的方位以 "＋" 表示，不能辨认的以 "－" 表示。

2）对数视力表检查

对数视力表是由我国缪天荣教授所设计，采用 5 分记录法表示视力增减的幅度，其检查方法与国际视力表相同。5.0 及其以上为正常视力，最佳视力可测至 5.3；4.0 以下的视力也可按向视力表走近的方法进行检查，按公式计算；3.0 为指数，2.0 为手动，1.0 为光感，0 为无光感。

2.近视力检查

常用的有标准近视力表或 Jaeger 近视力表，检查时需在充足的自然光线或灯光下进行。操作方法为将标准近视力表置于受检眼前 30cm 处，两眼分别进行检查，由上而下，若能辨别 1.0 以上或 J1 视标缺口方向者，则该眼近视力正常。若不能辨别者，可以调整其距离，至看清为止，然后将视力与距离分别记录。

（二）视野

视野指眼向前方固视时所见的全部空间范围。视野检查又称周边视力检查，是对黄斑中心凹以外视网膜的功能检查。视野检查对多种内眼病及神经系统疾病的诊断有重要参考价值。常见的检查方法有对照法、视野计检查法，以及 Amsler 方格表。

1.对照法

医生与被检者距离 1m，相对而坐，双方的眼睛应在同一水平高度。如检查右眼，则遮盖被检者的左眼和医生的右眼，使被检者的右眼与医生的左眼相对视，然后医生将手指置于自己与被检者之间等距离处，分别从各方位向中央移动，嘱被检者察觉手指出现时即告之，以此比较被检者视野与医生正常视野的差别；另一眼的检查方法相同。此法比较简便，不受条件限制，但不够精确，且不易记录。

2.视野计检查法

弧形视野计为简单的动态周边视野计；平面视野计为简单的中央 30° 动态视野计，为不反光的黑色绒布制成的布屏；Goldmann 视野计为半球形视屏投光式视野计。不过，此三种视野计临床已较少使用，目前应用更广泛的是自动视野计。

自动视野计为电脑控制的静态定量视野计。自动按照程序可在视野的各个位点显示由弱到强的光刺激，并根据被检者的应答（以按钮的方式表示看见或看不见），在检查完毕后打印报告，以图形、记号及数字记录被检者的视野中各个位点的光阈值及其与同年龄组正常眼的差别，从而给出视野的总丢失量和局限性缺损的范围与深度情况。自动视野计还有针对青光眼、黄斑病变、神经系统疾病的特殊检查程序，能自动监控被检者固视情况，并能对多次随诊的视野进行统计学分析，提示视野缺损是改善还是恶化。新型自动视野计也可进行动态视野检查。

正常人动态视野的平均值：上方 55°，下方 70°，鼻侧 60°，颞侧 90°。生理盲点的中心在注视点颞侧 15.5°，水平中线下 1.5°，其垂直径为 7.5°，横径为 5.5°。

3.Amsler 方格表

Amsler 方格表为 10cm×10cm 的黑底白线方格表，共有 400 个小方格，每方格长宽均为 5mm，线条均匀笔直，主要用于中心 10° 范围的视野检查。检查距离为 33cm，受检者注视方格图形的中心，观察线条是否扭曲，方格大小是否相等、是否清晰、是否有缺失或是否有阴影遮盖等。该方法在临床上对黄斑病变诊断价值较大。

（三）色觉检查

色觉主要反映视网膜视锥细胞辨别颜色的能力。色觉异常病因可分为先天性与后天性，先天性色觉异常与遗传有关，后天性色觉异常与某些眼病、颅脑病变、全身疾病及中毒有关。色觉障碍包括色盲和色弱，对颜色完全丧失辨别能力的称色盲，对颜色辨别能力减弱的称色弱。检查色觉最常见的方法有假同色图、排列试验和色觉镜检查。

1. 假同色图

假同色图又称色盲本。在同一彩图中既有相同亮度不同颜色的斑点组成的图形与数字，也有相同颜色不同亮度的斑点组成的图形与数字。正常人容易辨认，而色觉异常者不易辨认而作出错误的问答。检查应在自然光线下进行，色盲本与被检眼距离50cm，每个版面辨认时间不超过 5 秒，时间延长者为色弱。

2. 排列试验

在固定照明条件下，嘱患者将许多形状与大小一致但不同颜色的有色物体依次排列，依次将颜色最接近的物体排列在其后，根据其排列顺序是否正常判断色觉障碍程度与类型。通常应用 FM-100 色彩试验或 DY5 色盘试验。

3. 色觉镜

色觉镜是利用红光与绿光适当混合形成黄光的原理，根据被检者调配红光和绿光的比例来判断是否有色觉障碍及类型与程度。

（四）暗适应

当眼从明亮处进入暗处时，初期对周围物体辨认不清，经过一段时间后逐渐看清暗处物体，这种对光的敏感度逐渐增加，最终达到最佳状态的过程称为暗适应。暗适应检查可用于诊断和观察视网膜色素变性、维生素 A 缺乏等以色盲为主症的疾病。常用的检查方法有对比法与暗适应计检查。

1. 对比法

对比法即被检者与暗适应正常的检查者同时进入暗室，分别记录在暗室内停留多长时间才能辨别周围的物体，以此判断受检者的暗适应功能。

2. 暗适应计

常用的有 Goldmann-Weeker 计、Hartinger 计与计算机相连的暗适应计等。其主要性能是能定量地控制昏暗程度，即视觉环境的昏暗程度，测定并记录下视觉敏感度（并换算出其倒数）以及时间，通过这些参数绘出被检者的暗适应曲线。

（五）立体视觉

立体视觉又称深度觉，或空间视觉，即不仅能认识物体的平面形态，并能感知物体的立体形状及该物体与人眼的距离，或两个物体相对的远近关系。立体视觉一般须以双眼单视为基础。检查立体视觉可利用同视机或立体视觉检查图片，立体视锐度的正常值为 60 弧秒。

（六）对比敏感度

对比敏感度是用来估计受试者对在不同对比度条件下的大、中、小物体的视觉敏感性，代表受检者在一定范围内对视标大小的分辨能力。

将所测空间频率范围用对比敏感度作图称为对比敏感度函数，正常人对比敏感度函数呈钟形曲线，大约在 5 cpd（周 / 度）处敏感性最高，较高空间频率处敏感性快速下降，在低空间频率处下降较慢。

二、眼压检查

眼压指眼内容物对眼球壁的压力。眼压检查对青光眼及多种眼病的诊断具有重要意义。眼压检查包括眼压测定与眼压描计。

（一）眼压测定

1. 指测法

检查时嘱受检者眼球下转，检查者将双手示指尖置于一眼上睑板上缘的皮肤面，中指和无环指固定于前额作支撑，两指尖交替轻压眼球，借指尖的感觉来大致估计眼压的高低。记录时用"T_n"表示眼压正常，"T_{+1}"表示眼压轻度升高，"T_{+2}"表示中度升高，"T_{+3}"表示眼压极高；反之，"T_{-1}"表示眼压稍低，"T_{-2}"表示中度减低，"T_{-3}"表示重度减低。

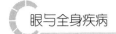

2. 眼压计测量法

1）修兹（Schiotz）眼压计

修兹眼压计属压陷式眼压计。修兹眼压计主要结构包括眼压计支架与砝码联结在一起的压针以及杠杆和指针，眼压的高低决定于角膜被压陷的深度。通过杠杆和指针，在刻度盘上指示出一定的读数，再从换算表上查得眼压的实际数值。检查前先在试盘上测试，指针应在刻度"0"处，否则应进行矫正。然后用 75% 乙醇溶液棉球消毒底盘待干。患者取低枕仰卧位，用 0.5% 丁卡因溶液滴眼 2 ～ 3 次表面麻醉，待角膜刺激症状消失，双眼自然睁开时测量。检查者位于受检者头顶端，嘱受检者注视正上方一指定目标，使角膜保持正中位。检查者用左手拇指和示指分开上、下眼睑并固定于上、下眶缘，右手持眼压计垂直放在角膜正中央，迅速读出指针的刻度读数。先用 5.5g 砝码，当读数小于 3 时，应更换 7.5g 砝码重测一次，如读数仍小于 3 时，则用 10g 砝码测量。记录方法：砝码重量 / 刻度读数 =mmHg（从换算表中查出）（1mmHg=0.133kPa）。例如：5.5/5=17.30mmHg。测量完毕，结膜囊滴入抗生素滴眼液以防感染。

正常眼压为 10 ～ 21mmHg。一般 24h 眼压波动不超过 8mmHg。

2）哥德曼眼压计

哥德曼眼压计属压平式眼压计。附装在裂隙灯显微镜上，其原理为用可变的重量压平一定面积的角膜，根据所需的重量与被检测角膜面积改变之间的关系判定眼压。眼球壁硬度和角膜弯曲度对测量结果影响较小，是目前准确性较可靠的眼压计。此外，还有手持式压平眼压计，其优点是不需要裂隙灯显微镜，受检者坐卧位均可测量。

3）非接触性眼压计

非接触性眼压计其原理是利用可控的空气脉冲作为压平的力量，使角膜压平到一定的面积，并记录角膜压平到某种程度的时间，再自动换算为眼压值。优点是避免眼压计接触所致的交叉感染及角膜擦伤，不需要表面麻醉，其缺点是所得数值可能偏低。

（二）眼压描计

眼压描计器主要包括电子眼压计及自动记录装置两部分。测量时将眼压计垂直放在角膜正中央，开启自动记录装置，持续测量 4min，自动记录仪可将眼压下降曲线记录下来。按照检查开始和结束时眼压计指针读数的差，可换算及房水流畅系数（C 值）、房水流量（F 值）和压畅比（Po/C）。

我国正常人 C 值为 0.19 ～ 0.65，如在 0.13 以内则为病理状态。压畅比 Po/C 正常值小于 100，大于 120 为病理状态。

（三）前房角镜检查

前房角的前壁起于角膜后弹力层的终点 Schwalbe 线，呈白色，继而成为小梁网，其外侧为巩膜静脉窦；前壁终点为巩膜突，呈白色；隐窝由睫状体前端，即睫状体带构成，呈黑色，后壁为虹膜根部。前房角的各种结构必须利用前房角镜，通过光线的折射（直接房角镜）或反射（间接房角镜）观察前房的各种结构。

判断前房角的宽窄和开闭对青光眼的诊断、分类、治疗及预防具有重要意义。中华眼科学会推荐用 Scheie 房角宽窄分类法，将房角分为宽、窄两型，窄型又分 4 级。宽角（W）为眼处于原位，即静态时，能看清房角全部结构；窄 I（N_I）静态下能看到部分睫状体带；窄 II（N_{II}）静态下能看到巩膜突；窄 III（N_{III}）静态下能看到前部小梁；窄 IV（N_{IV}）静态下能看到 Schwalbe 线。小梁被虹膜根部贴附粘连为房角关闭，否则为房角开放。此外，用前房角镜还能观察前房角的色素、异物及其他变化。

【眼科特殊检查】

一、视觉电生理检查

视觉电生理检查指通过视觉系统的生物电活动检测视功能，包括眼电图（electroculogram，EOG）、视网膜电流图（electroretinogram，ERG）及视觉诱发电位（visual evoked potential，VEP）。

（一）眼电图

眼球内外存在着电位差，在不加额外光刺激时，也有静息电位。眼电图就是使眼球以一定的角度转动，导致静息电位发生变化，在明适应和暗适应下记录静息电位的变化，测定变化中的峰值与谷值进行对比。由于光感受器细胞与视网膜色素上皮的接触及离子交换是产生 EOG 的前提，故 EOG 异常可以反映视网膜色素上皮病变、光感受器细胞疾病、中毒性视网膜疾病及脉络膜疾病。

（二）视网膜电流图（ERG）

利用光线刺激引起视网膜的电活动，形成动作电位。ERG 指在给予一定的光刺激时，利用角膜接触镜或金箔电极收集视网膜的电反应，分析电位的振幅与时程。ERG 又分为闪光视网膜电图（F-ERG）、图形视网膜电图（P-ERG）和多焦视网膜电图（mfERG）。

闪光视网膜电图（F-ERG）以闪光作为刺激，主要反映视神经节以前的视网膜细胞的状态；图形视网膜电图（P-ERG）以图形为刺激，主要反映视网膜神经节细胞层的状态。二者结合可反映视网膜各层细胞的功能状态；多焦视网膜电图（mfERG）是应用计算机 m 系列控制随离心度增加而增加的六边形陈列的刺激图形，可以得到视网膜视锥细胞反应密度分布图，对于发现黄斑区局灶性病变具有灵敏和直观的优点。

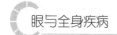

（三）视觉诱发电位（VEP）

视觉诱发电位是大脑皮质对视觉刺激发生反应的一簇电信号，可以反映视神经及其后视路的功能状态。根据刺激视网膜条件的不同，分为闪光视觉诱发电位（F-VEP）与图形视觉诱发电位（P-VEP）。图形视觉诱发电位是最常用的检查方法，因视皮质对图形刺激敏感，可用于黄斑病变、视路病变、青光眼、视中枢病变的诊断及客观视功能测定。

二、眼底血管造影

眼底血管造影分为荧光素眼底血管造影（fundus fluorescenc giography，FFA）和吲哚菁绿血管造影（indocyanine green angiography，ICGA），前者以荧光吲哚菁绿为造影剂，主要观察视网膜血管的循环情况；后者以吲哚菁绿为造影剂，可观察脉络膜血管的动态情况。二者对眼底病的诊断具有重要价值。

（一）荧光素眼底血管造影

FFA是利用装有滤光片的眼底照相机连续拍摄眼底照片，动态观察荧光素钠在视网膜及脉络膜充盈的时间和形态，以查明一般检眼镜检查所不能发现的微循环病变，主要应用于视网膜和脉络膜病变及前部视神经的检查。造影前应常规行血、尿及心电图检查，有严重高血压，心血管疾病，肝、肾功能不全者慎用，有药物过敏史者禁用。

1. 正常荧光像

荧光素钠从前臂静脉注射后，视网膜出现的荧光时间为臂-视网膜循环时间，通常为10～15s。造影荧光像分为五期，即动脉前期、动脉期、动静脉期、静脉期和晚期。由于黄斑区无血管，故背景荧光淡弱。

2. 异常荧光像

（1）强荧光

可由渗漏、透过增加和异常血管所引起。渗漏：可产生荧光积存，如囊样黄斑水肿、神经上皮脱离、色素上皮脱离等；也可产生荧光染色，如血管旁染色、玻璃疣、瘢痕等。透过增加：主要是色素上皮窗样缺损，见于萎缩或玻璃疣等。异常血管：视网膜新生血管常见于视网膜静脉阻塞缺血型、糖尿病性视网膜病变、视网膜静脉周围炎等；视网膜下新生血管常见于年龄相关性黄斑变性、中心性渗出性视网膜脉络膜病变；异常血管还可表现为微动脉瘤、侧支循环、血管迂曲扩张等。

（2）弱荧光

可由透过减低或充盈缺损引起。①透过减低：即遮蔽荧光可由色素、渗出物、水肿、出血等所致；②充盈缺损：可由视网膜动脉、静脉和毛细血管床的闭塞所引起。吲哚菁绿，也可由于视网膜下组织缺失和无灌注所引起。

（二）吲哚菁绿血管造影

ICGA 是根据吲哚菁绿结构和血液循环特点而发展起来的造影检查技术，以吲哚菁绿为造影剂，使用红外线作为激发光，可穿透视网膜色素上皮、较厚的出血和渗出物，清晰地显示脉络膜的血液循环状况，对于发现脉络膜或视网膜新生血管膜有重要价值。其在临床上主要用于年龄相关性黄斑变性、特发性 CNV、脉络膜肿瘤等病变的检查与诊断。

三、眼科影像学检查

（一）眼超声检查

超声检查是利用超声波的声能反射波形或图像，来反映人体结构和病理变化的物理诊断技术。常用的超声检查有 A 型超声、B 型超声、彩色多普勒成像（CDI）及超声生物显微镜（UBM）。

1.A 型超声

A 型超声扫描是将所探测组织的界面回声以波峰形式显示，按回声返回探头的时间顺序依次排列在基线上，构成与探测方向一致的一维图像，属于时间 - 振幅调制型，显示器的纵坐标显示反射回声的幅度，横坐标代表回声声源的距离或深度。根据回声显示的位置，回声幅度的高低、形状、多少和有无，可以提取受检者的病变和解剖的有关诊断信息。

临床应用主要为生物测量，如眼轴径线测定、人工晶状体屈光度计算、角膜厚度测量等，还可用于检查眼内肿瘤和异物、视网膜脱离、巩膜破裂和球后肿物等。

2.B 型超声

B 型超声通过扇形或线阵扫描，将组织的界面转为不同亮度的回声光点，由无数回声光点组成二维声学切面图像，为亮度调制型，在显示器上显示声束扫描平面内人体组织横断面图像，直接显示病变的大小、范围、部位、性质及与周围组织的关系。

临床应用主要检查眼内肿瘤、眼内异物、视网膜脱离、后巩膜病变等，也可用于眼眶病、测定球后占位性病变、眼肌肥厚改变等。

3.彩色多普勒成像

利用多普勒原理，将血流特征以彩色的形式叠加在 B 型灰阶图上，红色表示血流流向探头（常为动脉），蓝色表示血流背向探头（常为静脉）。

CDI 多用于眼球后段及眼眶部病变的诊断。检查时先用 B 型超声显示二维像，观察眼球及眼眶的一般情况；然后，启动彩色多普勒，调整入射角度，尽量使声束平行于血流方向，以显示所要检查的血流二维图，可以探测到眼动脉、睫状后动脉、视网膜中央动脉。

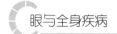

临床可用于视网膜中央动脉阻塞、视网膜中央静脉阻塞、前段缺血性视神经病变等血管性疾病的诊断，检测眼和眼眶部血流动力学情况。

4. 超声生物显微镜

UBM 是采用高频超声波，以显微镜分辨力对活体眼进行成像的超声影像新技术。UBM 以独特的高频转换器和 B 超装置联合使用为基础，能用于落在 4 ~ 5mm UBM 穿透范围的任何病理情况，图像分辨率可达到 20 ~ 60 μm，与光学显微镜的分辨水平相等。

临床主要用于眼前段检查，因其可清晰地显示虹膜、睫状体、晶状体赤道部和悬韧带、前房、后房、周边玻璃体、眼外肌止端等结构，可测量各种参数，故对青光眼、角膜病、巩膜病、虹膜睫状体病变、创伤性房角后退、眼前段肿瘤等病变的诊断具有重要价值。

（二）X 线检查

X 线为眼科常用检查诊断方法，对眼眶 X 线片要按一定的顺序逐项观察，如眶窝形状、眼眶容积、眼眶密度、眶壁、眶上裂、视神经孔及眶周围结构等。检查方法主要有眼眶平片、眼眶造影、泪道造影、异物定位等。

临床主要用于眼眶肿瘤、眼部创伤、眼内及眼眶金属异物等的诊断与鉴别诊断，尤其用于金属异物及其他高密度异物的定位。

（三）电子计算机体层扫描（CT）

CT 检查是将电子计算机技术用于 X 线断层摄影的检查方法，具有图像分辨率高、解剖关系层次清晰的特点，不仅可进行形态观察，还可做定量分析。

CT 检查的方法分为 CT 平片与增强 CT，前者指在不用影像加强剂的情况下检查，扫描平面分水平、冠状和矢状三个方向；后者指静脉注射含碘水溶液造影剂，可使病变密度增强。

CT 在临床上主要用于眼内肿瘤、眶内肿瘤、眼球突出、眼肌肥大、眼外伤眶骨骨折、眼内及眶内异物、骨及软组织损伤等病症的诊断，也可作为眼邻近组织（颅内、鼻旁窦）引起眼病的原因检查。

（四）磁共振成像（MRI）

MRI 是通过射频探测病变的检查方法，用于眼内、眶内及颅内病变的诊断。因其穿透力强，又能利用质子密度、质子流动情况以及 T_1、T_2 加权像等多种获得丰富的信息，故在发现病变、确定病变性质、判定病变位置以及与周围组织的关系上，其灵敏度优于 CT。

由于 MRI 可消除骨质的干扰与伪影，故特别适合检测各段视神经及与眼有关的脑神经病变的检测，亦常用于眶内与眼内肿瘤、炎性假瘤、血管瘤、眼外肌病变等。但是，MRI 检查部位不能有磁性植入物，禁忌使用 MRI 探测磁性异物及心脏起搏器。

（五）角膜地形图检查

角膜地形图是记录和分析角膜表面形态、曲率、折光特点的先进检查工具，其原理为：将角膜镜同心环在角膜表面投射的照片或录像输入计算机分析处理，可以给出整个角膜表面成百上千点的屈光度和曲率半径，形成彩色编码地形图。一般可将正常角膜地形图分为圆形、椭圆形、蝴蝶形和不规则形四种。角膜中心区屈光力为 43.2 ～ 43.7D。

临床主要用于角膜屈光力的测算和提供角膜屈光手术方案，监测术后角膜发生的变化；同时也可评估角膜接触镜的佩戴效果，定量分析角膜散光、圆锥角膜等角膜病变。

（六）光学相干断层扫描仪（OCT）

OCT 是一种分辨率高、成像速度快的非接触生物成像技术，其根据光学原理，以光扫描形式获得信息，经计算机处理，再加以图形或数字形式显示，即可提供视网膜横断面图像，同时测量视网膜及视网膜神经纤维层厚度，可获得类似活体组织病理学观察的结果。

临床主要用于眼后段检查，最常用于黄斑病变的诊断和追踪观察，如中心性浆液性视网膜脉络膜病变、年龄相关性黄斑变性、中心性渗出性视网膜脉络膜病变、黄斑囊样水肿等。其次，可用于青光眼的早期诊断，测量视网膜神经纤维层厚度，分析视盘的立体结构。此外，前段 OCT 功能类似 UBM，可清晰显示眼前段组织的结构与病理改变，测量角膜层厚度、前房深度、前房角结构、虹膜、睫状体和巩膜等。

（七）共焦激光眼底断层扫描仪（HRT）

HRT 即海德堡视网膜地形图，是用激光共焦显微摄像系统获得和分析眼后段的三维图像，可以定量描述眼底地形图并追踪其变化，对视盘及视神经各项参数进行检测，如视盘面积、视杯面积、盘沿面积、杯盘面积比、视网膜神经纤维层的厚度等。

临床上主要用于青光眼的早期诊断和视神经损害进展的监测。

（曹丛红）

第5章 眼科治法

《审视瑶函·点服之药各有不同问答论》中记载："病有内外，治各不同，内疾已成，外症若无，不必点之，点之无益，惟以服药内服治为主，若外有红丝赤脉，如系初发，不过微邪，邪退之后，又为余邪，点固可消，服药夹攻犹愈，倘内病始发，而不服药内治，只泥外点者，不惟徒劳无益，恐反激发其邪，……若内病既成，外症又见，必须内外并治，故宜点服俱行。"眼病的治疗方法是多种多样的，应根据病症情况选择不同的治疗方法，一般分内治和外治两大类，此外还常应用针灸、推拿及按摩等法。

一、内治

内治法指以口服、静注、肌注等方式进行干预疾病的方法，是一种需评估全身情况的综合性措施、强调整体观、以辨证为依据的治疗原则。

内治法广泛用于内外障眼病，尤其对某些内障眼病更具独到之处。本章从代表性的祛风清热、泻火解毒、利水渗湿、理血法、疏肝理气、补益、退翳明目等方法入手，将常用的内治法介绍如下。

1. 祛风清热法

本法以祛风清热为主，是外障眼病最常用的治疗方法之一，用以治疗风热为患的眼病。

适用于外感风热眼病，如病起突然，胞睑红肿，痒痛畏光，涕泪交加，白睛红赤，黑睛浅层生翳，瞳神缩小，目珠偏斜，眉骨疼痛。全身见恶风发热、头痛流涕、苔薄黄、脉浮数等风热表证。

常用方剂有银翘散、祛风散热饮子、羌活胜风汤、新制柴连汤、白薇丸、栀子胜奇散、防风通圣散等。

临床应用时，要仔细区分是风邪偏胜还是热邪偏胜。一般风重于热者，多选用羌活胜风汤等；若热重于风者，多选用祛风散热饮子等方；若风热并重者，多选用防风通圣散等方。祛风药多性燥，常可伤津液，不宜久用，阴虚者更要慎用。

2. 泻火解毒法

本法是以清除火热毒邪为主要作用，用于治疗火热所致的眼病的方法。

适用于湿热毒邪所致的眼病，如头目痛剧，畏光怕热，泪热浊稠，猝然失明，胞睑红肿,生疮溃烂,白睛混赤,黑睛溃陷,黄液上冲,瞳神缩小,或瞳神散大,眼内出血、渗出,目珠高突,转动受限等。全身见口干欲饮,便结溲黄,舌红苔黄,脉数等实热之象者。

常用方剂有龙胆泻肝汤、内疏黄连汤、导赤散、泻肺饮、清胃汤、黄连解毒汤等。

火热之证有肝火、胃火、肺火、心火、火毒等之分,选方用药时都应有所区别。肝火者用清肝泻火法,常选用龙胆泻肝汤、泻青丸等方;胃火者用清胃降火法,常选用清胃汤等方;肺火者用清肺泻火法,常选用泻肺饮等方;心火者用清心降火法,常选用竹叶泻经汤、导赤散等方;火毒炽盛者,用清热泻火解毒法,常选用黄连解毒汤等方。运用本法时,勿使用寒凉方剂过早、过多,中病即止,以免损脾碍胃伤正。

3. 利水祛湿法

本法是以祛除湿邪为主要作用,用以治疗湿浊上泛的眼病的方法。

本法适用于湿邪外侵或内生所引起的一切眼病,如胞睑水肿,痒痛湿烂,流泪胶黏,白睛污黄,黑睛雾状浑浊、色灰白,翳如虫蚀,神水浑浊,瞳神缩小或边缘如锯齿,视物模糊,视物变形,眼前黑影,眼底可见渗出、水肿等。全身见体倦身重,胸胁痞满,纳呆便溏,苔滑或厚腻等湿邪表现。

常用方剂有除湿汤、猪苓散、三仁汤、五苓散、抑阳酒连散等。

应用本法时,还应根据湿邪所在部位不同、合邪不同及湿邪所产生病理产物不同等,选用不同的方剂。如肝胆湿热者,宜选用龙胆泻肝汤等方;脾胃湿热者,常选用除湿汤等方;风湿夹热者,常选用抑阳酒连散等方;痰湿互结者,常选用涤痰汤等方。

利水祛湿药有耗液伤阴之弊,养阴药亦易留湿,治疗用药时应当酌情处理好养阴与祛湿的关系。

4. 理血法

本法是以活血化瘀或止血为主要作用,用于治疗血瘀于目和出血性眼病的治疗方法,主要包括止血法及活血化瘀法。

在处理眼内出血时,需结合眼部出血的特点:眼内出血无窍道直接排出,吸收消散难而易留瘀,瘀留则变症丛生;眼部组织脆弱而脉络丰富,因而易于再出血。在组方遣药时,应注意止血与化瘀的关系,避免因止血而留瘀、因化瘀而致再出血。

（1）止血法

本法是用具有止血作用的方药以终止眼内出血的治疗方法。

适用于一切出血性眼病的早期,如白睛溢血、血灌瞳神、视衣出血等。

常用方剂有宁血汤、生蒲黄汤、十灰散等。

导致出血的原因不同,止血的方法也有所差异。如血热妄行而出血者,宜清热凉血止血,常选用十灰散等方;虚火伤络而出血者,宜滋阴凉血止血,常选用宁血汤等方;气不摄血而出血者,宜益气摄血,常选用归脾汤等方;眼外伤者,宜止血祛瘀,常选用生蒲黄汤等方。

止血法仅用于眼病的出血阶段，若出血已止而无再出血的趋势，当逐渐转用活血化瘀治法，以促进瘀血的吸收。单纯固涩止血易致留瘀，故常于止血方中配伍活血化瘀之品，或可选用兼有活血作用的止血药物。

（2）活血化瘀法

本法是以消散瘀滞、改善血行为主要作用，是治疗眼部蓄血及瘀血证的方法。

适用于眼部蓄血及瘀血证，如眼部胀痛刺痛，红肿青紫，肿块结节，组织增生，眼内渗出、水肿、出血、缺血、血管痉挛或扩张或阻塞，眼底组织机化、萎缩、变性，眼外肌麻痹、创伤、术后、眼部固定性疼痛及舌有瘀斑等。

常用方剂有桃红四物汤、血府逐瘀汤、补阳还五汤、失笑散、归芍红花散、祛瘀汤等。

应用本法时，还应根据病因病机不同，选用不同的方剂。若为瘀血阻塞血络而致的眼内出血，常用桃红四物汤、失笑散、血府逐瘀汤等方；血瘀热壅者，常用归芍红花散等方；气虚血瘀者，常用补阳还五汤等方；撞击伤目、血灌瞳神者，常用祛瘀汤等方；血分郁热、血灌瞳神者，常选用大黄当归散等方。

本法不宜久用，久用易伤正气，尤其是破血药，祛瘀力量峻猛，气血虚弱者及孕妇忌用。

5. 疏肝理气法

本法是以改善或消除肝郁气滞为主要作用，用于治疗因肝气郁结而致气机不调的一切内外障眼病的方法。

适用于因肝气郁结而致气机不调的一切内外障眼病，如目系、视衣及其血管疾病、瞳神干缺、绿风内障、青风内障、视力疲劳等，尤其是眼底病恢复期及久病不愈者；还可用于眼目胀痛，视物昏蒙，或突然失明，视物变形，视物变色。全身见精神抑郁，或情绪紧张，或情志急躁，或忧愁善虑，或胸胁胀闷，乳房胀痛，不思饮食，月经不调等。

常用方剂有柴胡疏肝散、逍遥散、舒肝解郁益阴汤、丹栀逍遥散等。因久病多兼瘀，久病多虚，故解郁常配伍补益和活血祛瘀药。若肝郁血虚者，常选用逍遥散等方；气郁化火者，常用丹栀逍遥散等方。

6. 补益法

本法是以补养人体气、血、阴、阳为主要作用，用于治疗各种虚证眼病的治法。

（1）补益气血法

目得血而能视，气脱者目不明，神光赖其真气真血真精的滋养，方能明视万物，气血对于眼目至关重要，补益气血是中医眼科的重要治法。

适用于气血亏虚的眼病，如肝劳、上睑下垂、圆翳内障、青盲、视衣脱离、视瞻昏渺、视瞻有色、青风内障、高风内障等。全身可有神倦乏力、少气懒言、动辄汗出、面色少华、心慌心悸、爪甲淡白、舌淡脉虚等气血亏虚症状。

常用方剂有当归补血汤、益气聪明汤、参芪白术散、八珍汤等。

（2）补益肝肾法

本法是以具有补养肝肾作用的方药治疗肝肾亏虚眼病的方法。因肝血为养目之源，肾精为司明之本，故肝肾不足引起的眼病较为多见，此法在眼科应用较为广泛。

适用于肝肾不足导致的眼病，如肝劳、圆翳内障、青盲、视衣脱离、视瞻昏渺、视瞻有色、青风内障、高风内障等，还可用于目乏神光、视物昏花、眼前黑影、神光自现、冷泪常流、黑睛翳障修复期、眼内干涩、瞳色淡白、瞳神散大或干缺等。全身多伴头昏耳鸣，腰膝酸软，梦遗滑精，失眠健忘，舌淡少苔等。

常用方剂有杞菊地黄丸、三仁五子丸、驻景丸加减方、左归丸、左归饮、右归丸、右归饮、二至丸、金匮肾气丸等。

7.退翳明目法

本法是用具有消障退翳作用的方药，用于黑睛生翳，以促进翳障的消散、减少瘢痕形成的治疗方法。

常用方有拨云退翳丸、石决明散、菊花决明散肿、滋阴退翳汤、消翳汤等。

退翳之法须有次第，如黑睛病初起，星翳点点，红赤流泪，风热正盛，当以疏风清热为主，配伍少量退翳药；若风热渐减，则应逐渐过渡到退翳明目为主；病至后期，邪气已退，遗留翳障而正气已虚者，则须兼顾扶正，结合全身症状，酌加益气养血或补养肝肾之品。

黑睛属肝，故凡清肝、平肝、疏肝药物，多有退翳作用，可配伍应用。

二、外治法

外治法是运用具有祛风、清热、除湿、活血通络、祛瘀散结及退翳明目等各种不同作用的药物和手段，对眼病从外部进行治疗的方法。临床应用甚为广泛，常与内治法密切配合，尤其外障眼病更是如此。

眼科传统外治法种类很多，除用药物点滴、熏洗、敷、熨外，也重视钩、割、剜洗、烙、针等治疗方法。现代中医眼科不仅继承了传统的外治法，而且积极改进，有所发展。现将常用的外治法介绍如下。

（一）传统外治法

1.剜洗法

本法是以锋针或表面粗糙之器物轻刺或轻刮患眼病灶处的手术方法。本法具有直接对病灶施术而祛瘀泄毒的作用，还可以在刷洗后形成新鲜创面，使局部用药更易吸收而发挥作用等优点。本法适用于胞睑内面有瘀滞或粗糙颗粒的眼病，如椒疮、粟疮等。

方法是用 0.5% 丁卡因溶液表面麻醉后，翻转胞睑，通常用消毒的针头或海螵蛸棒轻刺或轻刮睑内粗大颗粒或淤积处，以出血为度，术毕用氯化钠注射液或抗生素眼

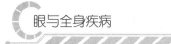

药水滴眼，冲出瘀血。

2.钩割法

本法是以钩针挽起病变组织，用刀或针割除的治法，也可用镊子夹起或穿线牵起，然后用剪刀剪除之。其主要用于切除胬肉、息肉及其他眼部赘生物。

3.熨烙法

本法是以药物熨敷及火针熨烙治疗眼病的方法。

熨即用药物加热，或掌心擦热，或用汤器放置患部熨目，或在患处来回移动以治疗眼病的方法，具有热敷及药物治疗的作用。熨时温度不宜过高，保护健康组织及眼珠，尤应防止灼伤黑睛。

烙即用一种特制的烙器或火针对患部进行熨烙，以达到止血之目的的治疗方法。其常于钩割后继用火烙以止血，同时预防病变复发，如胬肉攀睛手术时多用此法。

4.角巩膜割烙术

本法由古代割、烙法改进而成，主要用于治疗蚕蚀性角膜溃疡等，尤其是用其他疗法无效者。

手术方法：①置开睑器，距角膜缘后 2mm 处剪开溃疡方位的球结膜，剪开范围要超过病变范围两端 3～4mm。②去除巩膜上充血增厚的组织及角膜表面病变的组织，清除必须彻底，尤应注意剔除溃疡边缘及两端部分。③分离结膜与球筋膜，用血管钳夹持分离后的球筋膜为 5～6mm 剪除之。④残端用烙器灼烙，暴露巩膜区的出血点及血管，加以灼烙。灼烙不宜太过，以免导致巩膜组织坏死。⑤最后将结膜创缘后退并固定缝合于巩膜上，暴露巩膜区为 6～8mm。⑥手术毕，结膜囊涂抗生素眼膏，轻压包扎。

5.针法

1）三棱针法

本法是用三棱针刺破皮肤使其出血的治疗方法，又可分为开导法与挑刺法两种。

（1）开导法

开导法是用三棱针刺穴位部位的皮肤并放出少量血液的方法，故又可称放血法。此法有通经活络、泄热消肿的作用。适用于实证、热证，如治疗眼部红肿热痛或黑睛新翳者，常在耳尖、指尖等部位放血。

（2）挑刺法

挑刺法是用三棱针将一定部位反应点、皮肤红点或穴位部位的皮肤挑破，挤出黏液或血水即可。如治疗针眼（睑腺炎），用找出背脊部皮肤的红点而将其挑破的挑刺疗法。

2）金针拨内障法

金针拨内障法是中医眼科治疗圆翳内障的传统手术方法，又名针内障眼法、开内障眼法、开金针法、金针开内障等，早在《外台秘要》即有金篦决治青盲眼的记载，现代医家在其基础上，吸收西医手术的优点，曾创造了中西医结合的"白内障针拨套出术"。

（二）临床常用外治法

1.滴眼药法

本法是将药物直接点入眼部，以达到消红肿、止痛痒、除翳障、散大或缩小瞳孔的目的，适用于胞睑、白睛、两眦、黑睛部位的外障眼病，亦可用于瞳神紧小、圆翳内障、绿风内障等内障眼病。滴眼药时，必须严格掌握药物的适应证、用法、用量。常用剂型有眼药水、眼药粉与眼药膏三种。

1）滴眼药水

滴眼药水是将药物直接滴入眼之白睛的一种方法，也是外治法中最常用的给药途径。多用清热解毒、祛风活血、明目退翳的复方药物或单味药制成。适用于外障眼病、瞳神紧小、绿风内障、圆翳内障、眼外伤等。

使用方法：滴药时患者取卧位或坐位，头略后仰，眼向上看，操作者用手指或用棉签牵拉患者下睑，将其滴入结膜囊内，并将上睑稍提起使药水充盈于整个结膜囊内。嘱患者轻闭眼 2 ~ 3min。

注意：①勿将眼药直接滴在角膜上，因角膜感觉敏锐易引起反射性闭眼，将眼药挤出。②滴某些特殊性眼药水如阿托品眼液时，务必用棉球压迫泪囊区 3 ~ 5min，以免药物经泪道流入泪囊和鼻腔被吸收而引起中毒反应。③同时用 2 种以上眼药水者，滴药后须间隔 15min 左右再滴另一种眼药。④滴药时其滴管勿接触患者眼部及睫毛等，同时药物要定期更换、消毒，以免眼药水污染。

2）滴眼药粉

滴眼药粉是将眼药粉直接点于眼部或病灶处的方法，是古代眼科外治法的常用剂型给药方法。多用祛风解毒、收湿敛疮、活血化瘀、退翳明目等药物组方制成。适用于胞睑红肿、胬肉攀睛、火疳、黑睛翳障、瞳神紧小、圆翳内障等。

使用方法：以消毒的眼用玻璃棒头部沾湿氯化钠注射液，挑蘸适量药粉约半粒到一粒芝麻大小，医生用手指轻轻撑开上、下眼睑，将药物置于大眦处，嘱患者闭目片刻。若用于胬肉翳膜，也可将药物置于病变处。

注意一次用药不可太多，否则易引起刺激而带来不适，甚至发生红肿、刺痛、流泪等反应。同时注意玻璃棒头部要光滑，点时不能触及黑睛，尤其对黑睛有新翳者更要慎重。

2.涂眼药膏

本法是将眼药膏直接涂于眼的下穹隆结膜或眼睑局部的方法。膏剂具有保存及作用时间长，性能较稳定，便于携带、保管等优点，还有润滑和保护眼球的作用。宜于夜晚睡前使用，常与眼药水配合使用，互为补充，各有所长。其药物组成、适应证与

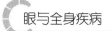

眼药水基本相同。

使用方法：用玻璃小棒挑适量眼膏涂于眼内下穹隆结膜或眼睑患处，若是管装眼药膏，可直接将眼膏涂于眼部，轻提上睑然后闭合，使眼药涂在结膜囊内分布均匀。

3. 熏洗法

熏法是将中药煎制后趁热气蒸腾上熏眼部以治疗眼病的方法。洗法是将中药煎液滤渣，取清液冲洗患眼的一种比较常用的治疗方法。洗液也可用氯化钠注射液等。一般多用先熏后洗，故称熏洗法。这种方法具有物理湿热敷及药物治疗的双重作用，能发散外邪，畅行气血，尚可通过不同的药物直接作用于眼部，达到疏通经络、退红消肿、收泪止痒等效果。适于内睑红肿、羞明涩痛、眵泪较多的外障眼病。

临床上根据不同病情选择适当的药物煎成药液，也可将内服药渣再次煎水作熏洗剂。要注意温度的高低，温度过低则不起作用，应重新加温。

洗眼时可用消毒棉签清洗或用洗眼壶盛药液进行冲洗。常用于眵多脓稠，胞睑粘连难开，化学物质残留眼表以及内外眼术前皮肤及结膜囊的清洁等。

需要注意的是，洗液必须过滤，以免药渣进入眼部，引起不适甚至刺伤。眼部有新鲜出血或患有恶疮者忌用本法。

4. 敷法

敷法是用药物敷、冷敷、热敷治疗眼病的方法，具有消肿止痛、活血散结、清凉止血等效用。临床上根据病情需要，分别采用不同的敷法。

（1）药物敷

是用药物捣烂或中成药外敷患眼以治疗眼病的一种方法。如用鲜地黄、白萝卜、芙蓉花或叶或根皮捣烂外敷，具有止血止痛、消肿散瘀的作用，常用于眼部挫伤的发绀、肿胀疼痛；也可用清热解毒、消痈散结、活血止痛等药物，研细末后加入赋形剂等调成糊状，先涂眼药膏于眼内，然后将外敷药置于消毒纱布上敷眼。此多用于外眼炎症，尤其是化脓性炎症。

如用干药粉调成糊状敷眼时，注意保持湿润为度，必须做到药物清洁无变质，无刺激性，无毒性，同时注意切勿掉入眼内，以免损伤眼珠。

（2）热敷

热敷分湿热敷和干热敷两种方法。

湿热敷是用药液或热水浸湿纱布趁热敷眼以治疗眼病的一种方法，也可用湿毛巾包热水袋外敷。热敷时注意温度适宜。用于眼睑疖肿、黑睛生翳、火疳、瞳神紧小、眼外伤 48h 被称为特应性个体。

干热敷是常用热水袋或胶塞玻璃瓶装热水，垫 2 ~ 3 层干纱布垫，敷于眼睑上，每日 2 ~ 3 次，每次 20min。其适于湿热敷疗法的眼疾，也适用于干热敷疗法。有新鲜出血及化脓性病灶者不宜热敷。

5.冲洗法

（1）结膜囊冲洗法

用以冲洗出结膜囊内分泌物、异物和化学物质等的一种常用治疗技术，适于眵泪较多的胞睑、白睛疾患、结膜囊异物、术前准备及眼化学伤急救等。患者取坐位，头稍后仰，受水器紧贴颊部。若取卧位，令头稍偏向患侧眼，受水器紧贴耳前皮肤。轻拉眼睑，进行冲洗，同时令患者睁眼及转动眼球，以扩大冲洗范围。对分泌物较多或结膜囊异物多者，需翻转上下眼睑，暴露睑内面及穹隆部结膜，彻底冲洗。冲洗完毕，用消毒纱布擦干眼外部，除去受水器。若为传染性眼病，应注意防止污染和冲洗液溅入健眼。

（2）泪道冲洗法

是用生理盐水或药液冲洗泪道，以探测泪道是否通畅及清除泪囊中积存分泌物的一种常用方法，适于溢泪、泪囊炎等的治疗和诊断，或作为内眼术前的常规准备。冲洗泪道时，患者取仰卧位或坐位，用消毒棉签蘸 0.5% 丁卡因溶液置于上下泪点之间，令患者闭眼 3 ~ 5min，以麻醉泪道黏膜。患者自持受水器紧贴洗侧颊部，操作者右手持已吸有冲洗液的注射器，左手拉开下睑，将冲洗针头垂直插入下泪点，深 1.5 ~ 2mm，后向鼻侧转 90° 呈水平位，沿睑缘缓慢向鼻侧推进，待进针 3 ~ 5mm 时缓慢注入冲洗液。

6.眼科手术疗法

在显微手术器械的配合下，眼科手术的范围、精确度、成功率等都发生了质的飞跃。近期的科技发展也推动了眼科手术的进步，如新材料使眼内镜片、人工晶状体、人工角膜、义眼等应运而生；黏弹剂、硅油、重水、惰性气体等推动了内眼手术的发展；利用超声、激光技术，为眼科手术带来了重大突破。近年来开展的羊膜移植术、玻璃体视网膜手术、引流阀植入术等方法，更为眼科手术注入新的活力。

7.眼科激光

（1）激光的特点

激光释放的光是一种波长具有单色性、方向性、相干性、极化性的光。这些特点使其通过屈光系统聚焦为一个点。

（2）激光的生物学效应

激光作用于眼部组织并被吸收后，眼组织会发生一系列变化，称为"激光的生物学效应"，主要包括光致热效应、光致化学效应、光致强电场作用和光致压强作用。通过这些作用，可使光能变为热能，引起组织温度升高，使组织发生改变而起到治疗作用。

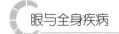

（3）激光的治疗原理

激光的治疗原理为当眼部组织吸收足够的特定波长的激光能量后，主要发生的改变是组织凝固或透切。

（4）激光凝固原理

激光凝固原理为激光能量大部分透过眼屈光间质被眼部色素组织、氧化血红蛋白等组织吸收，并转化为热能或化学能，使受照处组织致伤直至凝固，形成组织的机化和粘连。临床上就是利用这种凝固、粘连作用，在封闭视网膜裂孔和封闭病变的血管等方面进行应用。

（5）连续激光的汽化、切割、打孔原理

激光的热效应、化学效应或激光的压强作用、高电场作用可致组织汽化。对组织的面状烧灼是汽化，线状烧灼是切割，点状烧灼是打孔。造成汽化的原因主要是光致热作用，但光制化学分解也可切开组织，而眼科治疗时用的透切更主要的是由压强作用或激光的高电场击穿所致。

（6）脉冲激光透切原理

氩激光的热效应、钕－YAG激光的压强作用和强电场作用，可致生物组织的透切。

（7）爆破激光切割原理

激光爆破可形成空穴，移动的、连续的爆破可在透明组织中的任何部位产生切割面，如用飞秒激光进行眼组织切割，几乎没有热传递，在光程中没有组织的损伤。

（8）激光在眼科的临床应用

① YAG激光在眼科的临床应用

YAG激光中的高能短脉冲波Nd－YAG激光，即Q开关Nd－YAG和锁模激光是离子效应激光，利用等离子体的微小爆炸效应，发生微小爆炸，爆炸和冲击波的机械作用使得组织破坏裂解，出现裂隙或小而深的孔，临床常用于治疗各类膜性白内障、虹膜切除。

②氩和倍频532激光

通过全视网膜激光光凝术可大面积破坏毛细血管闭塞的视网膜缺氧区域，使血流集中供给黄斑部，维持黄斑视功能，抑制新生血管生长因子的合成和释放。其可减少血管的渗漏，促进视网膜水肿和出血的吸收，防止和治疗新生血管性青光眼。

③小梁成形术

氩激光小梁成形术降低眼压的机制可能有两种：一是激光斑点烧灼处瘢痕收缩，牵拉开已经关闭的小梁网，使正常的引流功能恢复；二是因小梁细胞的激活，使正常的小梁网引流功能得以维持。氩激光小梁成形术的疗效有随时间推移而下降的趋势。低能量的532nm激光则是短的脉冲的非热激光治疗，选择性地作用于含有色素的小梁细胞，可重复治疗，不会引起进一步的损伤。

④多波长激光

多波长指同一激光器可发出多种激光以便于临床治疗，如氪离子和某些半导体激光器，可产生红光（647nm）、黄光（568nm）、绿光（521nm）、黄绿光（568nm、521nm）。绿光主要用于视网膜血管病变、糖尿病性视网膜病变、中心性浆液性脉络膜视网膜病变及其他渗漏性病变、视网膜裂孔、变性、青光眼等；黄光用于黄斑部光凝、屈光介质浑浊下的视网膜病变；红光用于视网膜下新生血管病变、脉络膜病变、屈光介质浑浊及眼底出血时的视网膜激光光凝。

⑤飞秒激光

飞秒激光是一种近红外光，波长1053nm，以脉冲形式运转，持续时间只有几个飞秒，能精确聚焦在屈光间质的任何位置，在角膜进行激光制瓣的 LASIK 术，误差降到了 10μm 以下，还可行角膜基质透镜切除的"全飞秒"角膜屈光手术及飞秒角膜移植术。临床现已开展飞秒微创透镜取出术，实现角膜屈光手术微创化；也可进行白内障术中的角膜切口制作、前囊膜切开、晶状体分割等。

三、眼科针灸

眼与经络关系密切，眼与脏腑之间的有机联系靠经络为之贯通，眼病的发生发展无不与脏腑经络失调有关。眼科针灸疗法指通过刺激特定的穴位，疏通经络，调和气血阴阳，使正复邪退，以退赤消肿、止痛止泪、治障明目，从而达到治疗眼病的目的。现将眼科常用针灸疗法介绍如下。

1. 体针疗法

体针疗法是用毫针在人体经络穴位上针刺，以治疗眼病的方法。取穴原则：以脏腑经络的生理、病理为理论基础，辨证选穴，以眼局部取穴与远端取穴相结合，辨证施针。因眼球结构精微，血络丰富，针刺眼周穴位，手法宜轻而准，进针不宜太深，一般不提插捻转，掌握适当角度，针刺睛明穴时应避开内眦部血管，进针球后穴时勿伤及眼球，取针时应适当按压，避免出血等。

2. 耳针疗法

耳针疗法是用毫针或皮内针在耳穴、耳部压痛点进行针刺，以治疗疾病。据全息疗法，耳部穴位与全身脏腑有一定的对应关系，呈倒置的胎儿，如与面颊相应的穴位在耳垂部位，与上肢对应的穴位在耳舟等。取穴时，可通过观、压、揉、触等方法寻找敏感点以辨证取穴，取穴宜少而精。

3. 梅花针疗法

梅花针疗法是通过叩打体表一定部位、腧穴等，经由皮肤–孙脉–络脉和经脉通络，起到调整脏腑虚实，运行气血，通经活络，促使功能恢复的作用，常用于眼底病的治疗。

4.头皮针疗法

头皮针疗法又名头针疗法、颅针疗法，是将中医针刺与现代医学关于大脑皮质功能定位的理论相结合，以针刺头皮上特定穴位的区线来治疗疾病的方法，以此对脑源性疾病具有特殊疗效，眼科常用于视神经萎缩等眼底病的治疗。

5.三棱针疗法

三棱针疗法是用三棱针刺破一定穴位或浅表血络，放出少量血液，达到治病祛邪的目的，主要用于外障眼病属实证者。

6.腧穴注射疗法

腧穴注射疗法是在人体一定部位或穴位中注入某种药物，通过针刺和药液的双重作用以治疗疾病的方法，又称"水针疗法"，常用于眼底病。

针灸治疗眼病，适应范围广，尤其在止痛和提高视力方面尤著。针灸治疗眼病的优势病种为视神经炎、视神经萎缩、视网膜色素变性、缺血性视神经病变、视疲劳、眼干燥症、眼睑痉挛、眼肌麻痹、调节性近视、上睑下垂等眼病。

（曹丛红）

下篇 各论

第6章　眼与内科疾病

目前，高血压是世界上导致死亡的第四大原因，有 6% 的人因该病而死亡。高血压是全身动脉压持续病理性上升及外周阻力增高，可导致脑、心、肾和眼血管并发症的全身性疾病。虽已发现多种可以产生高血压的原因，但 90% 的致病因素仍不明。

当全身动脉压升高时，视网膜血管会自动调节，其结果表现为视网膜血管局部和一致性收缩。长期高血压可使血 - 视网膜屏障破坏，血浆、红细胞渗出血管外，产生视网膜水肿、出血，视网膜内脂质渗出，严重时可有黄斑星芒状渗出。高血压还可导致视网膜小血管及毛细血管的闭塞，视网膜缺血、缺氧，出现棉絮斑。

在多数病例中，高血压改变并不足以产生视网膜内外屏障的破坏。急进型高血压可致脉络膜小动脉纤维样坏死，继而视网膜外屏障破坏，少数可有渗出性视网膜脱离。严重者视神经亦被波及，出现高血压性视神经病变。在肾性高血压肾性病程的损害下，视网膜动脉最终不可避免地会发生硬化。

第1节　动脉硬化的眼底改变

视网膜血管是唯一在活体内可方便直接观察并能分辨动静脉的血管，其管径为 63 ~ 134 μm。在组织学上，视网膜中央动脉在视神经乳头内及邻近的大分支主干有连续的肌肉层，管径不小于 125 μm 者，称为动脉（artery），其他视网膜动脉则为小动脉（arteriole）。任何导致动脉和小动脉硬化的全身病都可累及视网膜血管，如高血压、糖尿病等，并且在视网膜上出现相当典型的特征性病变。眼底所见对某些全身性疾病的诊断、处理及预后等方面，可提供客观依据。

动脉硬化为病理解剖学名称，泛指动脉的非炎性、退行性与增生性的病变，其共同特征是动脉内膜或中层膜组织增生、管壁增厚、僵硬，最后管径缩小，失去弹性。常见动脉硬化可分为三种类型，即动脉粥样硬化、小动脉硬化及动脉中层硬化。其中，以动脉粥样硬化最为常见。

一、动脉粥样硬化

动脉粥样硬化（atherosclerosis）为发生在中血管与大血管的内膜的类脂沉着，多伴有钙化与纤维化，多见于中老年人，大多数在 40 岁以上，但也有青壮年发生者。

相当多的中老年人因动脉粥样硬化而引起严重疾病，如冠心病、脑血管病等。因此，动脉粥样硬化是老年人死亡的主要原因之一。动脉粥样硬化病变发展比较缓慢，起始为充满脂质的细胞聚积于内皮和弹力层之间，纤维组织逐渐增生，内膜增厚形成黄色隆起的斑块，即粥样斑块。病变向内突入管腔使其狭窄，向外可侵犯中层，破坏肌纤维和弹力层，并可发生玻璃样变性及坏死，以后可发生钙化甚至骨化。粥样斑块可脱落形成溃疡，其粗糙面易于血栓形成。加上管腔已有狭窄，最后可致血管阻塞。

动脉粥样硬化在全身血管的分布，通常为不规则的斑块状，一处动脉病变很重，而其他处动脉可以不受影响或受影响较轻。一般眼部动脉受侵相对少，全身其他部位如主动脉，冠状动脉和脑动脉则常受累及。有时主动脉、冠状动脉和脑动脉粥样硬化已经很重，而视网膜动脉还可大致正常。在眼底，动脉粥样硬化可发生于视网膜动脉及睫状动脉，常为视网膜血管栓塞的前奏。脉络膜动脉粥样硬化的动脉阻塞是视网膜外层缺血的原因之一。

（一）眼底所见

眼底发生动脉粥样硬化的部位主要位于视神经内与视网膜血管主干或大分支主干上。由于部位不同，所致眼底表现略有差异。

1. 位于视神经内的视网膜中央动脉

视网膜中央动脉穿过巩膜筛板处，是动脉粥样硬化的多发部位。在老年人眼底，表现为动脉细且直，分支呈锐角，可能因为病变处动脉管径狭窄，流入眼内血流减少，故动脉显细。同时由于粥样化斑块的纤维化产生纵行的向心性收缩，将视网膜动脉牵向视乳头，故动脉走行平直，分支呈锐角。

2. 位于视网膜上的动脉

粥样化斑块主要分布在视乳头附近视网膜动脉主干上。早期只有管径不规则，有局限性变细，有时不易发现。当粥样化斑块发生纤维化后，在动脉局限性狭窄处出现白色浑浊斑点，严重时出现白鞘，甚至血管呈白线状，但其远端仍可见血柱，表示管腔只是部分阻塞。当病情严重时，可发生完全阻塞。

（二）并发症

当视神经内中央动脉或邻近视乳头的主干分支动脉发生粥样硬化时，硬化的动脉压迫静脉使其血流减少，甚至迟滞，可导致邻近的视网膜中央静脉或分支静脉阻塞。这是中年以上视网膜分支静脉血液循环障碍的一个重要原因。若粥样硬化阻塞侵犯视神经内动脉小分支，则可产生缺血性视乳头病变。其眼底表现为视乳头轻度水肿合并少许出血斑。

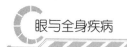

二、老年性动脉硬化

老年性动脉硬化（senile arteriosclerosis），普遍发生于 50 ~ 60 岁以上的老年人，是侵犯全身动脉系统的退行性、弥漫性动脉硬化，在动脉管壁中层弹力层和肌层发生玻璃样变性和纤维样变性。由于动脉失去弹性，可导致收缩压升高，而舒张压正常。由于血管壁脆弱，当血压升高时可破裂出血。

（一）眼底所见

老年性动脉硬化的眼底，一般表现为视网膜动脉普遍变细，走行平直，分支呈锐角。若合并原发性高血压，当血压升高（收缩压 200mmHg 或舒张压 95 ~ 110mmHg）时，动脉已有纤维样变性的部分不能强烈收缩甚至被动扩张，表现为血管扩张、迂曲，颜色较红。无纤维样变性尚能收缩的部分则表现为管径狭窄，反光增宽，颜色较淡，并可有动静脉交叉征。当动脉纤维样变性加重，被动扩张的部分增多，眼底血管颜色较红及迂曲的也增多。退行性硬化合并持续高血压时，眼底可有一些出血斑、硬性渗出，但无视网膜水肿，也无恶性高血压的视乳头水肿。

三、弥漫性小动脉硬化

弥漫性小动脉硬化（diffuse arteriosclerosis）是发生在高血压患者全身性的小动脉硬化。长期高血压致小动脉内膜弹力纤维增加、肌层被胶原纤维代替及内膜下玻璃样变性。随着管壁增厚，透明度减低，光反射增宽，甚至如同铜丝样，称为铜丝状动脉。若病情再发展，动脉管壁更增厚，管腔更狭窄，可表现为银丝状动脉。目前，由于高血压患者的病情一般能够得到较好的控制，故铜丝状动脉已不多见，银丝状动脉更少见。在视网膜动脉硬化过程中，动脉静脉交叉处可出现不同程度的交叉征（详见本章第二节）。

（一）并发症

严重的全身性动脉硬化可并发视网膜动脉或静脉血管阻塞。北京协和医院眼科在 1000 例高血压患者的眼底观察中，有 4 例发生过视网膜动脉分支阻塞，25 例为视网膜静脉主干与分支阻塞，2 例为视网膜动脉主干与静脉主干阻塞。

四、再生性动脉内膜增生

当器官发生萎缩时，由于废用和萎缩，其内任何大小的动脉血流需要量减少，动脉内膜日渐增厚，最后管腔变窄，甚至阻塞。眼底的一些疾病，如视神经萎缩、晚期青光眼及原发性视网膜色素变性等，眼底所见为视网膜动脉普遍变细窄，透明度减低，类似退行性动脉硬化，但没有交叉征出现。

（王佳娣）

第2节 原发性高血压的眼底改变

正常人血压随着年龄变化而有一定的波动幅度，判断高血压的标准，1999年世界卫生组织（WHO）建议：成人收缩压 ≥ 18.7kPa（140mmHg），或舒张压 ≥ 12.0kPa（90mmHg）。根据我国目前的标准，成人诊室血压三次超过18.7/12.0kPa（140/90mmHg）且这三次血压测量不在同一天内定为高血压。

高血压分为原发性与继发性两大类。其中，约80%～90%的高血压属原发性高血压，是至今病因尚未完全明了的以血压升高为主要临床表现的一种疾病。一般认为高级神经中枢失调、肾缺血、内分泌系统、交感神经及电解质等因素参与了发病过程，最后使全身小动脉收缩或张力过强，周围阻力增高，引起血压升高。继发性高血压只是某些疾病的症状之一，可为暂时性或为持久性，如肾脏疾病、妊娠高血压病、肾上腺嗜铬细胞瘤等。不论哪种高血压，其眼底改变主要由视网膜动脉收缩所致，与血压升高尤其是舒张压持续性升高的程度、急缓和时限有关。

在原发性高血压的早期，血压波动超过正常，安静休息后可恢复正常。随着疾病进展，血压波动越来越大，并逐渐升高，以后则固定于较高水平，如无治疗不复下降。在原发性高血压早期，身体各部位小动脉最初正常或为轻度功能性收缩，随着血压的长期持续增高可引起小动脉硬化。

在高血压的早期，眼底可表现为正常，此时患者的血管系统多不稳定，可仅有内脏的小动脉功能性收缩而其他部位小动脉无改变，但也可能只限于毛细血管前的小动脉收缩，或可见的视网膜收缩较轻，检眼镜下不易发现。

一、视网膜动脉狭窄

在高血压发病的一段时间内，眼底表现动脉狭窄（arteriolar narrowing）。起先只是功能性收缩或张力过强，除管腔狭窄外，管壁尚无组织学的改变，以后随着病程及病情发展可发生动脉硬化。

（一）眼底所见

1. 视网膜动脉普遍狭窄

视网膜动脉普遍狭窄（diffuse arteriolar narrowing）指整个视网膜动脉均匀变细，使动静脉相符分支的比例由正常2：3减少为1：2、1：3或1：4。当动脉高度收缩时，甚至难以辨认动脉的血柱，动脉反光亦变窄。

2. 视网膜动脉局部狭窄

即痉挛（spasm）只在视网膜动脉的某小段、局部管径狭窄，反光也窄，称为痉挛。

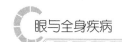

管壁表现为对称性缩窄，如同玻璃管在烧热后被拉长时的外观。视网膜动脉痉挛为血压急骤升高的反应，多为暂时性的功能性收缩。痉挛的程度和部位可有改变。当血压正常后，动脉管径也恢复正常。若高血压持续不下降，痉挛长期不缓解，持续的局部狭窄处管壁水肿或有局限纤维化，即成为视网膜动脉硬化。

二、高血压性视网膜动脉硬化

高血压性视网膜动脉硬化（hypertensive arteriosclerosis）是长期高血压所致小动脉管壁病变。管壁中层即内膜下有玻璃样变性，弹性纤维组织增生、肥厚，形成多个向心层。肌肉层被胶原纤维代替，内膜也因玻璃样变性而弥漫性增厚。无高血压的正常老年人也可有类似的改变，称老年性动脉硬化（senile or involutional arteriosclerosis），但这种改变因高血压而加重。随着病程进展，中层、肌膜也发生玻璃样变性，以致管径狭窄，严重者还可发生阻塞。视网膜动脉硬化是肾性高血压，特别是舒张压持续增高所致的器质性病变，形成后不再消退，是有利于诊断高血压的眼征。

（一）眼底所见

无论是原发性或继发性高血压所致的视网膜动脉硬化，都有共同的眼底表现。

1.视网膜动脉反光增宽及血柱颜色变浅

正常视网膜血管壁透明，只有血柱表示管腔的红色血柱如一条红线。从管壁凸面反射照入的光，如同来自血柱的中央，即正常中心光反射。正常视网膜动脉反光的宽度约为动脉管径的1/4。当动脉硬化、管壁增厚时，光反射增宽且亮度增强。这是由于动脉中层增厚和玻璃样变性，管壁屈光指数增加所致。当动脉反光增宽到占管径的大部时，就形成如同铜丝表面的反光，同时，由于硬化时管壁透明度减低，血柱由正常的红色变为黄红色，形容如铜丝动脉（copper wire）。如病情继续进展，动脉管壁更增厚且管壁更不透明，管腔更狭窄，血管内完全见不到血柱，只见一条白色如银丝（silver wire），但荧光素眼底血管造影时，银丝动脉还可能有灌注。

必须注意的是，传统认为视网膜动脉中心反光与动脉管壁硬化有关，但诊断高血压性视网膜动脉硬化不单凭视网膜动脉反光增宽这一表现，还必须结合下述其他表现。因为部分正常老年人的视网膜动脉反光也可增宽。有些血管炎或血管阻塞后管壁纤维化，由于管壁的病理改变可不均匀，反光也不规则，有的血管也可呈白线。

2.动静脉交叉征

动脉硬化增厚的管壁也改变动静脉交叉处的外观。在交叉处，小动脉与小静脉共一外膜（adventitial sheath）。动脉硬化与血管周围胶质增殖形成对静脉的压力并使其管腔缩小，形成动静脉压迫现象，即动静脉交叉征（arteriovenous nicking）。视网膜动静脉交叉处的改变是视网膜动脉硬化可靠的特征，可肯定动静脉交叉征与心脏的扩大明显相关。在一组连续 10 年的随访中发现，当视网膜动静脉交叉征只是轻度时，心脏无扩大；10 年后交叉征呈中度表现，心脏也有明显扩大。动静脉交叉征在眼底的表现有下列几方面。

（1）静脉被隐蔽

视网膜动脉交叉处的多数动脉位于静脉的表面，正常人因为动脉管壁是透明的，在动脉血柱两侧能看到静脉血柱。当动脉硬化时，动脉管壁的透明度减低，使动脉两侧的静脉血柱似被一层薄纱遮盖。早期仍可透见静脉血柱，只是颜色变浅淡。当硬化加重时，动脉两侧的静脉血柱完全看不见，似被隔断。偶尔在眼底中，视网膜动脉静脉有一小段紧密相伴，并排而不交叉。由于同样的解剖原因，静脉血柱在动脉侧被隐蔽，使静脉变窄，似与相伴行的动脉之间有一条空隙。

（2）静脉变尖

动脉两侧的静脉血柱逐渐变细变尖，尖端朝向动脉。由于正常动静脉交叉处有共同的外膜，静脉的内皮紧邻动脉的中层，当动脉硬化时，硬化的改变延伸至静脉，使静脉壁在交叉处增厚且不透明，因而血柱变窄、变尖，严重时，交叉处动脉两侧的静脉血柱完全看不见。

（3）静脉在交叉处远端肿胀

因在交叉处有共同的外膜，当动脉硬化加重，管壁增厚压迫静脉，血液回流受阻，以致在交叉远端呈现扩张肿胀，近端变细。如压迫现象进一步加重后，可使该支静脉回流完全受阻。

（4）静脉偏向

当动脉硬化时，在较小静脉与动脉交叉处常向周边或向视乳头侧弯曲。在大支动静脉交叉处，静脉呈 "S" 形或 "Z" 形弯曲，可能因为在交叉处共同外膜将两者固定在一起，当动脉硬化管壁增生时，变厚的同时也变长，因此静脉被伸长的动脉牵引移位。而当血管外鞘硬化收缩时可将静脉向视乳头侧牵拉，有时静脉被压向深层弯曲，表现出向下的偏向，表面被一层视网膜组织遮挡，使交叉处动脉两侧的静脉血柱变淡反光消失。

上述为交叉征的常见表现，在交叉处静脉隐蔽和压迫现象称为 Gunn 征，交叉处静脉隐蔽并有偏向称为 Salus 征。偶尔，动静脉交叉处静脉位于动脉之上，呈驼峰状隆起。当动脉硬化时，驼峰处静脉因交叉处共同外膜硬化增厚，使静脉管腔狭窄，当动脉硬化加重，静脉受压现象明显，在驼峰近视乳头侧静脉变细，远端侧相对肿胀，使跨越动脉的静脉移位。正常时，静脉跨越动脉成一锐角，而当动脉硬化时，静脉在跨越动脉时形成钝角，有时还形成直角。应注意，有的正常人在视乳头附近约 1 ~ 2PD 处有较多鞘纤维，在动静脉交叉处静脉血柱可被遮蔽，似被压向深部。故观察动静脉交叉征时，以远于视乳头 2PD 的交叉处具有较肯定的意义。若在视乳头附近的交叉处，除

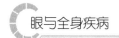

静脉隐蔽、偏向外还有远端肿胀，仍可视为肯定的交叉征。当血压暂时升高，动脉高度充盈，视网膜稍水肿，动静脉交叉处静脉似有轻度受压现象，待血压下降，交叉处可恢复原状。但长期高血压所致的交叉征是积累性变化，即使血压下降也不可逆转，因而是诊断高血压导致动脉硬化有力的客观体征。在老年人中，视网膜微血管异常可反映出高血压的严重程度和时限。

3. 视网膜动脉狭窄

由于动脉硬化，管壁增厚而且狭窄。若合并痉挛，动脉狭窄则不规则。高血压性痉挛性收缩、高血压动脉硬化及老年动脉硬化都有动脉狭窄，但光反射及交叉征可供鉴别（表6-2-1）。

表6-2-1 视网膜动脉狭窄的眼底表现

眼底变化	光反射	交叉征	可恢复性
痉挛性收缩	对称性窄，持续久后增宽	−	±
粥样硬化	不规则增宽	±	−
高血压动脉硬化	增宽可如铜丝	+	−
老年动脉硬化	纤维化处宽，无硬化处窄	±	−

4. 血管迂曲

由于视网膜动脉硬化时，管壁不仅增厚且增长，故动脉较迂曲，黄斑区小分支呈螺旋状迂曲。但也有先天性视网膜血管迂曲者，故不能仅以血管迂曲作为视网膜动脉硬化的依据。

5. 血管白鞘

当视网膜动脉硬化严重，管壁增厚，血管旁出现白鞘，可发生在动静脉交叉处或视神经乳头附近。非高血压所特有的表现，血管白鞘亦可发生于其他眼底病之后。

根据临床观察，诊断视网膜动脉硬化，较易辨认和可靠的眼底改变为动静脉交叉征和动脉反光增宽。其改变的程度可分为轻、中、重三级，分级标准（表6-2-2）。在同一眼底，视网膜动脉反光及交叉征的程度并不一致，各支动脉的表现亦可有差异，视网膜动脉硬化的等级以多数表现的程度为依据。传统认为视网膜动脉中心反光与动脉管壁硬化有关。对于内科来说，眼底检查在高血压、动脉硬化的诊断和处理方面均能提供有意义的客观依据。近来科学仪器日新月异，用计算机微密度计进行眼底照相，适时客观地测量视网膜动脉和静脉血柱直径和中心反光；有学者对10例39～56岁原发性高血压患者经过3个月中等降低舒张压和收缩压的抗高血压治疗后，发现中心反光密度有意义地降低（38.6%），血柱宽度增加（2.8%）。超声波测量颈动脉内膜中层增厚，认为是一项预测周身动脉硬化的早期指标。也有学者认为，视网膜动脉粥样硬化改变可作为心脏冠状动脉病变的预告。将老年人视网膜小动脉异常和视网膜病变视为全身高血压血管状态的窗口，可反映出全身高血压的严重程度和时限。

表 6-2-2　高血压性视网膜动脉硬化分级

硬化程度	轻度	中度	重度
动脉反光	轻度增宽	铜丝状	银丝状
动静脉交叉征	近交叉处静脉可见度减低，稍细	近交叉处静脉变尖，几乎被遮断，远端轻度肿胀	交叉处静脉变尖，完全被遮断，并有偏向

三、高血压性视网膜病变

当血压升高，视网膜血管发生不规则的收缩和扩张，导致小区域的血液循环障碍，眼底出现少数孤立的视网膜出血斑或渗出斑。随病情波动可消失不留痕迹，但以后又出现。在北京协和医院 1000 例原发性高血压患者的眼底观察中，有 132 例患者合并少数孤立的出血或渗出斑，无明显的视网膜水肿。其中，左心扩大与肾功能不全的比例与同等视网膜动脉硬化而无出血或渗出者相比，没有明显差别。

在缓进型高血压较晚期，偶尔舒张压突然升高很多（至少 120mmHg），小动脉普遍性显著收缩，或某些个别器官如肾脏或视网膜动脉显著收缩。其在神经系统方面可产生暂时性语言障碍和程度不等的肢体瘫痪，眼底可有高血压性视网膜病变。

对于急进型高血压，任何原因所致的急性高血压均可发生小动脉纤维化坏死和视神经乳头水肿。纤维化坏死不仅发生于视网膜小动脉，也发生于脉络膜小动脉。由于视网膜内屏障的失代偿，视网膜水肿与微囊样形成。此外，还有视网膜出血、棉絮斑及视网膜毛细血管无灌注。Tso 等用玻璃体荧光测定 8 例未控制的高血压患者，结果显示视网膜内屏障存在破坏。

（一）眼底所见

典型的高血压性视网膜病变包括下列几种表现。

1. 视网膜动脉明显狭窄

相应动静脉管径之比可达到 1 : 2，甚至 1 : 3。在眼底后极部，即视乳头周围 4 ~ 6 PD 范围内，有视网膜水肿、出血斑、棉絮斑及硬性渗出。有较长期肾性高血压或动脉显著收缩久不缓解者，还可出现不同程度的视网膜动脉硬化。

2. 视网膜水肿

视网膜水肿表现为视网膜失去正常透明度，呈灰或灰白色，以视乳头附近最为明显，常呈辐射状条纹，向周边逐渐浅淡至消失。水肿是由于小动脉收缩时末梢血管扩张，血液循环迟缓，并由于缺氧使毛细血管壁损害，血浆渗出到视网膜组织内，尤其是视网膜内层而引起。严重者，视乳头边界可发生轻度模糊。

3. 视网膜出血斑

视网膜出血斑其大小、形态不等，多数位于视网膜浅层（神经纤维层），可呈线条状、

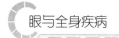

火焰状或放射状。少数位于视网膜深层，呈圆形或不规则形。出血斑是由于小动脉收缩，毛细血管缺氧加重，屏障功能失常，血浆、血细胞均可从毛细血管渗出至视网膜组织内。

4. 棉絮斑

棉絮斑为边界模糊、不规则形的白斑或灰白斑，大小不等，一般为 1/4 ~ 1/2 PD。起始数目较少，逐渐增多，可孤立散在分布或互相融合，偶尔成片状围绕视神经乳头。棉絮斑的边缘可有出血。棉絮斑为末梢小动脉痉挛性收缩，使神经纤维层产生缺血性坏死，视神经轴浆流阻滞，神经纤维呈结节状肿胀，以前曾称为"细胞样小体"。视网膜水肿、出血及棉絮斑为高血压急性阶段的眼底表现。

5. 硬性渗出

硬性渗出（hard exudate）是边界锐利、圆形或不规则形的白色或黄白色斑点。其大小不等，可孤立散在或成簇出现，甚至互相融合。位于黄斑者排列呈放射状、呈星芒状（macular star figure）或扇形。硬性渗出为长期视网膜小动脉收缩致组织慢性缺氧的后果。病理上，在视网膜深层尤其外丛状层有囊状间隙，其内含脂质、透明蛋白、纤维素等玻璃样物质，间或还有巨噬细胞。因黄斑中心凹外 Henles 纤维呈放射状排列，故位于其中的沉着物呈放射状排列外观。

6. 视乳头水肿

在高血压急进型或在缓进型基础上病情突然加重，血压急速上升，舒张压持续在130mmHg 以上，一般在 140 ~ 160mmHg。眼底除前述高血压性视网膜病变外，主要出现视乳头水肿（papilledema），往往高达几个屈光度，称为高血压性视乳头视网膜病变。这种眼底改变具有诊断急进型高血压或恶性高血压的临床意义，多见于 40 岁以下青年和中年人。其发病率较低，仅占高血压总数的 1% ~ 5%。如不积极治疗，最后可发生尿毒症。少数急进型高血压患者有视神经乳头肿胀和视神经毛细血管扩张，但无视网膜病变。产生视乳头水肿的原因，一般认为是颅内压的增高，但部分患者的颅内压不高，或在颅内压降低或接近正常时，视乳头水肿才明显出现，或有所发展。其原因可能为视乳头局部的血液循环障碍或邻板前轴浆流的聚集导致视乳头肿胀。

7. 高血压性脉络膜病变

高血压患者，脉络膜血管亦受累及，视神经乳头周围的脉络膜血管更容易受累。在急进型高血压发作时，脉络膜血管比视网膜血管更容易受累，导致视网膜色素上皮与脉络膜改变。当脉络膜小血管纤维化坏死时，可出现脉络膜毛细血管斑块状无灌注。当病变痊愈后，可见中央色素增殖、边缘色素脱失。这些痊愈的 Elsching 窦不再渗漏荧光，而仅在脱失色素处表现窗样荧光。慢性高血压患者脉络膜动脉因硬化而变得细窄，位于其上的视网膜色素上皮可出现增殖或线性色素沉着，称为 Siegrist 条纹。Malhotra SK 等报告了 1 例青年非妊娠女患者双侧肾动脉狭窄合并高血压性视网膜和脉络膜病变。

个别严重患者可发生渗出性视网膜脱离，提示全身病情预后不佳，这种情况下偶尔可见到视网膜神经上皮或视网膜色素上皮局部泡状脱离，其中少部分原因是视网膜血管内皮细胞类代偿，然而多数是由于脉络膜毛细血管纤维样坏死、毛细血管闭锁而致视网膜色素上皮失代偿。这些病例的外层视网膜和视网膜下间隙可富含蛋白的渗出。

（二）荧光素眼底血管造影

高血压性视网膜病变患者常因血压高或肾功能差，很少进行荧光素眼底血管造影。眼底病变早期进行荧光血管造影，可出现视网膜血液循环时间迟缓、视网膜动脉及毛细血管狭窄。棉絮斑处毛细血管无灌注。环绕毛细血管缺血区，可见扩张的毛细血管及微血管瘤。患者有视乳头水肿时，视乳头周围可见毛细血管异常扩张，视网膜动脉静脉充盈迟缓。晚期视乳头附近视网膜渗漏显著，高血压脉络膜血管显影多不规则，典型者可表现为脉络膜背景斑块状弱荧光，在高血压的脉络膜毛细血管上面的视网膜色素上皮可出现黄色病灶，并有显著的光素渗漏。

（三）高血压性眼底病变的转归

一般情况下，当高血压患者血压控制在正常水平后，眼底可恢复原状。一般水肿、出血及棉絮状斑可在几周内消退，硬性渗出则需经几个月后才消退。若血压又上升，眼底病变还可出现。在严重的病例中，视网膜病变可达到较为严重的程度，之后水肿、出血及渗出等仍可逐渐消退。最后，视网膜血管仍很细且有白鞘，尤其在视乳头附近，视网膜上可出现色素沉着。这些都表示眼底已发生退行性病变。此后即便血压再次显著升高，甚至发生尿毒症，患者眼底也不会再出现以前的高血压性视网膜病变。同样的，在发病之前眼底若已有其他病所致的视网膜退行性变，如陈旧性视网膜静脉阻塞、动脉阻塞或严重的高度近视眼底改变等，也不发生高血压性视网膜病变。当患者一侧眼底原来有上述疾病，另一侧眼可发生单侧高血压性视网膜病变。

（四）高血压眼底改变分级及其临床意义

1. 高血压与动脉硬化的分类

1）Keith-Wagener-Barker 分类

结合高血压患者全身情况，将高血压性眼底改变分为 4 组。

Ⅰ级：视网膜动脉轻微收缩及有些迂曲。患者高血压较轻。

Ⅱ级：视网膜动脉有一定的局部狭窄，有动静脉交叉征。患者血压较前升高，一般无自觉症状，心、肾功能尚好。

Ⅲ级：视网膜动脉明显局部收缩，并有出血、渗出及棉絮斑，即高血压性视网膜病变。多数患者同时有显著动脉硬化，血压持续很高，有心、肾功能损害。

Ⅳ级：上述视网膜病变均较严重，并有视乳头水肿，即高血压性视乳头视网膜病变。有的还有 Elschnig 斑。患者心、大脑及肾有较严重损害。

2）Scheie 分类

鉴于高血压性视网膜病变与视网膜动脉硬化的程度不一定平行，因而将视网膜动脉硬化及高血压性改变分开来分级，各分为 4 级。

（1）高血压性眼底改变

0级：高血压患者，眼底无可见视网膜血管异常。

Ⅰ级：广泛的小动脉狭窄，特别是小的血管，小动脉管径尚均匀，无局部狭窄。

Ⅱ级：小动脉狭窄更明显，可有小动脉局部收缩处。

Ⅲ级：局部和弥漫的小动脉狭窄更为明显与严重，可能有视网膜出血。

Ⅳ级：所有上述异常均可有表现，并有视网膜水肿、硬性渗出及视乳头水肿。

（2）视网膜动脉硬化的分级

0级：正常眼底。

1级：小动脉光反射增宽，有轻度或无动静脉交叉征。

2级：小动脉光反射增宽及动静脉交叉征均较显著。

3级：小动脉呈铜丝状，动静脉交叉征较明显。

4级：银丝状动脉，动静脉交叉征更重。

3）北京协和医院眼科分级

北京协和医院在综合上述分级的基础上，结合临床实践，将高血压性血管病变和视网膜病变分别记录，并将视网膜动脉功能性收缩和视网膜动脉硬化各分为轻、中、重三级（表6-2-3）。如果血管病变外尚有视网膜水肿、渗出和出血者，再列出高血压性视网膜病变；若还有视乳头水肿者，则列出高血压性视乳头视网膜病变。若只有少许视网膜出血而无视网膜水肿或渗出，则称视网膜血管病变合并视网膜出血。

根据此标准，协和医院将1000例原发性高血压患者的眼底与心、肾情况分析对比，结果表明眼底改变与心、肾损害及病死率成正比，眼底正常者心、肾亦多正常。仅有视网膜动脉功能性收缩组，心脏扩大的发生率很少，肾功能不全为24%，无死亡病例；单纯视网膜动脉硬化组死亡者占0.5%，但其心、肾功能损害的发生率随硬化程度加重而增加；高血压性视网膜病变组死亡者占27%；高血压性视乳头视网膜病变组的死亡者占一半（50%）。

2.高血压眼底改变的治疗

降低高血压是防治眼底病变最根本的措施，包括健康教育、控制体重、适度运动、和得到有效的治疗。原发性高血压得到有效控制后，视乳头水肿和视网膜水肿、出血及渗出等均可吸收消退，生命预后也较前为好。眼科对于视网膜病变的吸收，可予维生素 B_1、维生素 C、维生素 E、芦丁、钙剂以及中医中药等治疗。

（王佳娣）

第 3 节　糖尿病

糖尿病（diabetes mellitus，DM）是由遗传和环境因素共同引起的一组以慢性高血糖为主要特征的临床综合征。胰岛素缺乏和胰岛素作用障碍可单独或同时引起糖类、脂肪、蛋白质、水和电解质等的一系列代谢紊乱综合征，该病在临床上以高血糖为主要特点，典型病例可出现多尿、多饮、多食、消瘦等表现，即"三多一少"症状。糖尿病（血糖）一旦控制不好会引起肾、眼、足等多种慢性并发症，导致器官功能障碍和衰竭，甚至致残或致死。糖尿病引起的眼部并发症较多，其中以晶状体和眼底改变最为常见。糖尿病视网膜病变是糖尿病最严重的并发症之一，其发生率与糖尿病的病程、发病年龄、遗传因素和控制情况有关。

一、糖尿病与角结膜病变

可见球结膜小血管迂曲扩张并有微血管瘤，角膜常有感觉减退。

二、糖尿病性屈光改变

血糖升高，葡萄糖及其代谢产物进入晶状体，晶状体的屈光指数可发生改变，同时组织内盐分随糖排出，血液内无机盐含量下降，渗透压降低，随之房水的渗透压也下降，使房水经晶状体囊过度渗入晶状体内，晶状体膨胀变凸，屈光力老视，形成一过性近视或原有远视（老视）程度降低；血糖降低，引起相反的渗透压改变，则又恢复原有的屈光状态或发生远视。

三、糖尿病性白内障

糖尿病性白内障（diabetic cataract）属于代谢性白内障，是并发于糖尿病的晶状体混浊，是糖尿病的并发症之一，占糖尿病患者的 60% ~ 65%。临床上可分为两类：一类发生于年龄较大的糖尿病患者，称为成年性糖尿病性白内障，其症状、体征与一般年龄相关性白内障相似；另一类发生于青少年糖尿病患者，称为真性糖尿病性白内障，发病率为 10% 左右，其特点是发病迅速，发展快，晶状体可在数日至数月内完全浑浊。根据本病的临床表现，与中医学中的"由消渴变为雀目或内障"相似。

（一）病因病理

1.西医病因病理

目前本病病因较为明确，发生机制尚无最后定论，晶状体内糖代谢紊乱是其重要

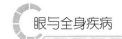

的病理基础。糖尿病患者血糖会升高，晶状体内葡萄糖增多，己糖激酶作用饱和，醛糖还原酶的作用活化，葡萄糖转化为山梨醇。山梨醇不能透过晶状体囊膜在晶状体内大量积聚，使晶状体内渗透压增加，吸收水分，纤维肿胀变性导致浑浊。

2.中医病因病机

本病多因饮食不节、情志失调或素体阴虚以致燥热偏盛，阴精亏耗，肾阴不足，肝失涵养，肝肾精血不能上承于目，晶珠失养而浑浊。

（二）临床表现

1.与一般年龄相关性白内障相似

成年性糖尿病性白内障的症状和体征与一般年龄相关性白内障相似，只是糖尿病患者白内障的发病率较高，发病年龄较早，进展较快，容易成熟。临床上此型多见。

2.真性糖尿病性白内障多见于青少年 1 型糖尿病患者

多为双眼发病，发展迅速，可于短时间内发展为完全性白内障，常伴屈光改变：当血糖升高时，血液中无机盐含量减少，房水渗入晶状体内，使其更加变凸而形成近视；当血糖降低时，晶状体内水分渗出，晶状体变为扁平而形成远视。

（三）辅助检查

需手术的患者可参照年龄相关性白内障术前辅助检查。

（四）诊断与鉴别诊断

1.诊断要点

（1）有糖尿病史。

（2）晶状体混浊发生较早，有些发展较快，视力减退。

（3）部分患者随着血糖的升降，其屈光状态可发生相应的改变。

2.鉴别诊断

年龄相关性白内障：可无糖尿病史，发病较晚，多在 45 岁以后发病，发展缓慢。晶状体混浊多开始于皮质深层，特别在赤道部皮质发生点片状浑浊，逐渐发展成放射状浑浊。

（五）治疗

1.治疗原则

对本病的治疗，首先要积极治疗糖尿病，并用中西药物控制白内障。当白内障明显影响视力时，可考虑手术摘除。

2. 全身治疗

1）西医治疗

积极治疗糖尿病，控制血糖。

2）中医辨证论治

（1）阴虚火旺证

证候：晶状体混浊早期，视力减退；形体消瘦，尿频量多，口干欲饮；舌燥，舌红少津，脉细数。

治法：滋阴降火。

方药：知柏地黄汤加减。

知母10g，黄柏10g，熟地黄15g，山茱萸10g，泽泻10g，山药10g，牡丹皮10g，茯苓10g。水煎，每日1剂，分2次温服。

若口渴多饮，加石斛、天花粉养阴生津，加芦根清热；心烦易躁，加麦冬、玄参养心滋阴，加栀子清热除烦；眼底出血者，加生地黄、赤芍、白茅根、田三七凉血止血；晶状体混浊发展较快者，加石决明、磁石、珍珠母平肝明目。

3）专病专方

知柏地黄丸，适用于糖尿病性白内障，证属阴虚火旺者。每次9g，每日2次。

4）针灸治疗

同年龄相关性白内障。

3. 局部治疗

局部治疗同年龄相关性白内障。

4. 手术治疗

当白内障明显影响视力，妨碍工作和生活时，可在血糖得到较好控制的情况下，进行白内障摘除术和人工晶状体植入术（IOL）。如有糖尿病视网膜病变，宜在白内障术前做视网膜激光光凝，术后应继续治疗眼底病变。

（六）预防与调护

（1）注意生活调节对于本病具有十分重要的意义，尤其是节制饮食，具有基础治疗的重要作用。在保证机体营养需要的情况下，应限制淀粉和油脂的摄入，忌食糖类，饮食宜以适量米、麦、杂粮，配以蔬菜、豆类、瘦肉、鸡蛋等，定时定量进餐等。

（2）戒烟酒、浓茶和咖啡等。

（3）保持情志平和，制定并实施有规律的生活起居制度。

（4）若行手术治疗，术前必须控制血糖并尽量消除周身感染病灶。术后应积极预防感染与出血。

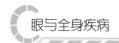
四、糖尿病与青光眼

糖尿病与青光眼间关系比较复杂。糖尿病患者常发生原发性开角型青光眼，高血糖状态下的晶状体膨胀可导致继发性闭角型青光眼。此外，糖尿病虹膜新生血管的发生率也较高，原因是广泛的视网膜缺血可诱发血管内皮生长因子释放，刺激虹膜及房角产生新生血管，表现为虹膜上出现一些细小弯曲、不规则的新生血管，多位于瞳孔缘，并可发展到虹膜周边部。如房角的新生血管阻塞小梁网，或牵拉小梁网，或产生粘连，可引起继发性青光眼，称为新生血管性青光眼（neovascular glaucoma）。本章节主要介绍新生血管性青光眼。

新生血管性青光眼是一组以虹膜和房角新生血管为特征的难治性青光眼，指虹膜和小梁表面有新生的纤维血管膜，使虹膜与小梁和房角后壁粘连，以致眼压升高的严重眼病。由于虹膜上的新生血管形成血管丛，致使虹膜组织模糊不清，色呈暗红，为虹膜红变，故又称红变性青光眼（rubeotic glaucoma）。因新生血管极易破裂，可导致反复前房积血出血，故又称为出血性青光眼（hemorrhagic glaucoma）。本病病情顽固，预后不良，常导致失明。根据本病的临床表现，与中医学乌风内障（《太平圣惠方》中记载）相似。

缺血型视网膜中央静脉阻塞中，有18%～60%的患者会发生新生血管性青光眼，多在静脉阻塞后2～3个月时发现，80%的病例在6个月内发生。增生性糖尿病视网膜病变中，约22%的患者可发生新生血管性青光眼，成人双眼新生血管性青光眼或虹膜新生血管化几乎均为糖尿病视网膜病变所致。白内障手术、玻璃体视网膜术后更易发生新生血管性青光眼。其他较多见的伴发新生血管性青光眼的眼病有视网膜中央动脉阻塞、眼内肿瘤（如恶性黑色素瘤和视网膜母细胞瘤）、视网膜脱离术后、慢性葡萄膜炎、早产儿视网膜病变综合征以及颈动脉阻塞等。

（一）病因病理

1.西医病因病理

本病可能是继发于视网膜中央静脉阻塞、糖尿病视网膜病变、视网膜静脉周围炎等血液循环障碍的疾病，可引起广泛性眼后节和局限性眼前节缺血、缺氧，产生一种血管形成因子，导致虹膜新生血管形成，发展至小梁网，被纤维血管膜阻碍房水循环所致，但其确切病因尚不清楚。

2.中医病因病机

多因肝火上炎，肝风上扰，风火攻目，蒸灼目络；或风痰上壅，阻闭目络；或气滞血瘀，脉络瘀阻，玄府闭塞，神水淤积，发为本病。

（二）临床表现

1.病史

本病常先有视网膜中央静脉阻塞、视网膜中央动脉阻塞、糖尿病视网膜病变、视网膜静脉周围炎等眼部病变。

2.症状

早期自觉症状较轻，随着病情发展，表现为眼球剧烈疼痛、畏光、视力急降，常描述为"数指、手动"。

3.体征

早期眼压正常，仅可见瞳孔缘虹膜周围有细小新生血管，并向虹膜根部进展，继而发生虹膜新生血管融合，色暗红，房角与小梁均有新生血管。患者眼压升高（常为60mmHg以上），中度到重度睫状充血，角膜水肿，瞳孔散大，瞳孔领色素上皮层外翻。若脆弱的新生血管破裂，可见前房积血出血，甚至出血流入玻璃体内。如能查见眼底，则可见下述眼底病变，如视网膜不同程度出血，或新生血管形成，或呈增殖性视网膜病变；视盘一般变化不大，但也可有新生血管膜形成。房角检查见小梁新生血管膜形成，虹膜周边前粘连，甚至房角完全闭塞。

（三）诊断与鉴别诊断

1.诊断要点

（1）眼内常有引起视网膜缺血缺氧的疾病，如视网膜中央静脉阻塞、糖尿病视网膜病变、视网膜中央动脉阻塞等。

（2）虹膜表面有新生血管（虹膜红变）。

（3）房角周边粘连，前房角小梁网上可见新生血管和纤维膜。

（4）眼压升高，常在60mmHg以上，瞳孔散大，中到重度睫状充血。

（5）有头目剧烈疼痛等青光眼的症状。

2.鉴别诊断

（1）与创伤出血引起的青光眼相鉴别

创伤造成前房或玻璃体积血，出血量多，房角小梁间隙被血液残渣、溶解的红细胞及变性细胞所阻塞，引起眼压增高。

（2）与原发性青光眼相鉴别

原发性开角型青光眼容易发生视网膜中央静脉阻塞，因为高眼压使中央静脉在筛板区受压而出现血流障碍，易促使血栓形成。青光眼与视网膜中央静脉阻塞的因果关系容易混淆。

新生血管性青光眼与以上疾病区别的关键点在于仔细检查虹膜及房角，具有虹膜

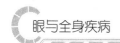

新生血管及房角粘连者方可诊断为新生血管性青光眼。注意：不能把有视网膜中央静脉阻塞又有高眼压者一概诊为新生血管性青光眼，而遗漏了原发性开角型青光眼。

（四）治疗

1.治疗原则

对于虹膜新生血管，可采用全视网膜激光光凝术或全视网膜冷凝术，以预防青光眼的发生。当发生新生血管性青光眼时，可联用降眼压药物治疗，手术需行滤过性手术加抗代谢药物，或人工引流装置植入手术。但通常预后极差，术中易出血，滤过道瘢痕化。对于眼压不能控制，且已无有用视力的终末期或绝对期新生血管性青光眼，减缓眼痛等症状为主要的治疗目的。

2.全身治疗

1）西医治疗

为了降低眼压，可口服乙酰唑胺以减少房水生成，也可口服甘油、异山梨醇及静脉滴注高渗剂等。

2）中医辨证论治

（1）风火攻目证

证候：眼胀欲脱，头痛如劈，眼压增高，眼球胀硬，睫状充血，角膜雾浊，瞳孔中等散大，或虹膜红变；舌红苔黄，脉弦。

治法：清肝熄火，活血清热。

方药：羚羊角饮子加减。羚羊角10g，防风10g，知母10g，茯苓15g，玄参10g，桔梗10g，细辛3g，黄芩10g，车前子15g。水煎，每日1剂，分2次温服。

大便干结者，加大黄清热通便；恶心呕吐者，加法半夏和胃止呕。

（2）风痰上扰证

证候：头目抽痛，眼压增高，眼胀明显，虹膜红变，瞳孔散大，胸闷不适；舌苔白滑而腻，脉滑或濡。

治法：祛风除痰。

方药：白附子散加减。

荆芥10g，白菊花10g，防风10g，木贼10g，白附子10g，甘草5g，苍术10g，羌活10g，蒺藜10g。水煎，每日1剂，分2次温服。

若头晕眼胀，加僵蚕、羚羊角、石前房积血息风；若前房出血，舌质紫暗，加牡丹皮、三七祛瘀止血。

（3）气滞血瘀证

证候：眼底出血，久不吸收，静脉怒张迂曲，时断时续，动脉狭细；眼胀头痛，眼压增高，虹膜红变；舌紫暗，脉弦数。

治法：活血化瘀，利水平肝。

方药：血府逐瘀汤加减。

当归 10g，川芎 10g，生地黄 10g，赤芍 10g，红花 6g，桃仁 10g，桔梗 10g，牛膝 10g，枳壳 10g，甘草 5g，柴胡 10g。水煎，每日 1 剂，分 2 次温服。

可加泽兰、车前子利水明目，石决明平肝潜阳，三七粉活血止血。前房有新鲜出血者，去桃仁、红花、川芎，加大黄、黄芩、白茅根、大蓟、小蓟等凉血止血。

3. 局部治疗

局部滴用散瞳剂、0.5% 噻吗洛尔滴眼液及激素类眼液。

4. 手术治疗

药物治疗无效者，可行手术治疗，如滤过性手术加抗代谢药物，或人工引流装置植入手术。视功能已丧失者，可采用睫状体破坏性手术，如睫状体冷凝、热凝、光凝等，使部分患者眼压得到控制。对不能或不愿接受上述手术者，可行球后乙醇注射解痛，最终可行眼球摘除术。

（五）预防与调护

对视网膜静脉阻塞、糖尿病视网膜病变患者，当发现视网膜有缺血现象时，应考虑做全视网膜激光光凝术，以预防虹膜红变。当虹膜已出现新生血管时，也可应用全视网膜激光凝固术，以防止本病的发生。另外，采用中医药辨证治疗视网膜中央静脉阻塞，以防止继发性青光眼，也是一个有效途径。由于本病疼痛难忍，治疗困难，医护人员要多安慰患者，病人也要积极配合治疗。

五、糖尿病与葡萄膜炎

糖尿病合并葡萄膜炎大多数为前葡萄膜炎，即虹膜睫状体炎，且多为急性虹膜睫状体炎，常见于青少年糖尿病患者。有关糖尿病合并葡萄膜炎的发病机制尚不十分清楚，部分学者认为糖尿病时出现的前房炎症反应，即所谓的"糖尿病性虹膜睫状体炎"，是由于缺血引起，并非真正意义上的前部葡萄膜炎。本病对局部应用糖皮质激素滴眼液及散瞳药反应良好。

六、糖尿病视网膜病变

糖尿病视网膜病变（diabetic retinopathy，DRP）是由糖尿病引起的严重并发症，是以视网膜血管闭塞性循环障碍为主要病理改变特征的致盲眼病。在长期高血糖影响下，可发生一系列生理生化及组织病理损害，病程及血糖控制程度是本病发生、发展的重要因素。

DRP 是 50 岁以上人群的重要致盲眼病之一，是西方国家工作年龄阶段（20 ~ 64

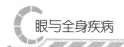

岁）首位的致盲原因。随着中国人民生活水平的提高及生活习惯、饮食结构的改变，中国的糖尿病患病率在过去的十年中明显提高，其并发症 DRP 的患者人数也日益增多。据统计，国内糖尿病患者中 DRP 的患病率约在 44% ～ 51.3%，该病的发生与病程、血糖控制程度、高血压、肾功能损害等全身因素相关。

DRP 因其病情及临床表现不同，故中医对应该病的病名各异。病变初期，患者可无眼部症状，当眼底发生出血、水肿或黄斑部受影响时，可出现视力下降、眼前黑影、飞蚊症及视物变形等"视瞻昏渺"症状；如出血进入玻璃体，则可出现"云雾移睛"或"暴盲"的症状。因此，DRP 属中医眼科"暴盲""云雾移睛"或"视瞻昏渺"的范畴。全国中医药行业高等教育"十二五"规划教材《中医眼科学》称其为"消渴内障"，主张 DRP 应进行辨证论治。

（一）病因病理

1. 西医病因病理

DRP 的发病机制十分复杂，许多方面仍未完全清楚。糖尿病病理改变是引起视网膜病变的主要因素，糖尿病视网膜病变为视网膜微循环对新陈代谢、内分泌、血液学损害的反应，表现为微循环结构及功能紊乱，即毛细血管内周细胞消失、毛细血管前动 - 静脉短路、内皮细胞增生、基底膜增厚、毛细血管床缺血、新生血管形成，在此基础上出现视网膜各种病理改变。

2. 中医病因病机

多因素体阴亏或病久伤阴，虚火内生，火性上炎，灼伤目中血络，血溢目内；或气血亏虚，气无所化，气阴两虚，目失所养，或因虚致瘀，血络不畅而成；或饮食不节，过食肥甘厚腻致脾胃损伤，或情志伤肝，肝郁犯脾，致脾虚失运，痰湿内生上蒙清窍，或脾不统血而血溢目内；或禀赋不足，脏腑柔弱，或劳伤过度，伤耗肾精，脾肾两虚，目失濡养。

（二）临床表现

按病变严重程度将糖尿病性视网膜病变分为非增生期糖尿病性视网膜病变（nonproliferative diabetic retinopathy，NPDR，or background diabetic retinopathy，BDR）和增生期糖尿病性视网膜病变（prolif-erative diabetic retinopathy，PDR），有利于了解该患者的预后和确定治疗方案。

1. 症状

早期眼部常无自觉症状，常见的主诉闪光感、飞蚊症及视力减退均非特异性。严重的玻璃体积血可致视力突然丧失。

2.体征

1）BDR 的眼底表现

主要有视网膜微血管瘤、点状和斑状视网膜出血、硬性渗出、棉绒斑、视网膜水肿、毛细血管闭塞、视网膜小动脉异常、视网膜静脉扩张呈串珠、视网膜内异常血管。黄斑区水肿可引起视力下降，特别是形成黄斑囊样水肿（CME）后视力可明显下降。

2）PDR 的眼底表现

增生期视网膜病变最核心的、与非增生期相区别的是视网膜新生血管的形成，即视网膜内的新生血管突破内界膜。临床表现包括在非增生性视网膜病变的基础上，可见视网膜新生血管、玻璃体积血、增生性新生血管膜、牵拉性视网膜脱离。缺血严重的病例可发生虹膜、房角新生血管形成，最终演变为新生血管性青光眼。

（三）分期

为准确反映眼底病变的严重程度及便于采取相应治疗，DRP 多进行分期诊断。我国眼科界于 1983 年制定了自己的分期标准，目前大多仍沿用。国际上比较通用的分期公布于 2002 年，该分期标准相对简单易记，且有黄斑水肿的分级使得分级与视力关系密切（表 6-3-1、表 6-3-2）。

表 6-3-1 糖尿病视网膜病变（DRP）的国际临床分级标准（2002 年版）

病变严重程度	散瞳眼底检查所见
无明显 DRP	无异常
非增生型 DRP	
轻度增生型	仅有微动脉瘤
中度增生型	不仅存在微动脉瘤，还存在轻于重度非增生型 DRP 的表现
重度增生型	出现以下任何 1 个表现，但尚无增生型 DRP： （1）4 个象限中所有象限均有多于 20 处视网膜内出血 （2）在 2 个以上象限有静脉串珠样改变 （3）在 1 个以上象限有显著的视网膜内微血管异常
增生型 DRP	出现以下 1 种或多种体征： （1）新生血管形成 （2）玻璃体积血 （3）视网膜前出血

表 6-3-2 黄斑水肿的临床分级

病变严重程度	散瞳眼底检查所见
轻度糖尿病性黄斑水肿	远离黄斑中心的后极部视网膜增厚和硬性渗出
中度糖尿病性黄斑水肿	视网膜增厚和硬性渗出接近黄斑，但未涉及黄斑中心
重度糖尿病性黄斑水肿	视网膜增厚和硬性渗出累及黄斑中心

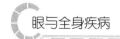

（四）并发症

1）玻璃体积血

视网膜新生血管出血进入玻璃体，使眼底较难看清。

2）新生血管性青光眼

在广泛视网膜毛细血管闭塞的基础上，虹膜房角等处产生新生血管，发生"虹膜红变"及新生血管性青光眼。

（五）辅助检查

1.荧光素眼底血管造影

在 FFA 下可出现多种异常荧光状态，如微动脉瘤样强荧光，黄斑拱环扩大，毛细血管扩张、渗漏，窗样缺损与色素上皮功能失代偿等。FFA 对毛细血管闭塞（即无灌注区）的范围、大小可作出定量估计；对黄斑病变（水肿、囊样变性、缺血等）的性质、范围、程度可作出诊断；对新生血管的部位、活动程度进行估计。所有这些都对本病的诊断治疗、疗效评估提供了依据。

糖尿病视网膜病变检查主要包括：①眼底照相；②荧光素眼底血管造影。

2.视网膜电图振荡电位

视网膜电图振荡电位（oscllatory potentials，OPs）为视网膜电图的亚成分，OPs 能客观而敏锐地反映视网膜内层血液循环状态，特别是在糖尿病视网膜病变的早期，在检眼镜未能发现视网膜病变时，OPs 就能发现有意义的改变。

3.B 型超声检查

对有严重玻璃体积血无法观察眼底的病变眼，B 超检查有助于了解视网膜玻璃体的增殖程度及有无牵引性视网膜脱离。

（六）诊断与鉴别诊断

1.诊断要点

（1）确诊为糖尿病患者。

（2）眼底检查见视网膜微动脉瘤、出血、渗出、水肿、新生血管形成，或发生增殖性视网膜病变。

（3）荧光素眼底血管造影及视觉电生理检查可协助诊断。

2.鉴别诊断

本病需与视网膜静脉阻塞（RVO）进行鉴别（表 6-3-3）。

表 6-3-3　DRP 与 RVO 鉴别表

病名	DRP	RVO
病因	糖尿病	血管硬化、高血压、结核等眼别
眼别	双眼	多为单眼
视力	多缓慢下降、部分突然下降	多突然下降
视盘	多正常	可充血、水肿
视网膜	微动脉瘤、斑点状出血、水肿、渗出、增殖膜	火焰状出血、渗出，偶见微动脉瘤殖
视网膜血管	静脉扩张、毛细血管闭塞，后期新生血管	静脉扩张迂曲明显，也可出现新生血管

（七）治疗

1. 治疗原则

由于本病的西医学病理机制复杂，目前仍未完全清楚，治疗上以控制血糖为基础，兼顾全身的微血管并发症治疗。中医学认为糖尿病视网膜病变辨证为气阴两虚、肝肾阴虚、脉络瘀阻、阴阳两虚，本虚标实为其基本病机，早期治法以益气养阴、滋补肝肾润燥为主，后期出现脉络瘀阻和阴阳两虚的证候时，则以阴阳双补和通络明目为主。

2. 全身治疗

1）西医治疗

在内科协作下进行药物治疗和饮食控制，使血糖能稳定在正常范围以内，HbA1c 控制在 10% 以下，是延缓 DRP 发生、发展最重要的方法。目前临床使用的防治 DR 的药物有①阿司匹林肠溶片：能控制前列腺素合成酶和环氧化酶，防止异常血小板聚集及血栓形成，每次 100mg，饭前服，每晚 1 次；②羟苯磺酸钙：防止毛细血管基底膜增厚，降低血小板聚集力及血黏度，每次 500mg，每日 3 次，3 个月为一个疗程。

2）中医辨证论治

（1）气阴两虚证

证候：视力下降或眼前黑影飘动，眼底见视网膜水肿、渗出、出血；面色少华，神疲乏力，少气懒言，咽干，自汗，五心烦热；舌淡，脉虚无力。

治法：益气养阴，活血利水。

方药：六味地黄丸合生脉散加减。

熟地黄 15g，山药 15g，茯苓 15g，泽泻 15g，牡丹皮 10g，山茱萸 15g，党参 15g，麦冬 15g，五味子 10g。水煎，每日 1 剂，分 2 次温服。

自汗、盗汗加黄芪、生地黄、牡蛎、浮小麦以益气固表；视网膜水肿、渗出明显加猪苓、车前子、益母草以利水渗湿；视网膜出血者酌加三七、墨旱莲以养血化瘀。

（2）阴阳两虚证

证候：视力下降，眼前黑影飘动，眼底视网膜水肿、棉絮状白斑，出血；形体消瘦或虚胖，头晕耳鸣，形寒肢冷，面色苍白或浮肿，阳痿，夜尿频，量多清长或浑如脂膏，严重者尿少而面色㿠白或苍白晦暗；舌淡胖，脉沉弱。

治法：温阳益气，利水消肿。

方药：加减驻景丸或肾气丸加减。

楮实子 10g，菟丝子 15g，枸杞子 10g，车前子 10g，五味子 10g，山茱萸 10g，熟地黄 15g，川椒 6g，制附子 10g，肉桂 10g。水煎，每日 1 剂，分 2 次温服。

夜尿频，量多清长者酌加巴戟天、淫羊藿、肉苁蓉等以补肾阳，气虚者宜加黄芪、白术以益气健脾；水肿明显者加猪苓、泽泻、陈葫芦以利水渗湿；棉絮状白斑增多加法半夏、浙贝母、苍术以化痰散结。

（3）瘀血内阻证

证候：视力下降，眼前黑影飘动，眼底脉络充盈而粗细不均，或见视网膜新生血管，出血反复发生；兼见胸闷头晕目眩，肢体麻木；舌质暗有瘀斑，脉弦或细涩。

治法：化瘀通络。

方药：血府逐瘀汤加减。

桃仁 10g，红花 10g，当归 10g，川芎 10g，生地黄 15g，赤芍 10g，牛膝 10g，柴胡 10g，桔梗 10g，枳壳 10g，甘草 6g。水煎，每日 1 剂，分 2 次温服。

视网膜新鲜出血者可加大蓟、蒲黄、田七粉以止血通络；陈旧出血加牛膝、葛根、鸡血藤以活血通络；有纤维增殖者则加生牡蛎、僵蚕、浙贝母、昆布以除痰软坚散结。

（4）痰瘀阻滞证

证候：视力下降，眼底以视网膜水肿、渗出为主；或见视网膜新生血管、出血、增殖膜；形盛体胖，头身沉重，身体某部位固定刺痛，口唇或肢端紫暗；舌紫有瘀斑，苔厚腻，脉弦滑。

治法：健脾燥湿，化痰祛瘀。

方药：温胆汤加减。

陈皮 6g，法半夏 10g，竹茹 10g，枳实 10g，茯苓 15g，甘草 6g。水煎，每日 1 剂，分 2 次温服。

常加丹参、郁金、山楂、僵蚕以祛痰解郁，活血化瘀；玻璃体内或视网膜面有增殖膜者，酌加浙贝母、昆布、海藻、莪术、蛴螬以活血软坚散结。

3）常用中成药

复方血栓通胶囊，适于气阴两虚兼血瘀证，口服，每次 2 粒，每日 3 次。

4）针灸治疗

针刺治疗 DR 有一定疗效，其机制可能为针刺调节胰岛分泌或中枢神经系统功能，对眼部毛细血管循环障碍有改善作用，使血流加快，增加视网膜组织的氧灌输量。

（1）选取脾俞、睛明、膈俞、足三里、球后等穴为主，兼辨证按经取穴，如多饮取肺俞、意舍；多食易饥加胃俞、丰隆等穴位。针刺得气后留针 15min。

（2）取睛明、球后、四白、攒竹、丝竹空、风池、合谷、内关、足三里、三阴交、光明等穴，分两组轮流使用，每次取眼区穴 1 ~ 2 个，远端穴 1 ~ 2 个，中等刺激，留针 30min，每日 1 次，10 次为一个疗程。

（3）耳针：取眼、目 1、目 2、肝、胆、脾、肾、心、脑干、皮质下等穴，针刺或压丸，针刺每日 1 次，压丸每周 2 次。

3. 局部治疗

激光光凝术：光凝的原理是破坏缺氧的视网膜，使其耗氧量减少，避免产生新生血管，并使其消退，同时封闭渗漏的病变血管及微血管瘤以减轻视网膜水肿。应根据眼底病变分期而应用局部光凝、全视网膜激光光凝等方法。

①非增殖期：主要用于治疗黄斑水肿和环形渗出病灶，可采用局部或格栅样光凝；②增殖前期及增殖期：视网膜已有广泛毛细血管无灌注区及大范围水肿增厚，或视网膜已出现新生血管，必须进行大范围视网膜激光光凝。

激光光凝的选择，术前、术后的注意事项及具体操作，请参看有关著作。

4. 手术治疗

玻璃体切割术：主要用于玻璃体积血长时间不吸收、增殖性玻璃体视网膜病变以及牵拉性视网膜脱离。采用玻璃体切割术结合眼内光凝，对部分增殖改变明显、出血久不吸收的患眼可取得较好的效果。

（八）预防与调护

（1）严格、合理控制血糖、血压、血脂是防治糖尿病视网膜病变发生发展的基础。

（2）定期做眼科检查是预防糖尿病视网膜病变造成失明的重要措施，早期采取针对性治疗是保护糖尿病视网膜病变患者视功能的必要手段。

（3）在日常生活中要慎起居，调情志，戒烟限酒，合理饮食，适当运动，应避免重体力劳动及较剧烈的体育运动，视功能严重障碍者不宜单独运动，注意安全。

（九）研究进展

熊静等观察，益气养阴活血利水法治疗气阴两虚、血络瘀阻型单纯性糖尿病视网膜病变的临床疗效。将合格受试对象 40 例，按就诊先后，随机分成益气养阴活血利水中药治疗组和羟苯磺酸钙组（各 20 例，分别观察 32 只和 34 只患眼），分别予以中药汤剂和羟苯磺酸钙口服，30 天为一个疗程，连续用 3 个疗程，观察治疗前后各组相关体征及中医证候的改善情况，并评价临床疗效。

结果：治疗前后相比，中药治疗和羟苯磺酸钙治疗均能显著改善患者视力，有统计学意义；在视力、眼底、荧光素眼底血管造影及综合疗效方面，两组总有效率均在

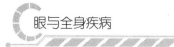

80% 以上，两组组间相比有显著性差异（$P < 0.05$）；两组中医证候疗效相比有显著性差异（$P < 0.05$），中药能明显改善中医证候。

罗丹观察，滋阴明目汤治疗单纯型糖尿病视网膜病变的临床疗效。将 64 例患者随机分为 2 组，治疗组 32 例 50 只眼，对照组 32 例 49 只眼。两组均根据病情给予控制血糖的药物，对照组加服羟苯磺酸钙胶囊，治疗组加服滋阴明目汤。两组均以 12 周为一个疗程，1 个疗程后观察两组患者视力、血糖变化及眼底血管情况。结果：总有效率治疗组为 75.0%，对照组为 56.3%，两组比较，差异有统计学意义；两组间比较，治疗组视力恢复明显，治疗后微血管瘤、出血点、硬性渗出与对照组比较，差异有统计学意义。两组治疗后血糖较治疗前降低，差异有统计学意义。认为滋阴明目汤可以明显提高单纯型糖尿病视网膜病变治疗的有效率，减轻眼底病变，提高视力。

王治安临床选取 60 例患者，按随机数字表法平均分为对照组和治疗组，对照组采用格列苯脲、阿司匹林治疗，治疗组在西药的治疗基础上给予滋阴清热中药汤剂治疗，疗效差异有统计学意义，治疗组优于对照组。认为故阳清热中药汤剂结合西药治疗非增殖期糖尿病视网膜病变临床疗效良好。

戴维智等在 2007 年 6 月 –2010 年 6 月收治 58 例（67 只眼）糖尿病视网膜病变性眼底出血患者，被随机分成两组，分别给予治疗：1 组口服活血明目片（33 例，37 只眼）；2 组口服三七血伤宁胶囊（25 例，30 只眼）。结果：随访 6 个月后，所有 67 只眼中，62 只眼最佳矫正视力有不同程度的提高，总有效率 92.54%，显效率 46.27%，治愈率 13.43%。1 组与 2 组有效率差异无统计学意义（$P=0.196 > 0.05$），显效率差异有统计学意义。认为活血明目片治疗糖尿病视网膜病变性眼底出血临床有效，能明显消除积血，控制并发症，改善患者视力。

曾伟清收治了 84 例确诊为糖尿病性黄斑水肿患者，随机分为治疗组和对照组各 42 例。治疗组采用光凝结合中药联合治疗黄斑水肿，对照组单纯采用光凝治疗。治疗结束后，统计两组患者的治疗总有效率、水肿消退时间和视力变化情况，并进行统计学分析。结果：治疗组患者视力改善明显优于对照组，水肿消退的时间比对照组短，消退速度快，具有差异有统计学意义；治疗组治疗总有效率为 92.86%，高于对照组的 78.58%，差异有统计学意义。认为光凝结合中药联合治疗糖尿病性黄斑水肿的效果明显优于单纯使用光凝的疗效。

七、糖尿病视神经病变

糖尿病视神经病变（diabetic optic neuropathy）包括糖尿病性视盘病变、前部缺血性视神经病变和视盘新生血管。糖尿病微循环障碍被认为是这些病变的共同发病基础，有关这些疾病的诊断、鉴别诊断及治疗请参阅第十八章相关内容。

八、糖尿病眼肌麻痹

最常累及动眼神经及展神经，患者眼球运动受限并有复视。本病预后较好，在控制血糖、给予足量维生素、中医药治疗等措施的干预下，短期多可以恢复，但可反复发作。

（王佳娣）

第4节　肾　炎

肾炎是以蛋白尿、血尿、高血压、水肿为基本临床表现的一组肾小球疾病。按照病程可分为急性肾小球肾炎和慢性肾小球肾炎。急性肾炎可伴有一过性氮质血症，慢性肾炎可有不同程度的肾功能减退，最终将发展成为慢性肾衰竭。根据本病的临床表现，属中医学"水肿"范畴。

（一）临床表现

1.急性肾小球肾炎

多见于儿童，男性多于女性，起病急，病情轻重不一，大多数预后良好。肾小球肾炎引起的水肿，因眼睑组织结构疏松，故常见眼睑水肿，多数患者查眼底无异常。因肾小球滤过率下降，水钠潴留引起容量依赖性高血压，少数可有轻度的高血压性视网膜病变，如视乳头水肿、小动脉轻度痉挛、视网膜轻度水肿、浅层视网膜线状或火焰状出血及棉絮斑，随病情好转，眼底可恢复正常。

2.慢性肾小球肾炎

可发生于任何年龄，但以青中年为主，男性多见，多数起病缓慢、隐匿起病，临床表现呈多样性，早期可见乏力、疲倦、腰部疼痛、食欲缺乏，可有不同程度的肾功能减退，病情迁延时轻时重，肾功能逐渐恶化，出现贫血和血压升高，渐进性发展为慢性肾衰竭。常见眼睑水肿，严重贫血者可见球结膜水肿和球结膜下出血。球结膜微循环可表现异常，如细小静脉弯曲度增加、细动脉变直变细、毛细血管瘤、囊状扩张、血柱不匀、出血点及血管稀疏等。眼底表现为高血压性视网膜病变和贫血性眼底改变，视乳头因贫血而色淡，慢性期伴有水肿，边界不清。视网膜血管收缩，可呈铜丝状或银丝状，可出现动静脉交叉压迹现象。眼底改变与高血压呈正相关关系，由于血压急剧升高，毛细血管收缩，可出现视网膜棉絮状渗出物、深层圆形或浅层火焰状出血，黄斑区可呈典型的星芒状渗出，严重者可聚集于视网膜下形成渗出性视网膜脱离。

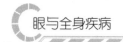

（二）治疗

肾炎引起的眼部病变除治疗原发病外，局部治疗可参考高血压性视网膜病变的治疗方法。

（樊晓瑞）

第5节　血液疾病

一、贫血

（一）病因病理

贫血缺氧可损伤毛细血管内皮细胞，使5-羟色胺释放增加，导致眼底静脉扩张，或伴随视网膜中央静脉压升高，使血管壁渗透性增加致出血及渗出等改变。

（二）临床表现

1. 症状

轻度贫血无明显症状。急性失血性贫血可见视力减退，中心暗点。严重的贫血可见视物模糊或一过性黑矇，甚至永久性失明。

2. 体征

贫血的眼部表现最常见的是眼睑皮肤及结膜苍白，其眼底表现可因贫血的程度和发病速度而不同，绝大多数轻度贫血不会出现眼底改变，只有当血红蛋白下降至一定程度时，视网膜才出现可见的病变。肾性贫血视网膜呈苍黄色，黄斑处可出现水肿。

急性失血性贫血眼底可见视盘色泽变淡，境界不清或轻度的视盘水肿和大片状视网膜水肿，患者视力减退，1～2天后水肿可逐渐吸收，但视力仍不能完全恢复，常遗留中心暗点。视网膜浅层出血为火焰状或线状，深层为圆点状，恶性贫血见带白芯样出血，偶可见到视网膜前出血和玻璃体积血。若出血发生在黄斑区则视力立即减弱，而且吸收较慢，黄斑出血是贫血并发颅内出血的重要警示。

严重的贫血除见以上表现外，由于视网膜高度缺氧，使视网膜神经纤维层缺血，轴浆流阻滞而出现棉絮状斑。有些尚可见视网膜脱离、前部缺血性视神经病变，视物模糊或一过性黑矇，甚至永久性失明。

当贫血并发颅内高压时，可见眼底视网膜静脉扩张，或搏动消失。

（三）治疗

贫血患者或短期内有大量失血者，只有当红细胞或血红蛋白降至正常值的 30% 以下，并持续一段时间，眼底才出现明显的变化。如果严重贫血在短期内得到纠正，或少量持续的失血，则不易发生视网膜的损害。所以贫血引起的眼部病变应及时给予纠正贫血的治疗。

二、白血病

（一）临床表现

各种类型的白血病均可出现结膜下出血，眼底病变多见于急性粒细胞性白血病，多发生在血液循环丰富的组织，如视网膜、脉络膜及视神经等，引起视力下降或失明。眼底改变为：

（1）视盘边界模糊，水肿轻重不等，重者隆起可达数个屈光度，且可涉及周围视网膜，为视盘局部细胞浸润压迫血管，使静脉回流受阻，或可因颅内白血病浸润引起颅内压增高所致。

视网膜静脉扩张、充盈和迂曲，颜色变暗，严重时呈节段状或腊肠状，周边静脉可有白血病细胞浸润的白鞘伴行，动脉管径变化不大，微动脉瘤及毛细血管闭塞。

（2）视网膜出血、渗出为白血病眼底较多见的病变。出血部位可深可浅，甚至可有视网膜前或视网膜下出血，出血呈火焰状、圆点状或线状，多位于眼底周边部，典型表现是出血斑中心可见白芯，称为 Roth 氏斑，为白血病细胞浸润，血小板聚集或神经纤维变性，也可能是出血中央部位溶血所致。带白芯出血还可见于恶性贫血及亚急性细菌性心内膜炎。

（3）视网膜水肿、增厚，色泽可由橘红色变为橘黄色，可见絮状或结节状渗出，为白血病细胞浸润所致，严重者可发生渗出性视网膜脱离。晚期或严重患者眼底颜色变黄、黄白甚至苍绿色。

（4）白血病的白细胞浸润增殖发生在眼眶及颅骨的骨膜时，可引起眼球突出、眼球运动障碍、上睑下垂等，眶缘可触及质地坚硬的肿物称为"绿色瘤"。"绿色瘤"多见于急性粒细胞性白血病，以儿童多见，双侧对称，且常伴有颞部的突出，致使面部呈"蛙面"状。如果浸润发生在视神经处，可引起失明。急性淋巴细胞型还可出现虹膜浸润、角膜溃疡等。

眼底改变对于各种白血病的诊断、预后有一定的临床参考价值。急性白血病颅内出血发生率为 14.6%，是急性白血病的主要死亡因素之一。急性白血病合并黄斑部出血，提示颅内出血的发生率增高，应密切观察颅内有无出血。

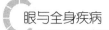

（二）治疗

治疗原发病为主。

三、血小板减少性紫癜

（一）临床表现

血小板减少性紫癜可出现皮肤、黏膜或其他组织器官的出血。血小板减少时，眼部的表浅器官如眼睑、结膜、眼眶可出血，表现为瘀点、瘀斑或血肿。屡发的虹膜组织出血可引起严重的虹膜炎，少数病例偶见视神经乳头水肿。眼底视网膜也可出血，但其出血与血小板减少关系不大，因此当全身皮肤、黏膜出现严重出血，甚至出现眼球结膜下出血时，眼底却极少发生改变。当血小板减少合并血红蛋白减少，引起较为严重的贫血时，眼底出血、渗出的发生率明显升高。眼底视网膜可出现大小不一、间断的出血斑点，多为火焰状、大片状、带白芯样出血，且均出血较多，甚至发生视网膜前出血、玻璃体积血，引起视力下降，甚至失明。血小板减少性紫癜引起的视网膜出血，比单纯血红蛋白降低时引起的眼底出血更为严重，且吸收慢。可见贫血有促发与加重眼底出血的趋势，血小板本身对眼底出血亦具有一定的影响。

（二）治疗

血小板减少性紫癜引起的眼病应积极治疗原发病，当出现玻璃体积血时，可在纠正贫血后行玻璃体切割术。当血小板减少合并贫血时，出现眼底视网膜严重出血的改变时，应密切观察血红蛋白与血小板的变化情况，并给予及时的纠正治疗，可以减缓病情的发展，降低脑出血发生的危险。

四、视网膜脂血症

脂血症指血内 β–脂蛋白、胆固醇或三酰甘油含量过高而言。当血中脂肪量过度增加，使视网膜脂质浸润和视网膜血管发生可见的特殊的乳脂色，称视网膜脂血症，又称脂血症视网膜炎。血内脂肪超过 3.5% 时，脂血症即可出现，低于 2.5% 以下则可消失。

（一）临床表现

1.症状
视网膜脂血症是一种比较少见的疾病，一般患者视力无改变，或有轻度视力减退。

2.体征
眼底可见视网膜血管颜色变为橙黄、黄色、黄白色以至乳白色，从周边血管逐渐向中心的大血管发展，动静脉难以区分，视网膜色暗淡，未见明显的出血及微血管改变，后极部可有广泛的硬性渗出，形态不一。外周血呈乳糜状。

（二）治疗

视网膜脂血症多见于糖尿病患者，也可伴急性坏死性胰腺炎，偶见于妊娠期，以治疗原发病为主。

五、弥散性血管内凝血

1. 症状

弥散性血管内凝血可见多部位的出血、血栓形成、休克等症状。

2. 体征

眼部可见黄斑部和视乳头周围脉络膜小动脉和小静脉的血栓性闭塞，视乳头周围视网膜出血及渗出，脉络膜出血或浆液性视网膜脱离。

（樊晓瑞）

第 6 节　结核病

结核病是由结核分枝杆菌引起的一种慢性传染病，绝大多数患者首先是由肺部感染，再扩散到全身，或在组织内长期潜伏，一旦机体抵抗力降低时，便会引起发病，眼结核病便是在此基础上发生的。其病理学形态以单核细胞浸润、结节、干酪坏死为主要特点。

结核病以往主要靠症状进行临床诊断，即咳嗽、咯血、潮热、自汗、身体消瘦。自 1882 年 Koch 发现结核分枝杆菌后，为结核病的诊断、治疗和预防提供了可靠的依据；1895 年 Rontgen 发现了 X 线，为结核病的诊断提供了有效的工具；当抗痨药物，如链霉素、对氨水杨酸、异烟肼（1952 年）等被发现后，对结核病的治疗才进入了一个新的时代。

原发性眼结核指结核分枝杆菌初始侵犯眼组织引起的结膜炎、角膜炎和巩膜疾病；继发性眼结核指结核分枝杆菌经血液循环传播至眼组织所引起的葡萄膜炎（包括视网膜炎）。其中结核性葡萄膜炎在结核眼病中较常见。

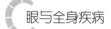

一、眼眶结核

比较少见，分为：①原发性转移性病变，可为眶缘部结核性滑膜炎或眶组织结核瘤。②继发性感染，炎症可由泪囊、鼻旁窦、眼球及视神经而来，多发生于儿童或青年时期，有时可发生于创伤之后，外上方和外下方为多发部位。其表现为早期眼眶骨壁上下缘较为隆起，皮肤长期充血水肿，组织变厚变硬。随后，眼睑和球结膜水肿，最后形成冷脓肿，发生瘘管，并有死骨形成，所属淋巴结亦可受累。病程发展缓慢，经久不愈，最后皮肤与眶骨粘连，睑缘受瘢痕组织牵连而形成外翻。眼眶结核瘤非常少见，患者多为40～50岁的成年人，身体其他部位常有结核灶，如肺结核或胸膜结核，患部常有疼痛，眼睛有流泪现象，可有眼球突出，眶内可扪到肿块，而误为眶内肿瘤或眶内炎性假瘤，应注意鉴别。身体其他部位的结核灶可作为诊断的参考，最终诊断靠病理学检查或细菌学检查。

眼眶结核的治疗除全身及局部应用抗结核药物外，早期可切开引流，取出死骨，刮窦道，痊愈后可行矫形术，以纠正瘢痕性睑外翻。

眼睑结核可由眼睑皮肤损伤的直接感染所致，亦可由体内结核灶的蔓延及经血行播散而成。眼睑部的皮肤结核可由：①面部寻常狼疮蔓延至眼睑，但较少见，一般是从鼻黏膜、颧部皮肤或结膜蔓延引起，可累及上、下睑，初期为大小不等的圆形结节，呈苹果酱样颜色，以玻片压之，可见棕黄色小点，中央有愈合倾向，四周出现更多新鲜病变。少数进而皮肤变薄，多在睑缘部形成浅溃疡，溃疡基底光滑色红，周边有易出血之肉芽，经久不愈，有触痛，痊愈后常留大的瘢痕，有时形成睑外翻；②溃疡性结核比较少见。开始为一睑板腺囊肿样病变，以后形成溃疡。稀薄脓液流出，因混有少许血液，流出液常呈粉红色、溃疡边缘不规则，底不平，有肉芽组织。化脓与结节反复出现，有时出现瘘管，不断排出液体，其中可找到结核菌。眼结核应注意与眼睑癌肿及梅毒性溃疡相鉴别，组织学检查为结核性肉芽肿；③瘰疬样皮肤结核是眼睑掩盖下眼部组织的原发性结核的一种表现，原发灶可位于睑板、取骨、泪囊或筛窦等组织。开始在眼睑出现一波动性、紫红色肿块，然后形成溃疡，成为深部瘘管，溃疡有游行边缘，向周围和深部扩散，使组织严重破坏，病变可持续多年不愈。

眼睑结核的治疗①全身用药：如异烟肼、链霉素、对氨水杨酸等，佐以维生素、钙剂；②局部清洁：杀灭细菌，促进愈合，可用3%硼酸软膏、5%白降汞软膏，亦可用紫外线照射或病灶切除。

二、泪器结核

结核侵犯泪器比较少见，但结核性泪腺炎相对较多。此病多见于青年人，常为双侧性，亦有单眼发病，多由血行播散或蔓延所致。主要表现为泪腺肿大，上眼睑肿胀和轻度下垂，耳前淋巴结可受累肿大，干酪样变形成脓肿、溃疡、瘘管，迁延不愈。

结核性泪囊炎常由于局部感染所致，亦可由邻近病灶蔓延而来，患者以青年女性为多，表现为泪管肿胀，溢泪，有黏液脓性分泌物自泪小点出。日久，可破坏泪囊甚至周围软组织和骨组织，形成结核泪囊周围炎或寒性脓肿，亦可形成窦道，耳前和颌下淋巴结可以肿大。治之以手术，保守治疗难以奏效。

三、结膜结核

比较少见，目前国内只报道 8 例。多为青少年女性，多单眼发病。原发性结膜结核多由结膜创伤（或）结核杆菌直接感染所致，常伴有耳前和颌下淋巴结肿大及化脓；继发性结核可由面部、眼睑、眼眶骨原发性结核病蔓延而引起。也可由血行播散形成，多见于青年人，多为双侧性，一般耳前和颌下淋巴结不受累。结核感染后，因患者的免疫和过敏状态不同而有多种表现，若免疫力低，病灶开始为局限性进展缓慢，表现为肉芽肿性，即结核瘤或寻常狼疮，治疗效果不佳。如免疫力强且敏感性高，则常表现为多发性，变化较快，无扩展倾向，临床表现为结核疹，治愈后不留痕迹。

四、角膜结核

多为继发性，常从结膜或巩膜结核蔓延而来，亦可从虹膜、睫状体的结核结节沿 Schlemm 管而感染葡萄膜结核灶播散出的细菌，直接侵犯角膜的后部组织。常见有：

1.结核性角膜溃疡

临床症状与匐行性角膜溃疡或溃疡性盘状角膜炎类似，常发于角膜缘部，角膜浅层均可有新生血管侵入，病情顽固，久治不愈，可发生角膜穿孔，造成严重后果。

2.原发性浸润型角膜炎

角膜病变多呈结节状或结核瘤状，常发生于角膜缘附近。开始睫状充血浸润呈点状，融合成舌状，向角膜中央侵犯；也有在角膜中央单独发生浸润者，角膜出现浓淡不一的症；严重者可形成角膜后脓肿，病程进展缓慢，时好时发，终成角膜白斑，影响视力。

3.深层中央性角膜炎

首先在角膜中央基质出现灰色浸润区，并逐渐向实质层扩展，周边部透明新生血管开始出现于深层，晚期才出现于浅层。此类病变类似病毒性盘状角膜炎，但角膜知觉不减退，后留白色瘢痕。结核性角膜基质炎多见于年轻女性，可由邻近病灶感染所致或对结核菌素过敏有关，多发于角膜下方，角膜深部弥漫性浸润，呈灰黄色，可出现结节状浸润，新生血管可在深层亦可在浅层，浅层盘臂较粗，通过侧枝互相联络。病程冗长，时愈时发，可延续数年之久，此种病变常会累及虹膜。发生羊状角膜后沉

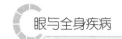

着物，可导致角膜混浊，视力严重受损。

角膜结核的治疗：①局部应用链霉素和狄奥宁眼药水及散瞳剂等；②全身应用抗结核药物，加强营养，口服维生素等支持疗法。

五、巩膜结核

角膜、葡萄膜和结膜的结核灶常可侵及巩膜，发生巩膜炎，也可由于对结核蛋白过敏而发生巩膜炎，根据发生的部位，可分表层巩膜炎、巩膜炎、前巩膜炎及后巩膜炎。

1.表层巩膜炎

多发生在中年人，表现为角膜缘外结膜下有结节状隆起，也称结节性巩膜表层炎。结节直径数毫米不等，呈紫红色，中央顶端常呈黄色，因为结节常位于睫状神经穿过眼球通道处，故疼痛及压痛显著。因病变位于巩膜表层，其表面球结膜虽稍有充血，但仍可自由推动。

2.巩膜炎

亦称深层巩膜炎或巩膜实质炎，比表层巩膜炎少见，因解剖位置的关系常可引起角膜及葡萄膜的并发症，依其发病位置不同，分为前巩膜炎及后巩膜炎，临床上以前者较多见。

3.前巩膜炎

常见于青年，女性发病较男性多，多为双侧性，表现为前部巩膜弥漫的紫红色浸润，水肿也较明显，以致浸润部位的结节不明显，病灶表面的球结膜充血，但仍可自由推动。结节性浸润可以环角膜缘浸润，形成环形巩膜炎。患者主诉疼痛重，急性期可出现暂时性近视，可能因睫状体水肿晶状体前移所致，痊愈后可留下紫蓝色瘢痕，并可扩张形成前葡萄肿。当炎症侵及角膜时，形成巩膜角膜周围炎，首先在靠近巩膜病灶的角膜缘部出现舌状或三角形浸润。尖端向角膜中央实质层扩展，浑浊开始为灰白色或灰黄色，以后变为浅蓝色或白色，个别病例可发生边缘性溃疡，病程很长，一般可以自愈，留下与巩膜相连的瓷白色瘢痕，故亦称硬化性角膜炎。

4.后巩膜炎

发生在眼球赤道后部，眼前节没有明显变化。诊断比较困难，主要临床表现有眼疼痛、眼睑水肿、球结膜水肿显著，眼球轻度前突，眼球运动可受限，除眼球运动受限发生复视外，视力一般正常。本病有时需与蜂窝组织炎鉴别，蜂窝织炎一般眼球突出较显。后部巩膜炎可并发球后视神经炎和葡萄膜炎，并可造成巩膜与眼球间的永久性粘连，或产生眼外肌麻痹。

巩膜结核治疗效果欠满意，主要为全身抗结核和局部治疗，包括热敷、散瞳、黄降汞软膏及狄奥宁、激素等。

六、结核性葡萄膜炎

葡萄膜层色素丰富、血流丰富，结核分枝杆菌可随血播散引起结核性葡萄膜炎。前部葡萄膜炎即炎症累及虹膜和睫状体冠以前的睫状体组织；中间葡萄膜炎即炎症累及睫状体扁平部、周边部视网膜、玻璃体基底部；后部葡萄膜炎即炎症累及脉络膜、视网膜；前、中、后均发生炎症则称全葡萄膜炎，简称葡萄膜炎。

葡萄膜属中医眼科之黄仁，黄仁属广义的瞳神范畴，目为肝窍，瞳神属肾，故黄仁病与肝肾关系密切。当急性虹膜睫状体炎出现瞳孔缩小，中医学称为"瞳神紧小"；当虹膜与晶状体粘连出现瞳孔参差不齐如梅花、锯齿状时，称为"瞳神干缺"；当虹膜与晶状体全部粘连又有机化膜形成时，称为"金花内障"；当后部葡萄膜发炎而致视物模糊时，称为"视瞻昏渺"；当炎性渗出物进入玻璃体而眼前出现暗影浮动时，中医学又将其概括在"云雾移睛"内。

（一）病因病理

1. 西医病因病理

引起人类结核有以下三种结核分枝杆菌：结核分枝杆菌（最常见）、牛型结核分枝杆菌、非洲结核分枝杆菌。感染后是否发病取决于以下因素：细菌毒力，毒力强易引起疾病，毒力弱则不易致病；机体的免疫力低下时结核分枝杆菌才能引起疾病。

2. 中医病因病机

外感风热或肝郁化火，致肝胆热盛，火邪上攻目窍，致黄仁受灼；外感风湿郁久化热，或素体阳盛，内蕴热邪，复感风湿，风湿与热搏结于内，上犯目窍，致黄仁受损；劳伤肝肾或久病伤阴，虚火上炎，灼伤黄仁。

（二）临床表现

1. 症状

患者多有低热、午后潮热、五心烦热、颧红、口干、咽燥等表现，也可引起消瘦、乏力、自汗等表现，眼部表现为视力下降、眼红赤、眼痛、畏光流泪、眼前黑影飘动等。

2. 体征

睫状充血、KP、房闪、房水浮游物、前玻璃体混浊；虹膜纹理不清，或有虹膜结节；瞳孔变小，对光反射迟钝；晶状体前色素沉着，玻璃体混浊，乳头水肿，视网膜出血，灰白色视网膜病变，视网膜多发性小的结核结节，黄斑水肿等。

3. 辅助检查

（1）标本的抗酸染色

可取痰液、尿、眼内液、淋巴结活组织检查等标本进行抗酸染色。如发现抗酸杆

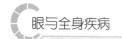

菌对诊断也有一定的帮助。

（2）结核菌素皮肤实验

将 0.1mL 含 1IU 或 10IU 的结核分枝杆菌纯化蛋白衍生物（PD）注射至皮内，于 48 ～ 72h 测定结果，对于一般人群硬结大于或等于 10mm 为阳性，对于高危人群大于 5mm 为阳性。

（3）结核分枝杆菌培养

眼内标本培养出结核分枝杆菌可确定结核性葡萄膜炎或视网膜炎的诊断。

（4）结核分枝杆菌的核酸扩增

房水和玻璃体标本可用于此种检测。

（5）组织学检查

取病变部位标本（皮肤、眼内组织等）进行检查，发现朗格汉斯细胞、干酪样坏死性肉芽肿对诊断有重要帮助。

（6）胸部 X 线检查

发现结核瘤、纤维化病灶、多发性结节状浸润、肺空洞形成。

（7）荧光素眼底血管造影检查

脉络膜结核结节在动脉期表现为弥漫性荧光，后期呈弥漫性强荧光；视网膜血管炎可致荧光素渗漏、血管壁染色、出血遮蔽荧光；囊样黄斑水肿；在伴有视网膜脱离吲哚菁绿荧光素渗漏和视网膜下染料积存。

（8）吲哚菁绿眼底血管造影检查

可见早期弱荧光、后期等荧光或弱荧光区；中或后期多发性小的局灶性强荧光区；脉络膜血管扩张、渗漏，晚期弥漫性强荧光；脉络膜血管闭塞。

4. 并发症

（1）晶状体改变

前葡萄膜炎可使虹膜色素沉积于晶状体表面，当虹膜后的粘连被拉开时，晶状体前表面会遗留虹膜色素或色素环。

（2）反复发作控制不及时，可并发性白内障、继发性青光眼，甚至眼球萎缩。

（3）继发性青光眼

多由虹膜完全性后粘连、房角粘连所引起。

（4）视网膜脱离

可表现为牵引性、裂孔源性或渗出性视网膜脱离。

（三）诊断与鉴别诊断

1. 诊断标准

关于结核性葡萄膜炎的诊断仍是一相当棘手的问题，目前尚无满意的诊断标准。

杨培增在《葡萄膜炎》中提出，在诊断结核性葡萄膜炎时应满足以下条件。

（1）诊断参数

①能够排除其他原因所致的葡萄膜炎或特定类型的葡萄膜炎；②符合结核性葡萄膜炎或结核性视网膜炎的临床特点；③眼内液分离培养出结核分枝杆菌；④抗结核治疗可使葡萄膜炎或视网膜炎减轻或消退；⑤患者存在眼外活动性结核病变或有眼外结核病史；⑥结核菌素皮肤试验阳性；⑦眼内液标本经 PCR 检测出结核分枝杆菌的核酸；⑧眼内活检标本中发现抗酸杆菌。

（2）判断

满足①＋②＋③应视为结核性葡萄膜炎或结核性视网膜炎。

满足①＋②＋③以外其他任意两条应视为结核性葡萄膜炎或结核性视网膜炎。

2. 鉴别诊断

1）急性闭角型青光眼

呈急性发病，视力突然下降，头痛、恶心、呕吐、角膜上皮水肿、角膜雾状混浊、前房浅、前房闪辉等，但无前房炎症细胞，瞳孔呈椭圆形散大，眼压增高，与急性前葡萄膜炎的角膜可透明、大量 KP、前房深度正常、房水大量炎症细胞、瞳孔缩小、眼压正常或偏低等易于鉴别。

2）眼内肿瘤

一些原发性眼内肿瘤或转移瘤，可引起前房积脓等改变，但从病史、临床表现、超声波、CT 及磁共振检查等可资鉴别。

3）多发性硬化伴发的葡萄膜炎

多发性硬化是一种进展性的、复发和缓解交替存在的神经系统脱髓鞘疾病，可引起视神经炎、视网膜血管炎、血管周围炎、慢性前葡萄膜炎和中间葡萄膜炎等多种类型。这些患者的中间葡萄膜炎发生率为 3.3% ～ 26.9%。此种眼部炎症本身没有特异性，所以仅根据眼部炎症难以确诊为多发性硬化。虽然葡萄膜炎偶尔可出现于神经系统病变之前，但在多数患者，神经系统病变出现于葡萄膜炎之前。患者出现或以往曾有眩晕、共济失调、视力减退、感觉障碍、虚弱、括约肌功能失调等都提示多发性硬化存在的可能性，对这些患者应请神经科医生检查和进行磁共振检查，以明确诊断。

4）类肉瘤病性葡萄膜炎

类肉瘤病是一种病因尚不完全清楚的多系统的慢性肉芽肿性疾病，在眼部主要引起葡萄膜炎。类肉瘤病在黑色人种中常见，在我国相当少见。此病多引起前葡萄膜炎，也可引起后葡萄膜炎、中间葡萄膜炎和全葡萄膜炎。葡萄膜炎往往发生于全身病变之后，全身病变特别是皮肤病变（结节性红斑、冻疮样狼疮、斑丘疹和肉芽肿结节）、支气管肺门淋巴结病、表浅淋巴结肿大等对诊断有很大帮助，特别是血清血管紧张素转化酶水平升高等对诊断有重要价值。

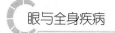

5）Lyme病伴发的葡萄膜炎

Lyme病是由蜱传播的疏螺旋体病，表现为多系统的炎症性病变。患者通常处在森林地区，有蜱咬伤病史，表现为游走性红斑、游走性关节炎，可伴有脑神经麻痹和周围神经病变、慢性脑膜炎、心肌炎、心包炎、心律失常等全身病变。在眼部通常引起肉芽肿性虹膜炎、虹膜睫状体炎、中间葡萄膜炎、弥漫性脉络膜炎、视神经炎、渗出性视网膜脱离等。上述全身病变强烈提示伯氏疏螺旋体感染。血清学检查特别是利用酶联免疫吸附试验（ELISA）发现特异性抗体有助于诊断，但由于抗体的产生需要一定时间，所以在疾病早期不一定能查到特异性抗体。早期抗生素的应用也可影响抗体的产生，造成假阴性结果。此种检查还可产生假阳性结果。除上述方法外，间接免疫荧光测定、免疫印迹技术、聚合酶链反应（PCR）测定特异性的DNA等技术均有助于此病的诊断。

6）梅毒性葡萄膜炎

梅毒是由梅毒螺旋体引起的一种全身性疾病，在眼部主要表现为前葡萄膜炎、中间葡萄膜炎、后葡萄膜炎、全葡萄膜炎、脉络膜视网膜炎、视网膜血管炎等，单眼或双眼受累。此病往往有典型的皮肤病变，如原发性下疳、继发性梅毒斑丘疹或丘疹鳞屑、后期梅毒结节。

【治疗】

1.治疗原则

在应用有效抗结核药物治疗的基础上，配合眼部治疗，根据病情轻重选择局部或全身应用激素治疗，同时结合中医辨证论治治疗。

2.全身治疗

1）西医治疗

（1）抗结核治疗

有关抗结核药物目前有多种，第一线药物有异烟肼、利福平、吡嗪酰胺、链霉素和乙胺丁醇。联合规范用药是彻底治愈结核的关键，继续不规范用药治疗往往导致疾病的复发或恶化。联合用药的方法通常取决于患者所患结核的类型，对于有肺部或肺外结核者，一般选用异烟肼联合利福平治疗6个月，在治疗最初2个月内往往联合吡嗪酰胺；对于有播散性结核、结核性脑膜炎和伴有艾滋病（AIDS）的结核患者，应给予异烟肼、利福平和乙胺丁醇（或吡嗪酰胺）治疗9个月以上。由于目前结核分枝杆菌的耐药性非常普遍以及治疗期间过早停药易造成耐药等问题，所以应让患者及时专科就诊以获得正确治疗。

（2）糖皮质激素

对于高度怀疑或确诊为结核性葡萄膜炎患者，一定要在使用有效抗结核药物的情况下，始给予糖皮质激素全身治疗。

2）中医辨证论治

（1）肝经风热证

症状：起病急骤，视物模糊，羞明流泪，眼球坠痛、抱轮红赤，角膜后壁附有炎性渗出物，神水浑浊，黄仁晦暗，纹理不清，瞳神缩小。全身症状可见头痛发热，口干舌红，舌苔薄白或薄黄，脉浮数。

治法：祛风散邪，清泻肝胆。

方药：新制柴连汤加减。

柴胡 10g、蔓荆子 15g、荆芥 10g、防风 10g、黄芩 10g、黄连 10g、栀子 10g、龙胆草 10g、赤芍 15g、甘草 8g组成，水煎，每日 1 剂，分 2 次温服。

若头痛发热，口干舌红较甚者，加车香子、黄菊、半边莲、生地黄入药，加强清肝疏解功效。

若睫状体充血明显，眼痛严重，加生地黄、牡丹皮以凉血。若目珠赤痛较甚，可选加生地、牡丹皮、丹参、茺蔚子凉血活血，增强退赤止痛的作用。若前房积脓者，加石膏、知母以清阳明胃火。

（2）肝胆火炽证

症状：头目剧痛、瞳神甚小，黄仁肿胀，珠痛拒按，痛连眉棱、颞颥，抱轮红甚，神水浑浊，黑睛之后或见血液沉积，或有黄液上冲。全身症状多有口苦咽干，烦躁易怒，恶心，呕吐，舌红苔黄，脉弦数等。

治法：祛风散邪，清泻肝胆。

方药：龙胆泻肝汤加减。

龙胆草、黄芩、栀子、泽泻、车前子、生地黄、当归、柴胡、甘草组成。水煎，每日 1 剂，分 2 次温服。

若大便秘结，加芒硝、大黄以通便泻火。若口苦、头重痛、苔黄而腻者，可加茵陈、石菖蒲。

若眼赤痛较甚，或黑睛之后有血液沉积，可选加牡丹皮、赤芍、蒲黄以凉血活血或止血。

（3）风热挟湿证

症状：发病或急或缓，瞳神紧小或偏缺不圆，目赤痛，眉棱、颞颥闷痛，视物昏蒙，或黑花自见，神水浑浊，黄仁纹理不清，全身症见头重胸闷，肢节酸痛，舌苔黄腻，脉弦数或濡数等症。

治法：祛风清热除湿。

方药：抑阳酒连散为《原机启微》方。

生地黄、独活、黄柏、知母、羌活、白芷、防风、蔓荆子、防己、黄芩、黄连、栀子、寒水石、生甘草组成，水煎，每日 1 剂，分 2 次温服。

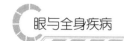

若胸脘痞闷，加厚朴、薏米、茯苓；若关节红肿疼痛加忍冬藤、桑枝。

若用于风湿偏盛，热邪不重，脘闷苔腻者，宜减去知母、黄柏、寒水石等寒凉泻火药物，酌加厚朴、白豆蔻、茯苓、薏苡仁宽中利湿，或改用三仁汤加减。若角膜后KP（沉着物）日久不消，伴食欲缺乏、乏力，加党参、白术、茯苓。

（4）阴虚火旺证

症状：以患病日久、反复发作、眼内干涩、视物昏蒙、睫状充血较轻、角膜后KP不消退、玻璃体混浊、视网膜黄白色渗出，全身症见心烦失眠，手足心热，五心烦热，口燥咽干，舌红少苔、脉细数。

治法：滋阴降火。

方药：知柏地黄汤加减，由知母、黄柏、生地黄、牡丹皮、山茱萸、茯苓、泽泻、白芍、黄连组成，水煎，每日1剂，分2次温服。若头痛发热，口干舌红较甚者，加车香子、黄菊、半边莲、生地黄入药，加强清肝疏解功效。若眼内干涩较甚，口干不欲饮，加石斛、玉竹、菊花。若角膜后KP日久不消，伴食欲缺乏、乏力，加党参、白术、茯苓。

3）常用中成药：肝胆风热证，予龙胆泻肝丸、开光复明丸、熊胆丸、黄连羊肝丸。

风湿化火证，予防风通圣丸。阴虚火旺证，予知柏地黄丸、石斛明目丸、石斛夜光颗粒。痰瘀互结证，予丹红化瘀口服液、血府逐瘀口服液、二陈丸。

4）针灸治疗：

①肝经风热者，针用泻法，选睛明、申脉、太冲、曲泉、合谷；②肝胆火炽者，针用泻法，选太冲、风池、睛明、太阳、印堂；③风湿夹热者，针用泻法，选合谷、曲池、承泣、攒竹、风池；④虚火上炎者，针用补法，选睛明、四白、三阴交、行间、肝俞、太溪等。均每日1次，留针30min，10日为1个疗程。

5）其他治疗：

有前葡萄膜炎表现时可应用炎琥宁注射液、喜炎平注射液、鱼腥草注射液等清热解毒药物，配合适量生理盐水雾化熏眼；对于后葡萄膜炎，网膜陈旧出血或水肿，可选择丹参注射液等进行眼部离子导入治疗。

3. 局部治疗

1）当存在前葡萄膜炎表现时

①睫状肌麻痹：防止发生虹膜后粘连，减少产生瞳孔闭锁或继发青光眼；缓解睫状肌痉挛以减轻疼痛，可用1%～2%阿托品滴眼液滴眼或1%阿托品眼膏涂眼，必要时可用散瞳合剂，球结膜下注射；②抗炎：应用皮质激素滴眼液滴眼，可用0.5%醋酸可的松滴眼液，也可用强的松龙或地塞米松做结膜下注射，加强局部用药，效果更为明显。

2）中间葡萄膜炎、后葡萄膜炎

以往局部应用地塞米松注射液或曲安奈德注射液球周、球后注射，目前此方法在临床较少应用。

4.手术治疗

1）继发性青光眼

若经药物治疗未能控制眼压者，则应考虑行抗青光眼手术。

2）并发性白内障

对于因白内障严重影响视力者，可在炎症完全控制状态下施行白内障摘除术。

【预防与调护】

1.重视体育锻炼，增强体质，避免过度劳累，防止感冒。

2.眼部有不适感或眼痛时应及时到医院眼科就诊。

3.注意合理和正确使用糖皮质激素及皮质激素滴眼液。

4.注意清淡饮食，忌食辛辣刺激性食物。

【研究进展】

结核性葡萄膜炎因难以获得病原学诊断依据，至今仍很难明确诊断。聚合酶链式反应（PCR）技术可扩增痕量级核酸的特点，对少菌性感染的结核性葡萄膜炎而言是一大优势。在临床实际应用中，PCR技术的类别、靶基因序列的选用、眼内液样本类型及患者的选择等，在一定程度上可能影响PCT检测的敏感度。对结核性葡萄膜炎致病机制及抗结核药物治疗反应等的深入剖析，有助于临床医生从不同角度更好地分析PCR检测结果及治疗结局。因此，结合具体情况选用合适的PCR改良技术或结合巢式实时荧光定量PCR、实时荧光定量逆转录PCR等，可在一定程度上进一步提高临床检测的敏感度。

七、视网膜结核

视网膜结核不如葡萄膜结核那样常见，它可能是全身粟粒性结核的一部分，循血行而来；亦可能自邻近的结核灶蔓延所致，如从睫状体、脉络膜或视神经乳头侵犯到视网膜；视网膜的结核性静脉炎亦是表现形式之一，单纯视网膜受累的网膜结核更为少见。其临床主要表现：

1.视网膜结核结节

甚为少见，是全身粟粒性结核的一部分，多与脉络膜的粟粒性结核共存。Litten曾报告一例结核性脑膜炎，眼底灰白色且有出血，状似视网膜脱离，组织学检查发现视网膜色素上皮层和神经层间有结核样变化及结核菌。Perls则发现视网膜结节位于视网膜内层和血管附近。

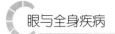

2.结核性视网膜炎

主要由脉络膜、睫状体或视神经乳头的结核灶蔓延所致，发病年龄轻，多为儿童或少年。临床表现为视网膜静脉瘀血，网膜有出血及较多的黄白色棉毛斑。如结核感染来自虹膜或睫状体，常因原发灶致屈光介质不清，不能窥察眼底情况。如病变来自脉络膜，常表现为 Bruch 膜，稍被结节推向前，但不破裂，相应部位色素上皮细胞的色素减少或色素消失，网膜水肿。脉络膜团球状结核成结核瘤，亦可致网膜水肿、坏死、脱离，有时可误为眼内肿瘤而摘除眼球。单纯视网膜受累，一般因血行感染引起，主要表现为视力减退，中心盲点，视网膜有水肿、小片状出血或棉毛斑，对抗结核治疗有良好反应。1882 年 Eales 发现本病的出血和视网膜静脉炎之间的联系，为结核分枝杆菌或其毒素所致。本病常见于 40 岁以下的男性，30 岁以下的青年人更常见。患者常有肺部结核灶或已钙化病灶，亦有部分患者找不到明显的结核灶。其多为双眼发病，可同时发病，亦可有先后之分。其主要临床特征是：①视网膜出血；②玻璃体积血；③视网膜静脉周围改变；④视网膜和玻璃体的纤维结缔组织形成（增殖性视网膜炎），表现为视物模糊，可逐渐加重，亦可突然发生。如玻璃体积血，患者可突然感眼前云雾飘荡，然后出现红视，视力骤降。大量出血常侵入玻璃体，致眼底不能窥见。玻璃体积血可全部或部分吸收，吸收后眼底仍清晰可见，视力可恢复。吸收后经过不定时的间歇，甚至数年出血又复发，或另眼发生出血。早期眼底检查，发现视网膜周边部小静脉瘀血、弯曲、怒张，宛如小血管瘤，静脉旁形成节段性白癜，逐渐向中央蔓延，开始多为一两支血管受累，逐渐扩展到整个视网膜。偶有动脉受累，形成视网膜血管炎。静脉旁可出现小的渗出或出血，消退后常遗留面纱状或带状结缔组织，环绕着脉管或将其牵扯到一侧，引起血管腔不规则、梗死或新生血管形成。早期病变多位于周边，对视力无影响，如病变累及黄斑时，特别当玻璃体结缔组织增殖，从视盘延伸到玻璃体各处，视力常受到较大影响。由于纤维带的牵拉，可形成视网膜脱离，并可引起继发青光眼或出血性青光眼，后果严重。有时可发生视网膜中央静脉主干受累而闭锁，则可发生视神经乳头水肿，而有典型视神经炎现象，整个视网膜静脉充盈，片状出血，视力几乎完全丧失。本病病程缓慢，有的病例经多次发作视力仍较好，有些病例经多次反复视力下降，有的则因发生继发青光眼、视网膜脱离或并发白内障等而丧失视力。Fleisher 首先研究了本病的病理改变，发现视网膜静脉有广泛的结核性感染，但视网膜本身未被波及，组织学表现主要是类上皮细胞和一些巨细胞构成的结节围绕着静脉，静脉内有增殖性静脉内膜炎。Gilbert 在一例 21 岁的男性患者的网膜静脉周围浸润中，找到了结核分枝杆菌。

3.视网膜动脉周围炎

极为罕见的，在结核性静脉周围炎中，动脉受累，只是在和静脉交叉处。Kyrieleis 曾报告一个男性病例，右侧面部和鼻部受伤，1 月余发生了急性脉络膜炎，在一些动脉上面有色渗出物遮蔽着动脉的宽度，静脉无恙，他的诊断是结核性脉络膜炎。结核菌素阳性反应，抗结核素治疗有改善，但无病理学证明。

4. 近视神经乳头性脉络膜视网膜炎

又称为 Jensen 病，多发生在青年人，推测可能是结核感染引起，典型病变表现为视神经乳头附近出现大约 1 ~ 2 个视神经乳头大小的椭圆形病灶，开始见于脉络膜继之视网膜轻度水肿，稍隆起，有渗出物及出血，玻璃体常出现浑浊，角膜后常有少许沉着物。患者视力常明显降低，炎症消退后，眼底相应部位留有一萎缩斑，视力不易恢复，出现相应的楔形视野缺损。

八、视神经结核

视神经结核少见。多来自邻近组织的结核灶，如脑膜、眼眶、巩膜、葡萄膜和视网膜结核，也可由血行感染而来。主要表现为球后视神经炎，视力锐减，结核性脑膜炎也可引起视神经炎，可双眼发病，有时亦可引起视神经乳头炎，视神经乳头上可发现结核结节或团球状结核瘤，严重者可出现重度玻璃体混浊，以致眼底不能窥见，最后可致视神经萎缩。

九、结核性脑膜炎

结核性脑膜炎是结核分枝杆菌血行播散的结果，也可由脑内干酪样病灶扩散引起。眼部表现：

症状：怕光为常见症状，多因刺激引起。

体征：①视力眼底有改变及视神经发炎者视力减退；②瞳孔颅底脑膜炎引起瞳孔扩大，对光反应迟钝或消失。也有瞳孔缩小者，但甚罕见；③眼底发生视神经乳头炎或视神经乳头水肿。尤其是晚期发生脑膜粘连者，视乳头水肿可很明显。视神经炎症最后出现原发性视神经萎缩，长期的视神经乳头水肿将发生继发性萎缩。脉络膜粟粒结核是特殊性改变，呈现圆形或椭圆形，结核结节边界不清，直径 0.5 ~ 2.2mm，呈淡黄色，多分布于眼底后极部，往往多个同时存在。眼底发现粟粒结核为病情危重的表现，另一方面往往可以根据它作出肯定的诊断。

（董霏雪）

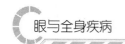

第7节　维生素缺乏病

一、维生素 A 缺乏

维生素 A 缺乏引起的眼部病变，包括结膜和角膜的干燥、角膜软化症、夜盲和视网膜病变。结膜表现为干燥颗粒斑片，增厚，皱褶，色素脱失，不透明，玫瑰红染色强阳性，在角膜缘部出现三角形的变性角化结膜覆盖结膜干燥部位，称为比托斑（Bitot斑）。角膜表现为无光泽，浅层点状着色，或进展为角膜上皮缺损，基质层水肿，睑裂部角化。发生角膜软化症时，角膜全层液化性坏死，边界不清，呈不透明灰黄色外观，基质层变薄，或后弹力层膨出，严重者角膜穿孔，前房消失。视网膜改变不常见，可见黄白色点状损害，造影检查表现为局灶性视网膜色素上皮缺损。

二、维生素 B$_1$ 缺乏

维生素 B$_1$ 缺乏可引起浅层角膜炎、眼肌麻痹、瞳孔散大、调节减弱、球后视神经炎、视神经萎缩等，表现为角膜混浊，视力下降，复视，瞳孔对光反射迟钝，视近困难，眼球转动有牵拉感，眼眶深部有牵拉和疼痛感。

三、维生素 B$_2$ 缺乏

维生素 B$_2$ 缺乏可引起脂溢性睑缘炎、结膜炎、酒糟鼻性角膜炎、角膜缘周围浅层新生血管形成、角膜混浊、白内障及球后视神经炎，表现为视力下降、眼干涩、流泪、结膜充血、眼球转动痛。

四、维生素 C 缺乏

维生素 C 缺乏可引起眼部多部位出血、眼睑肿胀和白内障，表现为眼睑、结膜、前房、玻璃体、视网膜、视神经鞘膜及眶内出血或积血，进而引起眼球突出和眼外肌麻痹。

五、维生素 D 缺乏

维生素 D 缺乏可引起眼睑痉挛、屈光不正，当影响骨发育时，引起眼眶狭窄和眼球突出。

六、维生素 E 缺乏

维生素 E 缺乏可影响视网膜色素上皮功能，导致视力减退。

七、维生素 K 缺乏

维生素 K 缺乏可引起眼睑皮下出血，偶尔发生上睑下垂，少数合并视网膜出血，如颅内出血可引起颅内高压致视盘水肿及皮质盲等。

（樊晓瑞）

第 8 节　甲状腺相关眼病

甲状腺的功能是由高级神经通过脑垂体及自主神经而被控制与调节。甲状腺素的合成与分泌受脑垂体的促甲状腺激素的调节，促甲状腺素也受血液中甲状腺素浓度的影响，正常时这种调节处于相对平衡状态。当精神受刺激、身体碘供应不足或发生感染或创伤等情况时，则上述的生理平衡不能维持，于是产生甲状腺疾病。临床较常见的甲状腺疾患为甲状腺功能亢进症、甲状腺功能减退和地方性甲状腺肿，其中以甲状腺功能亢进症（甲亢）与眼科关系最为密切，患者经常因眼球突出而首先就诊于眼科。该病的命名种类较多，如甲状腺眼病、甲状腺功能紊乱眼病、内分泌性浸润性突眼、甲状腺相关眼病、恶性突眼、格雷夫斯眼病、眼型格雷夫斯病，近年来比较多的学者将其称为甲状腺相关眼病或格雷夫斯眼病。

一、甲状腺疾病与甲状腺相关性眼病

甲状腺相关性眼病（thyroid associated opthalmopathy，TAO）是导致成人单眼或双眼眼球突出的最常见病因，是由自身免疫系统紊乱引起的球后及眶周组织的浸润性病变，病因源于甲状腺自身免疫，两者常互相并存或先后发病。临床上甲状腺功能可亢进、正常或低下。本病发病后 2/3 轻至中度病例可以自行缓解，20% 病情稳定，14% 病情加重，其中只有 3% ~ 5% 的病例发展到极重度而威胁视力。

传统中医对本病早有认识，相当于中医学的"瘿病"和中医眼科学的"鹘眼凝睛"范畴，中医古籍中对其有"突起睛高""鱼睛不夜""珠突出眶""神木自胀"等称谓。宋元时期著名中医眼科专著《秘传眼科龙木论》称为"鹘眼凝睛外障"："此眼初患之时，忽然痒痛泪出，五轮胀起皆硬，难以回转，不辨人物，此疾皆因五脏热壅，冲上脑中，风热入眼，所使然也"，指出其临床具有眼部自觉症状及眼球突出、运动受限、视力受损等特点，同时认为该病起病突然，发展迅速。

（一）病因病理

1.西医病因病理

TAO 确切的病因病机不清楚，有可能性与遗传、环境和自身免疫紊乱等多种因素有关。病理因眶内免疫与增殖反应引起眼外肌的肥大和眶内脂肪组织的增多而致突眼、压迫性视神经病变、眼球运动障碍等各种临床表现。

2.中医病因病机

肝郁气滞，肝郁犯脾，脾虚生痰；或肝郁日久，化热伤阴，血行不畅，而瘀及脾，脾虚生痰化瘀致阴虚内热，痰湿瘀血结于目。

（二）临床表现

眼部病变可能为单侧发病，也可能为不对称的双侧受累，根据临床不同，临床表现分为单纯性突眼和浸润性突眼；根据病情的活动程度，两者又可分为活动期和非活动期。

1.眼睑 TAO 最常见的眼睑征

上睑迟落，上、下眼睑退缩；睑裂扩大，眼睑闭合不全，瞬目运动减少，异物感；眼睛肿胀。

2.球结膜充血、水肿

由于重力的关系，睡眠后球结膜水肿及眼睑肿胀、眼球突出可更加明显。

3.眼球突出

由于眶内软组织浸润水肿，引起单眼或双眼眼球突出，并伴有突出回纳阻力增加；

4.复试和眼球运动受限

由于眼外肌炎症、水肿和纤维化，使眼球运动受限，常见下直肌受累最多，其他眼外肌也可受累，患者出现复视及眼球运动障碍。

5.其他

TAO 患者泪膜破裂时间较健康人明显缩短。TAO 患者泪膜破坏或眼睑闭合不全可引发暴露性角膜炎，主要表现为角膜炎症、角膜溃疡、穿孔等。TAO 为重度眼球突出时，可因眶压升高引发青光眼，严重时导致视乳头水肿，患者进而出现视力下降、模糊、视野缺损等症状，初期可逆，严重时可引发不可逆性视功能受损。另外，TAO 在治疗过程中常采用糖皮质激素治疗，激素性青光眼在 TAO 中也时有发生。

（三）辅助检查

1.超声

TAO 炎症活动期,B 超示眼外肌增大,内部回声弱、光点少; 非活动期眼外肌回声强、光点增多。B 超测量的眼外肌厚度与眼球突出度具有相关性。但 B 超对眶尖结构的评估能力较差、空间分辨率低、检查结果易受操作者影响,可重复性差。彩色多普勒成像可实时观察眼眶的血流情况,通过眼眶动脉和静脉的血流情况评估 TAO 的分期。活动期 TAO 患者眼动脉血流速度明显高于非活动期患者,眼外肌增粗压迫眼上静脉,眼上静脉回流受阻、血流速度下降,眼上静脉血流速度与 CAS 评分成反比。

2.CT

CT 能直观地显示眼外肌、泪腺、眶脂肪组织的形态和密度改变。TAO 患者在 CT 上常表现为眼外肌增粗。此外,增强 CT 还能反映组织的血供情况,TAO 活动期眼外肌血流增多,CT 增强扫描呈轻到中度强化;静止期眼外肌无强化。

3.MRI

MRI 除可以定量分析眼球突出度、眼外肌厚度以外,也能用于眼外肌和眶脂肪的体积测量。TAO 活动期组织中的游离水增加,T_2WI 信号增高;在稳定期,眼球后组织尤其是眼外肌纤维化,T_2WI 信号降低。

（三）诊断与鉴别诊断

1.诊断标准

据李凤鸣《中华眼科学》拟定。

1）Fruch 诊断标准

（1）患者有甲状腺病史,眼球突出,其突度大于或等于 22mm,眼睑退缩,睑裂增大 11mm 以上;眼外肌受累,至少有一条眼外肌为限制性病变;CT 检查提示单眼或双眼眼外肌长大。

（2）眼球突出、眼睑退缩、眼外肌受累 3 个体征均出现,至少 2 个体征是双眼性的。

（3）眼球突出,眼睑退缩,CT 检查发现眼外肌长大,3 个体征中患者单眼有 2 个以上的体征出现。

只要符合以上诊断标准中的任何一个,都可以诊断为甲状腺相关眼病。

2）Gorman 诊断标准

眼睑退缩是甲状腺相关眼病的特殊眼征,通常与眼球突出、眼外肌受累、视神经病变、甲状腺功能异常相关联。

若眼睑退缩与这 4 个特征都存在,甲状腺相关眼病诊断无疑。

眼睑退缩与这 4 个特征之一,甲状腺相关眼病诊断可能性大,因孤立的眼睑、眼

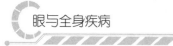

外肌和视神经受累极少见。

以上 2 个诊断标准对大多数甲状腺相关眼病都合适，但极少数病例有例外，如患者有甲状腺功能异常并有视神经病变，CT 检查发现眼外肌长大，但无眼睑退缩、眼球突出，该病例很难用上述 2 个诊断标准得出正确诊断。

3）Bartly 诊断标准

（1）眼睑退缩

只要合并以下体征或检查证据之一可作出诊断。

①甲状腺功能异常：患者血清中 TT_3、TT_4、FT_3、FT_4 水平升高，TSH 水平下降。②眼球突出：其突出度等于或大于 20mm。③视神经功能障碍：包括视力下降、瞳孔反射、色觉、视野异常，无法用其他病变解释。④眼外肌受累：眼球活动受限，CT 发现眼外肌长大。

（2）缺乏眼睑退缩

在缺乏眼睑退缩的情况下要诊断甲状腺相关眼病，患者须具备甲状腺功能异常，另还应有以下体征之一，眼球突出、眼外肌受累或视神经功能障碍，并排除其他眼病引起的类似体征。

2. 病情评估

病情评估是决定下一步治疗的关键，包括病情严重度以及临床活动度两方面。

1）病情严重度评估

采用 Graves 眼病欧洲专家组（EUGOGO）2016 年管理指南制定的病情严重度分级标准。

（1）轻度

对日常生活影响轻微，一般不需要免疫抑制剂或手术，具有以下至少 1 项：眼睑回缩（< 2mm）、轻度软组织损害、眼球突出程度不超过正常上限（该种族同性别人群的正常值，华人正常突眼度上限 18.6mm）的 3mm，一过性或不存在复视和使用润滑型眼药水有效的角膜暴露症状。

（2）中重度

眼部症状影响日常生活，但不威胁视力，需要免疫抑制剂或手术治疗。符合以下任意 2 种或以上情况：眼睑回缩 ≥ 2mm、中度或重度软组织损害、眼球突出超出正常上限至少 3mm、非持续性或持续性复视。

（3）极重度

威胁视力的 TAO，是指甲状腺功能异常伴视神经病变（dysthyroid optic neuropathy，DON）和（或）角膜脱落的 TAO 患者。

2）病情活动度评估

采用 EUGOGO 推荐的、Mourits 提出的临床活动度（clinical activity score，CAS）

评分标准：①自发性的眼球后疼痛感；②眼球运动时伴有疼痛；③眼睑充血；④眼睑水肿；⑤结膜充血；⑥球结膜水肿；⑦泪阜水肿。当 CAS 评分 ≥ 3 分即可判断为活动性，评分越高表明炎症反应越严重。

3. 鉴别诊断

（1）眼眶肿瘤

眼眶内原发性和转移性肿瘤直接侵犯眼外肌；或眶内占位压迫眼上静脉，静脉回流受阻也能使眼外肌增粗。受累的眼外肌常呈结节状，边界不清，以单侧、单条眼外肌受累为主，仅 15% 的患者双侧眼外肌受累。还可表现为眼外肌的肌腱、眶脂肪和眶骨受累，并伴随全身症状。

（2）眼眶炎性假瘤

眼眶炎性假瘤是原发于眼眶的慢性非特异性炎性疾病，可累及多个眼眶结构。根据受累部位分为不同的亚型，累及眼外肌时称为肌炎型。肌炎型眼眶炎性假瘤眼外肌增粗，易与 TAO 混淆。但其以单侧、单条眼外肌受累为主，肌腱与肌腹同时受累；TAO 双眼多条眼外肌受累多见，眼外肌肌腹增粗肌腱正常。眼眶炎性假瘤起病急，常伴有剧烈的眼眶疼痛，糖皮质激素治疗后症状可在几天内迅速缓解；TAO 一般不伴有剧烈的眶部疼痛，病程在几个月到几年不等。

（三）治疗

1. 治疗原则

从全身和眼部治疗两方面入手。全身治疗主要针对矫正甲状腺功能异常，对于甲状腺功能无异常或者已经恢复正常者，可定期观察，不用药物。眼部治疗主要针对眼球突出、眼外肌麻痹、8 ~ 36 个月后自行稳定。在晚期可选用物理治疗和手术治疗，碘离子导入软化瘢痕，手术治疗适用于病情稳定后，眼睑眼肌病变及眶压高视神经受到压迫而需眼眶减压的病例。中医治疗多侧重于活血散瘀、化痰散结。本病的早期因情志所伤，忧忿气结，肝失疏泄，聚湿成痰，血滞成瘀，肝气亢盛，气郁化火，郁火痰瘀，上扰空窍，而致畏光流泪，面红耳赤，目睛炯炯有神，如怒视之状。早期宜清肝泻火，行气化痰。后期宜活血通络，化痰散结。活血化痰，改善血液循环，调整阴阳平衡贯穿整个治疗过程。

2. 全身治疗

1）西医治疗

内科 + 眼科联合治疗。

（1）内科

治疗甲状腺功能异常，维持甲功平衡。

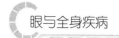

（2）药物治疗

①糖皮质激素：是目前使用最多也是疗效最为确切的治疗 TAO 的药物，主要用于中重度 TAO 及眼部手术术前准备，给药途径包括口服、静脉滴注、局部注射；②生物制剂：生物制剂是新兴的 TAO 治疗方法，国际多项多中心随机对照试验结果证实，替妥木单克隆抗体、利妥昔单克隆抗体（rituximab，RTX）和托珠单克隆抗体等靶向药物治疗 TAO 有效，可作为中重度活动期 TAO 的二线治疗方法；③传统免疫抑制剂：TAO 常用的传统免疫抑制剂包括吗替麦考酚酯、环孢素、甲氨蝶呤和硫唑嘌呤等。

2）中医辨证论治

（1）气郁化火证

证候：眼珠进行性突出，转动受限（不能转动），胞睑难以闭合，或黑睛生翳，白睛赤肿，畏光流泪；伴急躁易怒，口苦咽干，怕热多汗，心悸失眠，妇女痛经或闭经，乳房胀痛；舌红苔黄，脉弦数。

治法：清肝泻火，解郁散结。

方药：丹栀逍遥散加减。

牡丹皮 10g、栀子（炒焦）8g、茯苓 10g、白术（土炒）10g、薄荷 3g、甘草（蜜炙）6g，柴胡（酒制）8g、白芍（酒炒）10g、当归 8g。水煎，每日 1 剂，分 2 次温服。

若肝火郁结较重者，可加夏枯草、决明子入肝经而清泄郁火；若有胸闷胁痛者，加香附、郁金以疏肝解郁；两手及舌伸出有震颤者，可加石决明、钩藤、僵蚕以平肝熄风。月经不调、闭经加益母草、香附；善食易饥加石膏、知母。黑睛生翳加石决明、木贼、密蒙花、蝉蜕平肝祛风退翳。

（2）阴虚阳亢证

证候：眼珠微突，凝视不能转动，白睛淡红；全身可见头晕耳鸣，怵惕不安，心烦不寐，消瘦多汗，腰膝酸软；舌红少苔，脉细数。

治法：滋阴潜阳，平肝降火。

方药：平肝清火汤加减。

车前子 10g（包煎），连翘 10g，枸杞子 10g，柴胡 10g，夏枯草 10g，白芍 10g，生地黄 10g，当归 10g。水煎，每日 1 剂，分 2 次温服。

可加女贞子、麦冬增加养阴涵阳之力；心悸眠差较重者可加酸枣仁、首乌藤以养心安神；双手震颤者可加珍珠母、鳖甲以滋阴平肝熄风。

（3）痰瘀互结证

证候：眼球外突，运转受限，白睛暗红，视一为二，羞明流泪；胁肋胀满，胸闷不舒；舌质暗红，苔黄，脉弦。

治法：疏肝理气，化瘀祛痰。

方药：逍遥散合清气化痰丸加减。

柴胡 10g，白芍 10g，当归 10g，茯苓 10g，白术 10g，炙甘草 6g，煨生姜 3g，薄荷 3g，陈皮 30g，杏仁 30g，枳实 30g，黄芩 30g，瓜蒌仁 30g，茯苓 40g，胆南星 45g，制半夏 45g。水煎，每日 1 剂，分 2 次温服。

若热象不明显者可去黄芩，加郁金、川芎、桃仁以行气活血化瘀；可加生牡蛎、浙贝母、夏枯草、昆布以软坚化痰散结。

常用中成药：夏枯草片、夏枯草膏、雷公藤多苷片。

（4）针刺治疗

可选风池、天柱、百会、阳白、外关、内关、合谷、行间、太冲等穴，每次 2～4 穴，泻法为主，交替轮流取穴，每日 1 次。

3. 局部治疗

对于轻度症状的患者可采取一般措施治疗，并长期随访观察。建议所有患者采取局部措施，包括佩戴墨镜遮挡眼部、人工泪液（生理盐水滴眼）局部湿润以及夜间抬高头部减少充血水肿。日间佩戴深色眼镜和每 2～3h 滴人工泪液，夜间使用眼润滑剂，如 1% 甲基纤维素滴眼液和（或）凡士林，通常可缓解畏光和对冷空气敏感的症状。在等待眼肌稳定以行斜视手术期间，也可临时采用眼罩或棱镜来治疗复视。

眶放射治疗：对近期的软组织炎症和近期发生的眼肌功能障碍效果较好。糖尿病和高血压视网膜病变者是眶放射治疗的禁忌证。本疗法可以单独或者与糖皮质激素联合使用。联合应用可增加疗效，减少单用放射可以降低病情暂时加重的发生率和单用糖皮质激素治疗时停药的复发率。

4. 手术治疗

手术主要分眼睑手术、眼肌手术和眼眶减压术三大类，分别针对眼睑退缩、眼球运动障碍（复视）和眼球突出，手术的目的是改善外观和恢复视功能。眼眶减压术的术式和手术入路多样，可有多种选择和组合，常用的是经结膜内侧壁和外侧壁减压，多脂肪联合切除，治疗效果良好，主要并发症是复视。眼肌手术主要是针对 TAO 限制性斜视而实施的受累肌的后退术或悬吊术。上睑退缩的主要术式是 Müller 肌和部分上睑提肌切除以及上睑提肌延长术；下睑退缩的主要术式是行下睑缩肌切断加植入填充物。眼肌和眼睑手术的主要术后并发症均为欠矫或过矫。

二、甲状腺疾病与眼外肌

甲状腺相关眼病常有限制性眼外肌病变，又称为甲状腺眼外肌病。眼外肌病变通常为双侧、多肌肉，垂直肌受累比水平肌多见，下直肌受累最常见，表现为眼外肌的肌腹扩大，轻度受累者临床不易确定，超声、CT 或 MRI 检查可显示。除眼球前突、移位影响患者容貌外，严重甲状腺眼外肌病影响更大的则是复视。相当于中医眼科的"目偏视""风牵偏视"。

（一）病因病理

1. 西医病因病理

实验室检查发现其主要的病理改变是眼睛的软组织和眼外肌的免疫性反应，这种免疫反应导致眼肌增粗，运动障碍，但确切的发病机制尚不清楚。

2. 中医病因病机

外感风邪，内中经络，气血运行不畅发为本病；正气虚损，卫外失固，受外风或内风侵扰，或肝肾亏虚，脾虚痰聚，致痰瘀内阻，血液瘀滞，或气滞血瘀，化热伤筋，或气血化生不足，经络挛滞，出现目珠偏斜，转动失灵发为本病。

（二）临床表现

复视和混淆视，大多数患者主诉突然出现双眼复视，部分患者伴有眩晕、恶心，遮盖一眼后症状缓解；眼位偏斜及眼球运动障碍，可单眼或双眼。

（三）辅助检查

（1）角膜荧光法

可根据反光点投影在角膜的位置，判断眼球偏斜的度数。

（2）同视机检查第二斜视角大于第一斜视角，即麻痹眼注视时，健眼的偏斜度大。

（3）影像学检查进行眼眶 X 线、CT 或 MRI 检查。

（四）诊断与鉴别诊断

1. 诊断要点

甲状腺功能障碍病史；视物重影；眼球运动障碍、眼位偏斜，各眼外肌都可以发生运动减弱或运动麻痹的症状，可以单一眼肌或多数眼肌同时发生，并且垂直眼肌常常发生麻痹（称为 Ballet 征）。眼球向侧位看时，往往注视能力差（称为 Suker 征）。双眼看近物时辐辏能力减退（称为 Moebius 征）。如多数眼肌失去张力时，则眼球运动障碍，眼球突出的程度往往更为明显，也偶有患者在眼球运动或转动时出现疼痛症状。

2. 鉴别诊断

共同性斜视：两者相同之处是均有目偏斜，不同之处是"通睛"一般无复视，第一斜视角等于第二斜视角，无眼球运动障碍；"风牵偏视"则多突然发病，有复视，第二斜视角大于第一斜视角，并有不同程度的眼球转动受限。

（五）治疗

1. 治疗原则

针对病因治疗。对发病 6 个月以内的病例，首先针对病因治疗原发病，同时给予能量、B 族维生素和维生素 C、肌苷，并给予血管扩张剂和神经营养药。

2. 全身治疗

1）西医治疗

甲状腺疾病的治疗以治疗原发病为基础，予全身应用糖皮质激素、神经营养剂。

2）中医辨证论治

（1）风邪中络证

证候：发病急骤，目珠偏斜，转动失灵，倾头瞻视，视物昏花，视一为二；兼头晕目眩，步态不稳；舌淡，脉浮数。

治法：祛风通络，扶正祛邪。

方药：小续命汤加减。水煎，日 1 剂，分早晚 2 次温服。

肝虚血少者可加当归、熟地黄以补血养血；风热为患者可去方中生姜、肉桂、附子等温热之品，酌加生石膏、生地黄、秦艽、桑枝等，以辛凉疏风、清热通络。

（2）风痰阻络证

证候：感受风热，或风火上扰，致目系紧急，眼球斜视，伴发热恶风，见风流泪，目赤，舌红，脉浮数。

治法：祛风除湿，化痰通络。

方药：正容汤加减。水煎，日 1 剂，分早晚 2 次温服。

可酌加赤芍、当归以活血通络；恶心呕吐甚者，加竹茹、姜半夏以涤痰止呕；痰湿偏重者，酌加薏苡仁、石菖蒲、佩兰以芳香化浊、除湿祛痰。

（3）脾气亏虚证

证候：瘿病等日久，脾气虚弱，目系弛缓，一侧或双侧眼球活动不灵，伴睑缘色淡，食欲不振，乏力，大便溏薄，舌淡，边有齿痕，脉沉滑无力。

治法：培土升阳，补中益气。

方药：补中益气汤加减。水煎，日 1 剂，分早晚 2 次温服。

（4）肝风内动证

证候：震颤惊厥，目睛上吊，瞳神忽大忽小，或眼睛斜视，或复视，舌红苔薄白或黄，脉浮大。

治法：滋补肝肾，平肝熄风。

方药：羚角钩藤汤加减。水煎，日 1 剂，分早晚 2 次温服。

（5）肝肾亏虚证

证候：疾病恢复期等，不同程度涉及支配眼球活动的眼外诸肌，致一侧或双侧眼球活动不灵，伴潮热面红，睑缘发红，白睛血络分明，口干不欲饮，腰酸软，舌红少苔，脉细数。

治法：滋阴益肾，平肝熄风。

方药：六味地黄丸合补阳还五汤加减。水煎，日1剂，分早晚2次温服。

3）常用中成药

夏枯草片、夏枯草膏、雷公藤多苷片。

4）针刺治疗

可选太阳、鱼腰、风池、天柱、百会、阳白、外关、内关、合谷、行间、太冲等穴，每次2～4穴，泻法为主，交替轮流取穴，每日1次。

3. 局部治疗

（1）遮盖麻痹眼，解除复视，或遮盖健眼以减少麻痹肌的拮抗肌挛缩；视力相等或相差不大者，可交替遮盖。亦可使用三棱镜。

（2）地塞米松注射液2.5mg加肌苷注射液20mg，混合后行麻痹眼球结膜下注射，也可行麻痹肌止端附近或肌腹内注射，隔日1次，5次为一疗程。

（3）在肌电图的监视下，对不同度数的斜视角，分别用1.25～5.0U肉毒杆菌毒素A注射于麻痹肌的拮抗肌内。

4. 手术治疗

经保守治疗半年以上，病因已经查明而经治疗已经控制病情，或已经解除病因，对斜视程度已经不再有影响，但仍有明显眼位偏斜者，可行手术矫正。

（1）外展神经麻痹患者居多，为完全性或不完全性外直肌麻痹，术式多采用Jensen肌肉联结术。手术方法：作颞侧球结膜180°切口，暴露上、下直肌及外直肌，用小斜视钩由肌肉止端向后将上、下直肌与外直肌沿肌肉纵轴对半分离至14～15mm。用丝线分别将外直肌上1/2肌肉与上直肌颞侧1/2肌肉结扎在一起，外直肌下1/2肌肉与下直肌颞侧1/2肌肉结扎在一起（注意不要结扎过紧）。术中观察眼位及眼球运动情况，必要时可减弱内直肌，保证术中第一眼位为正位，复视消失。

（2）动眼神经麻痹所致的水平斜视；或以水平斜视为主，伴有双眼高低相差小于5°的垂直斜视，术式采用麻痹肌的加强和/或拮抗肌的减弱。动眼神经麻痹所致的大度数的垂直斜视，术式采用"变形肌肉联结术"，即做球结膜切口，暴露上直肌和内、外直肌，将上直肌鼻侧1/2肌肉与内直肌上部1/2肌肉结扎在一起，上直肌颞侧1/2肌肉与外直肌上部1/2肌肉结扎在一起，做下直肌后退。

（3）滑车神经损伤所致的上斜肌麻痹患者，表现出不同程度的下斜肌功能亢进，故术式采用下斜肌减弱术。

（4）各种原因所致的肌肉离断或部分离断，行肌肉探查复位术。术中在原肌鞘内找到原肌肉组织者，将其缝到该肌肉的原止端；若找到部分肌肉组织或肌肉缺如者，将肌肉残端连同周围组织与相邻直肌行肌肉联结术。

（六）预防与调护

（1）日常调护

调理情志，保持心情舒畅，合理饮食，在中药运用中注意含碘中药如海藻、昆布等的合理使用；积极控制原发病，定期复诊；可佩戴墨镜以减轻畏光症状。若眼睑闭合不全，临睡前涂抗生素眼膏以保护角膜。

（2）心理方面

突眼不但损害患者外貌，影响其日常生活和工作，患者常有精神、神经症状，加上对本病认识不足，部分患者表现为心理负担重，悲观失望、抑郁、多疑、失眠、焦虑等，极大影响其治疗效果。故除药物治疗外，还应予以心理疏导，缓解心理焦虑，增加治疗信心，配合治疗，增加疗效。

（3）其他调护

避免过度劳累，加强体育锻炼，增强自身免疫力，以巩固疗效。

（七）研究进展

王雷等观察固本消瘿汤对甲亢合并浸润性眼病的治疗效果，对 60 例甲亢突眼患者，其中对照组 30 例，低碘饮食，给予甲巯咪唑 20mg/d 、普萘洛尔 10mg/d 进行常规治疗；治疗组 30 例，在给药甲巯咪唑纠正甲亢的基础上，予固本消瘿汤（黄芪、桔梗、太子参、夏枯草、赤芍、白芍、青葙子、煅牡蛎、蜂房等）。其中肝郁气滞甚者加柴胡、郁金、枳壳；阴虚火旺甚者加龟甲、麦门冬、北沙参；目赤肿胀甚者加木贼、密蒙花、谷精草；气滞血瘀甚者加桃仁、红花；瘿瘤肿大甚者加鳖甲、浙贝母。每日 1 剂，每天 2 次。两组疗程皆为 6 个月，观察比较两组治疗前后甲状腺功能 FT_3、FT_4、TSH 及甲亢突眼相关症状积分的变化。对比两组治疗 6 个月后的疗效，其中固本消瘿汤联合甲巯咪唑组对眼球突出度及视力的改善程度，显著优于甲巯咪唑对照组（$P \leq 0.05$）。

张亚利等对 90 例非活动期 Graves 眼病患者进行双盲、随机对照试验，设计平目颗粒组（淫羊藿、黄芪、丹参、白芥子等）与平目颗粒安慰剂对照组。其中试验组予平目颗粒，对照组予平目颗粒模拟剂，两组各 45 人，全部受试者维持 Graves 病基础治疗，依据入组号使用相应药物。平目颗粒及其模拟剂由上海中医药大学附属龙华医院制剂室制作。试验组予平目颗粒，1 袋 / 次，2 次 /d；对照组予平目颗粒模拟剂，1 袋 / 次，2 次 /d。连续治疗 24 周。分别观察两组治疗前后的突眼度、中医证候改善情况（中医证候积分）及有效率，游离三碘甲状腺原氨酸（FT_3）、游离甲状腺素（FT_4）、促甲状腺激素（TSH）及安全性相关的变化情况。疗程结束后两组突眼度总有效率比较，试验组为 81.4%，对照组为 17.1%，试验组较对照组明显降低患者的突眼度（$P < 0.01$）。试验组中医证候疗效总有效率为 88.37%，对照组总有效率为 31.71%，试验组中医证候改善明显优于对照组（$P < 0.01$）。治疗前后两组甲状腺功能比较，差异无统计学

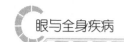

意义。治疗后两组安全性指标检查均正常。就结果而言，平目颗粒可有效降低非活动期 Graves 眼病阳气亏虚、痰瘀阻滞证患者的突眼度，改善其临床中医证候，具有良好的临床疗效和安全性。

在近年来中医外治法治 TAO 中，针刺及刺络放血效果显著。黄佳月等在针刺治疗 64 例肝郁化火型中重度非活动期 Graves 眼病患者的临床试验中，按随机方法分为针刺组、药物组，每组各 32 例。针刺组采取眼针、体针结合治疗，眼针选取双侧肝区，体针选取双侧睛明、球后、风池、光明、行间、中渚、足三里，隔日治疗 1 次，共治疗 12 周。药物组给予口服中成药丹栀逍遥丸，一次 6g，一日 2 次，早晚餐后口服，连续服用 12 周。治疗结束后分别记录患者治疗前后中医症状积分、眼球突出度以及 GO-QOL 评分（包括视功能得分、社会心理得分），比较上述指标差异及临床疗效。结果：两组治疗前后，中医症状评分在症状单项评分及总评分较治疗前均有所下降，差异有统计学意义（$P < 0.05$），针刺组治疗后症状总评分较药物组下降明显，并在改善眼睑退缩或（和）水肿、眼球突出方面较药物组效果显著，差异均有统计学意义（$P < 0.05$）；眼球突出度在组内对比，治疗前后针刺组和药物组的眼球突出度降低，差异有统计学意义（$P < 0.05$），组间对比，针刺组改善眼球突出度有效率（68.33%）和药物组改善眼球突出度有效率（65.00%）比较，差异无统计学意义（$P > 0.05$）。GO-QOL 评分在组内比较，两组治疗前后 GO-QOL 视功能得分、社会心理得分比较均有显著差异（$P < 0.05$）；组间比较，两组治疗后视功能得分有显著差异（$P < 0.05$），针刺组较药物组得分明显提高，但社会心理得分差异无统计学意义（$P > 0.05$）。结论：针刺治疗后患者 GO-QOL 评分显著降低，且在改善眼睑退缩或（和）水肿、眼球突出等方面优于口服中药组。

詹明明等用电针联合药物治疗 47 例甲状腺相关眼病患者，将患者按随机数字表法分为 2 组，其中电针治疗组 24 例，药物组 23 例。电针治疗组采用电针加药物治疗法，药物组单纯采用药物进行治疗。电针治疗组和药物组均予聚乙烯醇滴眼液滴眼，每眼每次 1 ~ 2 滴，一日 4 次，共 12 周。在此基础上，电针治疗组取穴：睛明、球后、上明、承泣，眶周取攒竹、丝竹空、太阳。体针取上天柱、风池、三间、养老、合谷、足三里、丰隆、三阴交、太冲、照海、至阴。针刺后，上明与承泣为一组，接通 SDZ-V 型电子针疗仪，疏密波（频率 1 ~ 5Hz，电流 1 ~ 5mA）；三间、养老、合谷、丰隆、太冲采用提插捻转泻法；足三里和三阴交采用提插捻转补法，至阴浅刺 0.1 ~ 0.5 寸。所有针刺穴位留针 30min。眶内穴位出针后即用干棉签按压 3 ~ 5min。隔日针刺 1 次，一周 3 次，连续治疗 12 周为 1 个疗程。治疗结束后突眼度、眼睑退缩量比较，电针治疗组治疗前（0 周）分别与治疗后 4 周、6 周、12 周进行对比分析，均具有统计学意义（$P < 0.05$）；电针治疗组与药物组治疗后 12 周对比分析，具有统计学意义（$P < 0.05$），电针治疗组优于药物组。治疗结束后，对于复视情况，电针治

疗组治疗前（0 周）与治疗后（12 周）自身比较，具有统计学意义（$P < 0.05$）；两组治疗后 12 周对比分析，具有统计学意义（$P < 0.05$），电针治疗组优于药物组。

王影等回顾针刺联合刺血疗法治疗 TAO，回顾分析近 5 年针刺联合刺络放血为主，辨证选穴治疗 TAO 患者 63 例的临床资料，依据 TAO 临床活动度评分 CAS 表进行自疗效评价，并对不同患病程度及证型进行对比分析。结果显效 9.1%（11/121），有效 66.9%（81/121），无效 24.0%（29/121），总有效率为 76.0%（92/121）。病情不同，有效率不同，轻度、重度者有效率优于中度者（$P < 0.05$）。不同证型的有效率组间比较均无明显的统计学差异（$P > 0.05$）。治疗 2 个疗程以上者优于不足 2 个疗程者，差异有统计学意义（$P < 0.05$）。结论：针刺联合刺络放血可以减轻 TAO 患者的临床症状，疗效与治疗时间相关。

（董霏雪）

第7章 眼与外科疾病

第1节 颅脑外伤

颅脑外伤指发生于头颅部的外伤，是神经外科常见的急症之一，以跌坠伤和撞伤最为多见，击伤次之，常发生于灾难、战争或交通事故中。据统计，颅脑外伤发生率虽然只占全身创伤的不足20%，其致残率和致死率却占第一位。在发达国家和大部分发展中国家，颅脑外伤都是儿童和青壮年人群最主要的致残、致死原因。根据颅脑外伤的部位及损伤病理，将其分为软组织（头皮）损伤、颅骨损伤（骨折）、颅内组织（脑血管及脑膜）损伤及火器性颅脑损伤四类；同时，根据其损伤性质，又分为开放性颅脑外伤和闭合性颅脑外伤。颅脑外伤主要损伤中枢神经系统，但常伤及或危害邻近的器官，尤其是颅底骨折常造成眼部组织及视功能的损害。部分患者就诊时脑部症状不严重而眼部症状突出，因此颅脑外伤的眼部症状在临床工作中对颅脑损伤的诊断与治疗起着十分重要的作用。在诊治颅脑损伤的同时，应及时就眼部并发症作出诊断和处理。

一、颅脑外伤与眼睑皮肤裂伤

凡面部、眼眶部软组织不规则裂开伤，处理中应尽可能保存皮瓣，要定点缝合，准确定位好睑缘灰线及眉弓、眼眶内眦韧带等。皮肤如有缺损，可行皮瓣转移，尽量做到对位一期缝合。泪小管断裂者行泪小管吻合，泪管插管并保留1～3个月。

二、颅脑外伤与眼睑疾病——上睑下垂

上睑的正常位置在上方角膜缘和上方瞳孔缘的中部，具体位置有小的差异，上睑下垂（ptosis）系指上睑提肌（动眼神经支配）和Muller肌（颈交感神经支配）功能部分或完全丧失，致使一侧或双侧的上睑明显低于正常位置。

（一）病因病理

1.西医病因病理

因颅脑外伤后造成第Ⅲ脑神经单独损伤，或因颅底骨折波及眶上裂引起第Ⅲ、Ⅳ、Ⅵ脑神经损伤，出现眶上裂综合征。第Ⅲ脑神经损伤常为颅前窝骨折累及蝶骨小翼所

致，亦可因颅中窝骨折穿过海绵窦而引起，偶尔继发于颈内动脉海绵窦瘘、动脉瘤或海绵窦血栓。极少数情况下，头颅穿透性损伤也会造成动眼神经损伤。当颅脑损伤致颅内压升高时，小脑幕切迹疝压迫动眼神经造成神经缺血性损伤。

2. 中医病因病机

《证治准绳·杂病·七窍门》指出，本病的病因病机为"偶被物撞打，而血停滞于睑睥之间，以致胀痛也"以及"盖打动珠中真气，络涩滞而郁遏，精华不得上运，损及瞳神而为内障之急"。结合临床归纳如下。

（1）多因球类、拳头、棍棒、石块、金属制品、皮带等钝性物体撞击头眼部。

（2）高压液体、气体冲击头眼部。

（3）头面部突然撞击墙体等硬性物。

总之，损伤眼球钝力颅脑涉及眼珠可致气血受伤，组织受损，以致血溢络外，血瘀气滞，此为本病的主要病机。

（二）临床表现

1. 自觉症状

上睑下垂，影响视物、视物重影，同时伴有头痛、头晕、呕吐、耳鸣、烦躁不安、嗜睡、癫痫发作、意识障碍等。

2. 眼部检查

上睑下垂遮盖角膜上缘超过 2mm，瞳孔散大、光反射消失，眼球偏向外侧稍下方，固定于外展位，向上、向下、向内的运动及集合功能丧失。

3. 实验室及特殊检查

进行 X 线或 CT 检查排除是否有颅底或颅骨等骨折。

（三）辅助检查

1. 头颅 X 线检查

疑有颅骨骨折者应摄正侧位片。枕部着力伤加额枕位片，凹陷性骨折摄切线位片。疑有视神经损伤摄视神经孔位片，眼眶部骨折摄柯位片。X 线检查可以有效地鉴别异物和眶壁骨折，但是较 CT 使用少。

2. CT 扫描

CT 扫描是目前辅助诊断颅脑损伤的重要依据，其中眼部 CT 是急性眼球和眼眶外伤最常用的影像学检查。CT 图像可以显示眼球的完整性、眼内出血和眼内异物，眼眶CT 可显示出眶壁骨折、球后出血、眼眶内异物和视神经损伤。怀疑眼球破裂、眼球运动障碍、眼内或眶内异物、眶壁骨折、眼球损伤或眶内血肿的情况时，可行 CT 检查。

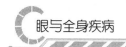

一般在急性眼眶外伤时，不推荐使用增强 CT 和 MRI。

3. MRI 检查

急性颅脑损伤的患者通常不常规做 MRI 检查。可疑视神经损伤可行 MRI 检查进一步明确。

（四）诊断与鉴别诊断

结合相关病史，测量原位时睑裂高度及眼睑下垂量，判断上睑下垂的程度。可指压眉弓测试上睑提肌功能，睑缘活动度 4mm 以下者表示肌力很差，5 ～ 7mm 为中等，8mm 以上为良好。

1.诊断要点

（1）有颅脑外伤史。

（2）上睑下垂遮盖角膜上缘超过 2mm，睑裂变窄。

2.鉴别诊断

（1）先天性上睑下垂

无颅脑等外伤史，自然睁眼平视时，轻者上睑缘遮盖角膜上缘超过 3mm，中等程度下垂遮盖角膜 1/2，重度下垂者超过角膜 1/2 或遮盖全部角膜。双眼上视时，下垂侧眉毛高竖，以额肌收缩来补偿上睑提肌功能的不足，患侧额部皮肤有明显横行皱纹。双侧下垂者常需仰头视物。先天性上睑下垂大约有 25% 的患者合并上直肌功能不全或麻痹，影响眼球上转。

（2）重症肌无力性上睑下垂

无颅脑外伤史，初发症状经常是上睑下垂和复视，眼轮匝肌也常被累及，晨起时症状较轻，随后逐渐加重。当患者眼位从水平快速向下转动时，上睑向上颤动，这种现象称为斜眼综合征（Cogan Syndrome，CS）眼睑抽动。眼睑的疲劳症状更常见，注射新斯的明后症状减轻。用甲基硫酸新斯的明 0.5mg 皮下或肌内注射 15 ～ 30min 后，见上胞下垂减轻或消失者多为重症肌无力眼睑型。

（五）治疗

1.治疗原则

对本病的治疗，首先要及时治疗因颅脑损伤而引起的动眼神经损伤，后期运用中医药治疗促进功能恢复。

2.全身治疗

1）西医治疗

目前，对颅脑外伤致动眼神经损伤引起的上睑下垂尚无特殊治疗方法，主要靠脱水、神经营养性药物及血管扩张剂。有学者选择将断裂神经再缝合，以期功能恢复，虽有成功报道，但病例甚少，有待继续实践。对眶上裂处有碎骨片，视神经有骨折、压迫动眼神经，且动眼神经功能恢复欠佳者，应早期（伤后 3 天内）进行开颅手术解除神经压迫，也可采用经筛窦入路作视神经管减压术。

2）中医辨证论治

（1）血瘀气滞证

证候：上胞眼球，目珠偏斜，伴黑睛浑浊，瞳神紧小或散大不收；或视衣水肿，视物不清；或眼珠胀痛，眼压升高。

辨证分析：外物伤目，组织受损，气血失和，血瘀气滞，水湿停聚。瘀血水湿停聚于胞睑，则上胞下垂，目珠偏斜；停聚于黑睛或黄仁则黑睛浑浊，瞳眼球小或散大不收；停聚于视衣则视衣水肿，视物不清；因伤致瘀，瘀则不通，故眼珠胀痛；神水瘀滞不行则可见眼压升高。

治法：行气活血，化瘀止痛。

方药：血府逐瘀汤加减。

上胞下垂、眼球偏斜者，可酌加防风、葛根、白芷、白附子、僵蚕，以祛风散邪、缓急通络；瞳神散大者宜去柴胡、川芎，加香附、五味子以顺气敛瞳；视衣水肿者可加茯苓、泽兰、薏苡仁、茺蔚子以祛瘀利水。

3）专病专方：根据临床证型可选用丹红化瘀口服液、复方血栓通胶囊等口服，亦可选血栓通注射液静脉滴注。

4）针灸治疗：主穴可选百会、阳白、上星、攒竹、鱼腰、丝竹空、风池。先天不足、命门火衰者加关元、肝俞、三阴交、神阙（灸）；脾虚气弱者加足三里、脾俞、胃俞、气海；风痰阻络者加丰隆、太冲、申脉。根据虚实施以补泻，每日 1 ~ 2 次，10 日为 1 个疗程。

3.局部治疗

（1）滴眼液

若黑睛浑浊者可用熊胆滴眼液，亦可选抗生素滴眼液。

（2）外敷法

胞睑肿胀发绀者 24h 内宜冷敷，或用鲜生地黄、鲜赤芍等量捣碎加鸡蛋清外敷；24h 后则改眼球热敷。眼珠疼痛者可用生地黄、芙蓉叶、红花等量捣烂，鸡蛋清调匀，隔纱布敷患眼。

4.手术治疗

手术的目的是恢复外观对称。如果上睑提肌肌力良好，术后各眼位保持外观对称的可能性较大，大多数情况下，保证双眼水平位对称即可；如果下垂严重遮挡瞳孔可导致弱视，应早期手术；如果上睑提肌功能尚未完全丧失，手术方式宜选择上睑提肌缩短，手术的切口有皮肤和结膜切口两种。近年来主张施行联合手术切口进行上睑提肌缩短矫正上睑下垂；上睑提肌肌力弱不能满足手术要求时，应选择额肌悬吊术或自体阔筋膜悬吊术。

（六）预防与调护

（1）避免过劳，注意休息。

（2）注意饮食调养。

三、颅脑外伤与斜视——外伤性麻痹性斜视

因颅脑外伤造成展神经及眼球神经麻痹，从而造成眼珠突然偏斜、转动受限、视一为二为临床特征的眼病，称为外伤性麻痹性斜视。根据损伤的神经不同，又分为展神经麻痹性斜视和动眼神经麻痹性斜视。

（一）病因病理

1.西医病因病理

脑干损伤、颅底骨折及颅内高压均可致眼肌麻痹。第Ⅲ～Ⅵ型脑神经原发性损伤在颅底骨折较多见。

2.中医病因病机

因头面部外伤或肿瘤压迫，致使脉络受损瘀阻所致。

（二）临床表现

1.自觉症状

眼球内转或外转不能，视物重影，上睑下垂，同时伴有头痛、头晕、呕吐、耳鸣、烦躁不安、嗜睡、癫痫发作、意识障碍等。

2.眼部检查

动眼神经麻痹时，受累眼的上睑下垂，大度数的外斜视，瞳孔异常散大。受累眼内转明显受限，眼球向上、向下、向内转均不能。受累眼开启时有复视；滑车神经麻痹时出现轻度上斜，向内下转受限，头向健侧倾斜；展神经麻痹时，大度数的内斜视，受累眼外转受限，严重时外转不能超过中线。患者同侧复视，伴有代偿头位。

3.实验室及特殊检查

1）Kappa角检查

一般情况下，当一侧眼注视点光源时，反光点落在瞳孔中央，此种情况为零Kappa角，即该眼的视轴与经瞳孔中央的瞳孔轴夹角为0。有相当多的人视轴与瞳孔轴有一大小不等的夹角。视轴位于瞳孔轴鼻侧为正Kappa角（阳性Kappa角），视轴

位于瞳孔轴颞侧为负 Kappa 角（阴性 Kappa 角），高度近视眼常为负 Kappa 角，易误诊为内斜视。

当正 Kappa 角较大时，形似外斜视；当负 Kappa 角较大时，形似内斜视。所以，如果没 Kappa 角的概念可能将较大度数的 Kappa 角误诊成斜视。

假性斜视：除较大度数的 Kappa 角可能引起斜视的误诊外，内眦赘皮可能误诊为内斜视，瞳孔距离小可能误诊为内斜视。而瞳孔距离过大，内眦巩膜暴露较多，易误诊为外斜视。对一个可疑的斜视患者，首先要通过仔细观察并结合遮盖试验排除假性斜视。

2）诊断眼位斜视度检查法

通过对左上、右上、左下、右下、左侧、右侧等六个诊断眼位斜视角的定量检查，可以分析判断麻痹性斜视受累肌肉，有助于诊断和手术设计，通过检查正上方和正下方斜视度，可以确定是否存在 A、V 现象。

3）眼球运动牵拉试验

（1）主动牵拉试验

两眼对照检查，粗略评价测试的肌肉收缩量是否减弱，判断是否有神经肌肉麻痹因素。医生用镊子抓住被测肌肉附着点或相应的角膜处结膜，受检者按医生要求的方向注视，如检查外直肌力量则让患者向外看，检查者用力方向相反。

（2）被动牵拉试验

两眼对照检查，发现是否有限制因素以及限制因素部位。医生用镊子抓住被测肌肉附着点或相应的角膜缘处结膜，向不同方向转动眼球，令受检者向眼球转动方向注视，二者方向一致。

以上两种检查均可在表面麻醉下完成，但对于儿童和敏感的成年人则只能在全麻满意后施行。全麻下做被动牵拉试验更可靠，但无法进行主动牵拉试验。

牵拉试验是鉴别麻痹性斜视与限制性斜视的检查方法。

（三）辅助检查

用 X 线摄片或 CT 可检查是否有颅底或颅骨等骨折。

（四）诊断与鉴别诊断

1. 诊断要点

（1）有颅脑外伤史。

（2）眼球运动受限，大度数的内斜视，外转明显受限为外展神经麻痹；大度数的外斜视合并上睑下垂时，要注意内转和上下转动是否受限，阳性者即可诊断。

2. 鉴别诊断

眶尖综合征：三大特征是疼痛、视力减退、上睑下垂。眶尖综合征，又称眶上裂视

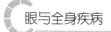

孔综合征，通常认为是由眶上裂、海绵窦和视神经附近的肿瘤、炎症和创伤从眶上裂向视神经或海绵窦扩散引起的。由于眶上裂与视孔关系密切，且仅由一层薄骨壁隔开，位于眶尖的炎症、肿瘤或异物可损伤通过眶上裂的视神经和神经血管，导致眶尖综合征。

（五）治疗

1. 治疗原则

针对病因进行治疗，病情稳定半年后仍有斜视者应行手术治疗，后期运用中医药治疗促进功能恢复。

2. 全身治疗

1）西医治疗

可配合用能量合剂、B 族维生素及促进神经功能恢复的药物。

2）中医辨证论治

（1）脉络瘀阻证

证候：多系头部外伤、眼部直接受伤或脑卒中后出现目珠偏位，视一为二，舌质淡或有瘀斑，脉涩。

辨证分析：外伤或脑卒中后瘀血阻络，日久不消，筋脉失于濡养，故出现目珠偏位，视一为二，舌脉为瘀血阻络之候。

治法：活血行气，化瘀通络。

方药：桃红四物汤（或合牵正散加减）

病变早期可加防风、荆芥、蒺藜以增祛风散邪之功，后期表现为气虚血瘀者，可加党参、黄芪等以益气扶正，或改用补阳还五汤加减以益气活血通络。

3）专病专方

根据临床病证，可选用复方丹参注射液静脉滴注，或口服血府逐瘀胶囊等。

4）针灸治疗

（1）主穴

选用风池、完骨、天柱、太阳、百会、肝俞、肾俞、足三里、阳陵泉。

（2）配穴

选眼局部与麻痹肌相对应的穴位，如内直肌麻痹选睛明，外直肌麻痹选瞳子髎，下直肌麻痹选承泣，上直肌麻痹选鱼腰。轮流选穴，平补平泻，每日针 1～2 次，留针 30min。

（3）眼肌直接针刺法

结膜囊表面麻醉后，以针灸针直接刺相应麻痹肌之眼球附着点后 1～3mm 处，每条肌肉可轻轻推刺数十下，刺后点抗生素眼药，每日或隔日 1 次。

3. 局部治疗

（1）穴位敷贴

用复方牵正膏敷贴患侧太阳、下关、颊车穴，先太阳后下关再颊车，每次 1 穴，每穴治疗间隔 7 ~ 10d，适用于风痰阻络证。

（2）推拿治疗

患者仰卧位，医者坐于患者头侧，用双手拇指分别按揉百会、睛明、攒竹、鱼腰、太阳、瞳子髎、丝竹空、风池等穴，再用双手拇指指腹分抹眼眶周围。上述手法反复交替使用，每次治疗约 20min。然后患者取坐位，医者在患者背部点揉肝俞、胆俞及对侧合谷、下肢光明穴 5 ~ 10min。全套手法治疗时间 30min，每日 1 次，10d 为 1 个疗程。

4. 手术治疗

外展神经部分麻痹可行内直肌后徙外直肌截键手术，外直肌全麻痹者可行内直肌减弱联合上下直肌与外直肌连接术（Jenson 手术）或上下直肌移位术。动眼神经麻痹行手术时，仍不能改善运动功能，为矫正大度数的外斜视常需外直肌超常后徙联合内直肌截键术。

（六）预防与调护

（1）遮盖麻痹眼，以消除复视。

（2）忌食肥甘厚腻，以免滋湿生痰加重病情。

（3）慎起居，避风寒，以避免或减少本病的发生。

四、颅脑外伤与晶状体病——外伤性内障

颅脑外伤、眼球钝挫伤、穿通伤、化学伤和电击伤等外伤引起的白内障称为外伤性白内障（traumatic cataract）。

（一）病因病理

1. 西医病因病理

挫伤时瞳孔缘部色素上皮细胞脱落，晶状体前囊出现环形浑浊，称为 Vossius 环状浑浊，其下可有浅层皮质浑浊。挫伤严重时，晶状体囊膜眼球，房水进入晶状体而形成白内障。

2. 中医病因病机

钝力撞击，损伤眼珠，可致气血受伤，组织受损，以致血瘀气滞，导致发病。

（二）临床表现

1. 自觉症状

视力下降、近视、单眼复视或多视、眩光、色觉改变、视野缺损等。

2. 眼部检查

晶状体前囊出现环形浑浊，称为 Vossius 环状浑浊或晶状体核浑浊。

3. 实验室及特殊检查

可与双眼超声检查。

（三）辅助检查

需手术的患者可参照年龄相关性白内障术前辅助检查。

（四）诊断与鉴别诊断

1. 诊断要点

（1）颅脑外伤史。

（2）晶状体混浊，视力下降。

2. 鉴别诊断

年龄相关性白内障：无外伤史，多见于 50 岁以上的中、老年人，发展缓慢，晶状体混浊多由周边向中央扩大，形成轮辐状浑浊。

（五）治疗

1. 治疗原则

未影响视力时，可用中西医结合治疗控制白内障，影响视力时予以手术治疗。

2. 全身治疗

1）西医治疗

辅助营养类药物、醌型学说相关药物、抗氧化损伤药物、醛糖还原酶抑制剂等治疗。

2）中医辨证论治

血瘀气滞证

证候：视物不清，晶珠浑浊，或有睑泪，眼球胀。

辨证分析：外物伤目，组织受损，气血失和，血瘀气滞，水湿停聚。因伤致瘀，瘀则不通，故眼珠胀痛。

治法：行气活血，化瘀止痛。

方药：血府逐瘀汤加减。

瞳神散大者宜去柴胡、川芎，加香附、五味子以顺气敛瞳；视衣水肿者可加茯苓、泽兰、薏苡仁、茺蔚子以祛瘀利水。

3）专病专方

根据不同证型可选用杞菊地黄丸、知柏地黄丸及石斛夜光丸等。

4）针灸治疗

①主穴：太阳、攒竹、百会、四白、完骨、风池、足三里。②配穴：肝热上扰证选蠡沟、太冲；肝肾不足证选肝俞；脾气虚弱证选脾俞、三阴交。根据虚实施以补泻。每日1次，留针30min，30d为1个疗程。虚象明显者可在肢体躯干穴加施灸法。

3.局部治疗

用于滴眼的药物，如麝珠明目滴眼液、法可林、卡他林、吡诺克辛滴眼液等，选用其中之一即可。

4.手术治疗

白内障囊内摘除术、白内障囊外摘除联合人工晶状体植入术，或超声乳化白内障吸出联合人工晶状体植入术。

（六）预防与调护

（1）积极治疗，以控制或减缓晶珠浑浊的发展。
（2）注意饮食调养，忌食辛燥煎炸食品。

五、颅脑外伤与玻璃体疾病

【一】外伤性玻璃体积血

玻璃体本身无血管，不发生出血。因颅脑外伤等引起内眼血管性损伤造成出血，进入玻璃体时，称为外伤性玻璃体积血。

（一）病因病理

1.西医病因病理

因颅脑外伤导致睫状体损伤、视网膜裂孔、视网膜脱离、玻璃体后脱离、黄斑部视网膜下出血等，当出血量多时均可造成玻璃体积血。

2.中医病因病机

本病的病因病机主要为颅脑外伤，损及目络，气滞血瘀，血溢络外，滞于神膏。其后期多表现为血水互结。

（二）临床表现

1.自觉症状

眼前骤见红色或黑花，或如烟云渐升，视力急剧下降，并且严重者仅见光感。

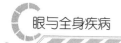
2．眼部检查

眼外观如常；出血量少者，玻璃体内可见细尘状、条絮状或团块状浑浊，眼底尚可透入，可发现视网膜出血及原发病的各种表现；若出血量多，大量血液渗积于玻璃体内，检眼镜下瞳孔区红光减弱或消失，眼底窥视不入。

（三）辅助检查

眼部 B 型超声检查，可见玻璃体有均匀点状回声或斑块状回声：陈旧性积血回声不均匀。

（四）诊断与鉴别诊断

1．诊断要点

（1）颅脑外伤史。

（2）眼前飘动红色烟雾；时间较长的玻璃体积血变为白色浑浊。

2．鉴别诊断

闪光性玻璃体液化：多双侧出现，显微镜和化学检查玻璃体内浑浊物为胆固醇结晶，多发生在 40 岁以前，视力一般无明显改变。

（五）治疗

1．治疗原则

出血量少，不需特殊处理，可等待自行吸收；大量出血时，可以先药物治疗；如仍不吸收，可进行玻璃体切割术。

2．全身治疗

1）西医治疗

对因治疗急性出血者，可先予止血药治疗。

2）中医辨证论治

（1）气滞血瘀证

证候：外伤病史，自觉视物不见，血溢神膏；或瘀血内停，久不消散；舌质紫暗，或有瘀斑，脉弦涩。

治法：行气活血，祛瘀通络。

方药：血府逐瘀汤加减。浑浊物鲜红者，宜去桃仁、红花，而酌加生蒲黄、藕节炭、生三七以止血化瘀；瘀血积久难消者酌加昆布、海藻、牡蛎以助化瘀散结；久瘀伤正者应选加黄芪、党参等扶正祛瘀。

（2）血水互结证

证候：玻璃体积血日久不吸收，眼内干涩，口干，舌暗或见瘀点，脉细涩。

治法：养阴增液，活血利水。

方药：猪苓散合生蒲黄汤加减。

3）专病专方：可选用理血还光丸或和血明目片口服。

3.局部治疗

可选用三七、丹参、安妥碘等，通过眼部直流电离子导入，每日1次，10d为1个疗程。

4.手术治疗

对玻璃体混浊久不吸收（一般半年以上），明显影响视力，特别是形成机化膜牵拉者，易引起视网膜脱离，应采用玻璃体切割术治疗。

（六）预防与调护

（1）调畅情志，避免急躁、沮丧，并向患者说明病情。

（2）出血者饮食宜清淡，忌食辛辣炙煿之品。

（3）眼前黑影短期内增加或"闪光"频发时，应详查眼底，防止视网膜脱离。

六、颅脑外伤与青光眼

颅脑外伤造成眼球钝挫伤伴发的眼压升高可在损伤后立即发生，也可迟至数月、数年才表现出，眼压升高可以是暂时性的，也可以是持续性的，可是轻度的，也可是明显的。

（一）病因病理

1.西医病因病理

因颅脑外伤导致前房积血，引起瞳孔阻滞，造成眼压升高；眼内出血后红细胞变性形成影细胞，不能通过小梁网，阻碍房水外流，引起眼压升高；大量眼内出血后数天到数周内，含血红蛋白的巨噬细胞、红细胞碎片阻塞小梁网，小梁细胞因吞噬过多的血细胞后发生暂时功能障碍，造成房水引流受阻，引起眼压升高。

2.中医病因病机

本病的病因病机主要为颅脑外伤，损及目络，气滞血瘀，血溢络外，目中玄府闭塞，神水排出不畅，蓄积于目中所致。

（二）临床表现

1.自觉症状

眼睛红赤、眼球胀痛、视力下降。

2.眼部检查

睫状充血或混合充血，角膜水肿呈雾状浑浊，前房浅，瞳孔散大强直，对光反射迟钝，眼底窥不入或窥不清。

（三）辅助检查

1. 眼压检查

眼压升高，多在 50mmHg 以上，甚者可达 80mmHg 左右。

2. 房角镜检查

房角粘连甚或关闭。

3. 视野检查

早期视野可正常，反复发作后可致视野缺损。

（四）诊断与鉴别诊断

1. 诊断要点

（1）颅脑外伤史。

（2）发病急骤，视力急降。头眼胀痛，恶心呕吐，目珠胀硬，眼压明显升高。睫状充血、角膜雾状水肿、瞳孔中度散大，前房极浅，房角部分或全部关闭，对光反射消失。

2. 鉴别诊断

外伤性眼内炎：有明确的外伤或手术史，伤眼的疼痛明显加重，畏光流泪，视力骤降，甚至无光感，眼睑痉挛，结膜水肿、充血，结膜囊的黄色分泌物增多，玻璃体混浊。可有明显的眼睑水肿，不易睁开。角膜有不同程度的水肿，KP（角膜后沉着物），前房内蛋白及细胞增多，下部常有积脓，前房积脓有时混有血液。极重时，前房内出现血性渗出物，角膜变白。玻璃体内有大量细胞碎片，局部有白色的团状或成层的浑浊。眼压可能降低，但也可为正常或偏高。瞳孔缩小，眼底难以检查。

（五）治疗

1. 治疗原则

积极治疗原发病，同时配合中西医药物治疗，必要时行抗青光眼手术治疗。

2. 全身治疗

1）西医治疗

针对病因治疗，同时尽量应用抗炎药物和降眼压药物治疗。

2）中医辨证论治

（1）气滞血瘀证

证候：外伤病史，自觉视物不见，血溢神膏；或瘀血内停，久不消散；舌质紫暗，或有瘀斑，脉弦涩。

治法：行气活血，祛瘀通络。

方药：血府逐瘀汤加减

浑浊物鲜红者，宜去桃仁、红花而酌加生蒲黄、藕节炭、生三七以止血化瘀；瘀血积久难消者酌加昆布、海藻、牡蛎以助化瘀散结；久瘀伤正者应选加黄芪、党参等扶正祛瘀。

（2）血水互结证

证候：玻璃体积血日久不吸收，眼内干涩，口干，舌暗或见瘀点，脉细涩。

治法：养阴增液，活血利水。

方药：猪苓散合生蒲黄汤加减。

3）专病专方

本病经手术治疗眼压已控制的患者，可服用灯盏细辛、川芎嗪等活血化瘀中成药。

4）针灸治疗

可缓解头眼疼痛及恶心、呕吐等全身症状，对视功能有一定的保护作用。①主穴：睛明、上睛明、风池、太阳、四白、合谷、神门、百会。②配穴：风火攻目证选曲池、外关；气火上逆证选行间、太冲；痰火郁结证选丰隆、足三里等，恶心呕吐明显者加内关、胃俞。以上均用捻转提插之泻法，行手法至有明显针感后出针，或留针10min。疼痛严重者可于大敦、合谷、角孙、太阳等穴点刺放血。

3.局部治疗

1）滴眼液

①缩瞳剂：用1%～2%毛果芸香碱滴眼液，急性发作时每3～5min滴1次，共3次；然后每30min滴1次，共4次；以后改为每小时滴1次，待眼压下降至正常后改为每日3～4次；②肾上腺素受体阻滞剂：可以抑制房水生成，但患有心传导阻滞、窦房结病变、支气管哮喘者忌用；如0.25%～0.5%马来酸噻吗洛尔或盐酸倍他洛尔，每日2次；③碳酸酐酶抑制剂：如1%布林佐胺滴眼液，每日2～3次，全身副作用较少；④糖皮质激素类滴眼液：可用1%醋酸泼尼松龙滴眼液滴眼，每日3次，急性发作时每小时1次。

4.手术治疗

眼外引流的滤过性手术，包括小梁切除术、巩膜咬切术、非穿透性小梁手术等。

（六）预防与调护

（1）早期发现早期治疗。对疑似患者应追踪观察，并避免在暗处久留或工作。

（2）避免情志过激及情志抑郁，减少诱发因素。

（3）若一眼已发生绿风内障，另一眼虽无症状亦应进行预防性治疗，以免耽误病情。

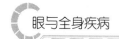

（4）忌辛辣刺激之品，适量饮水，戒烟酒。

（5）切记不可误点散瞳药或使用颠茄类药物，以免引起严重后果。

七、颅脑外伤与视神经病变

因颅脑外伤对视神经的冲击性损伤，可导致部分或全部视力的丧失。损伤可于视神经的任何部位发生，约95%发生于管内段视神经，一般由于外力通过骨质或眼球的移动传递给视神经造成的间接损伤，占头颅闭合性外伤的0.5%~5%，视力减退常与损伤同时发生，亦有延缓发生者，最多见于交通事故，尤以摩托车和自行车事故为多，其次是高处坠下、暴力击伤等。眉外部眶部即颞侧额区（包括前额部、眶上嵴颧骨区）外伤，常可提示视神经管损伤，额部眶板骨折是颅底骨折的多发部位之一，瘀血圈一旦出现在皮下时，为临床判断额骨骨折的可靠症状。

（一）病因病理

1.西医病因病理

颅脑损伤合并的视神经损伤根据其损伤机制，可分为原发性损伤及继发性损伤。原发性视神经损伤指视神经受到冲击后发生的损伤改变，如出血、神经纤维剪切和挫伤。继发性损伤指颅脑损伤对视神经造成的延迟损伤，如视神经水肿，继发于局部血管病变后的缺血坏死及继发于眼动脉血栓形成后的梗死。

颅脑损伤合并的视神经损伤最常见于复杂的颅眶骨骨折，包括筛骨、眶板、蝶骨、上颌骨、额骨眶部、视神经管骨折等。但一部分颅脑创伤合并的视神经损伤患者并不伴有眶骨骨折，考虑可能与视神经震荡和受压后水肿以及血管功能异常有关。

外伤性视交叉综合征一般多见于额部或头顶击伤，由下颌部击伤引起者较少。在下颌骨被冲击的方向上，经上颌骨斜向颅底的力量比前额或颅顶冲击力大。

视交叉损伤发病机制：颅脑创伤时为何发生视交叉损伤尚无统一看法，由于受伤方式不同，受伤部位和轻重也各不相同，视交叉损伤的可能机制如下。

1）血管学说

视交叉实质内的血管，由通过软脑膜血管网的分支进入形成。视交叉上的脑膜延伸至周围脑组织，包括漏斗柄及下丘脑等处。当发生头颅创伤时，脑组织在颅腔内有一定的位移，可能会损伤视交叉上通过脑膜的血管，损伤该处视交叉，遂使该处视交叉实质内供血阻断而发生视野缺损。

2）视交叉部纤维撕裂伤

视交叉纤维在前角和后角都较固定，当有任何力量牵引推挤视交叉时，交叉的纤维容易先受累进而发生双颞侧偏盲。有学者认为颅脑损伤时，视交叉可发生前后径的裂伤。Coppez在尸体上做实验时，摘去两个大脑半球，留下视神经及视交叉，见到视神经管颅内开口，相距约 12mm。他将头颅压挤，直到此两开孔相距 22mm 时，视交叉部才发生撕裂伤。由此可见，由于间接的压力若使交叉发生撕裂伤，伤势是严重的，一般在尸检中才能证实。

3）颅底骨折

头颅底部骨质弹力小，加上有多处骨窦及骨孔而薄弱，尤其是颅中窝部蝶鞍较大，头颅闭合性创伤时，蝶骨体部容易裂伤，伤后发生出血、水肿，血栓形成或骨片等均可直接或间接伤及视交叉。

4）瘢痕及粘连形成

颅脑损伤后可能在视交叉附近发生过出血或蛛网膜炎，而数月或数年后继发瘢痕粘连，导致双颞侧偏盲。

2. 中医病因病机

本病的病因病机主要为颅脑外伤，损及目络，气滞血瘀，上壅目系，神光受遏。

（二）临床表现

1. 自觉症状

直接的原发性视神经损伤患者伤后立即出现视力障碍，表现为失明或视敏度下降，眼球常完好无损。单侧视神经受损表现为单眼视力障碍及视野全盲。不完全性视神经损伤可于伤后数日或数周内视力有所改善，如果逾时 1 个月没有好转，则往往残留永久性失明或弱视。视交叉损伤的主要临床表现有头痛、眼眶痛及复视。

2. 眼部检查

对于可能存在视神经损伤的患者，评估视力最佳的方法是借助视力表，或者通过让患者看印刷材料、数手指、描述对光的感觉，评估每只眼睛，例如在 0.6m 外数指，或者在离角膜 5cm 看到亮光。根据 Edumund 和 Godtfredson 的观点，瞳孔直接对光反射的下降是视神经受损的最可靠指征。单侧视神经损伤时，最初双侧瞳孔的大小是相等的。但相对于刺激正常的眼睛，直接用光刺激受损的眼睛，其瞳孔收缩比较慢且收缩范围很小，甚至可能不收缩。瞳孔收缩的不同可以构成相对性的瞳孔传入障碍（relative afferent pillary defect，RAPD），临床上用 Marcus Gunn 的名字命名这种瞳孔。对清醒患者诉视力下降，或伤情与瞳孔散大不符时应注意有此症的可能。对有一侧瞳孔散大者，应详细进行瞳孔检查。若患侧直接对光反射消失、间接对光反射和集合反射存在，要高度考虑到视神经损伤的可能性。视交叉损伤的眼部检查提示双侧瞳孔不等大、视力下降、眼球突出、眼睑水肿、球结膜水肿、血管杂音及视神经乳头水肿等。

3. 实验室及特殊检查

视觉诱发电位（VEP）和视网膜电图为长期的临床治疗提供了辅助信息。VEP 是

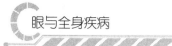

视皮质对视觉刺激反应的一个汇总电位，主要限制在大脑的枕部区域，振幅1～20uV，尤其是当患者双眼受累可能无RAPD出现时，VEP可帮助评价其视神经功能。当受伤眼可能已完全丧失视力且难以恢复，视力不可记录时，VEP是唯一可用的检查。外伤性视交叉损伤的视野检查可显示双眼颞侧偏盲。

（三）辅助检查

眼眶矢状位及冠状位的高分辨率CT扫描（层厚小于3mm，通常建议是1.5mm）是有价值的。对于怀疑外伤性视神经损伤的患者，CT检查可进一步评估眼眶及面部骨折情况、异物、眼眶及视神经鞘膜下出血等。CT检查还可显示重要的解剖关系，以便为经筛骨视神经管减压提供信息，还可排除金属异物以便进行MRI检查。虽然MRI对于骨折的诊断不如CT，但是在视神经管内段和颅内段的检查，眼眶、骨膜下、硬脑膜内出血的诊断中MRI占有优势。但必须注意，如果怀疑有磁铁性异物时，MRI是禁忌检查，因为磁铁性异物会在MRI的高磁场中发生运动移位而影响视力。

外伤性视交叉损伤可行头颅CT及MRI检查，可发现颅前窝额叶有脑挫伤。

（四）诊断与鉴别诊断

1. 诊断要点

（1）颅脑外伤史。

（2）视力急剧下降，甚或视而不见；单眼患病或双眼受损程度严重眼可有相对性瞳孔传入障碍。

（3）视诱发电位示：PVEP多见P100潜伏期延长，波幅降低。

（4）视野检查：可显示双眼颞侧偏盲。

2. 鉴别诊断

视网膜动脉阻塞：发病突然，表现为单眼无痛性急剧视力下降至数指甚至无光感，发病前可有一过性视力丧失并自行恢复的病史。眼底典型表现为后极部视网膜灰白、水肿，黄斑相对呈红色，即"樱桃红点"；眼底荧光血管造影检查显示，在急性期阻塞的视网膜动脉和静脉充盈时间均延长，动、静脉血流变细，视网膜循环时间亦延长；在恢复期，视网膜的功能可能已经遭到明显损害，但血液灌注可以恢复快。

（五）治疗

1. 治疗原则

该病属眼科急诊范畴，宜早期进行中西医结合治疗，以及时抢救视力。外伤性视交叉损伤的治疗一旦明确视交叉损伤，若存在明确致压物，应尽早行手术减压治疗，解除对神经的压迫。其他内科治疗同视神经损伤。

2. 全身治疗

1）西医治疗

对于颅脑损伤合并视神经损伤的患者，一般常规使用皮质激素，但对于皮质激素的用量（低量、中量、大量）尚无明确的适应证。一般在 48 ～ 72h 内先用甲泼尼龙 30mg/kg 静脉点滴，然后给予 5.4mg/（kg·h）静脉滴注。如果视力在 48h 内好转，开始口服皮质激素，并迅速减量，如泼尼松 1mg/kg，每 2 ～ 3 天减 20mg。如果在口服皮质激素减量时视力下降，应重新恢复大剂量皮质激素治疗，或考虑行视神经管减压术。如果经大剂量皮质激素治疗 72h 后视力没有改善，应停止使用皮质激素。

2）中医辨证论治

气滞血瘀证

证候：视力骤降，头晕头痛，视盘充血水肿，盘周出血，动脉变细，静脉迂曲；心烦郁闷，胸胁胀满，或伴头痛，情志不舒，胸胁满闷；舌紫暗苔白，脉弦或涩。

辨证分析：目系血瘀脉阻，血不循经而溢于脉外，可致眼底出血，则视力骤降，视盘充血水肿，盘周出血；头晕头痛，胸胁胀满，舌紫暗，脉弦或涩为气机不畅、气滞血瘀之候。

治法：疏肝解郁，理气活血。

方药：血府逐瘀汤加减。肝郁有热者，加丹皮、栀子；气滞重者，加郁金；脉络不通，血瘀明显者，加丹参、鸡血藤行气活血通络；视网膜出血较多者加三七、茜草化瘀止血；视力下降严重者加细辛、麝香开窍明目；便秘者，加大黄逐瘀通便。

3）专病专方

根据临床证型可选用清开灵注射液、醒脑静注射液、川芎嗪注射液等静脉滴注。

4）针灸治疗

选太阳、攒竹、睛明、风池、球后、足三里、肝俞、肾俞、三阴交等。每次选局部穴、远端穴各 2 ～ 4 个，轮流使用。每日 1 次，留针 30min，10d 为 1 个疗程。

3. 局部治疗

可球后注射血管扩张药。

4. 手术治疗

视神经减压术的手术指征：①因骨折和骨折碎片移位所致的视神经受压；②延迟性或进行性视力下降，或在系统性大剂量皮质激素治疗时或皮质激素减量过程中，视力开始改善后又再次出现视力下降；③系统性大剂量皮质激素治疗 12 ～ 24h 内，视力没有改善可能是外科减压的适应证，但是否手术必须个体化选择。

如有视神经管骨折，可行手术取出骨折片以观疗效。经颅视神经管开放术要由经验丰富的神经外科医师开展，内镜下视神经管减压术要由掌握高超鼻内镜技术的神经

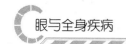

眼科医师或耳鼻喉科医师开展。

（六）预防与调护

1.避免悲观和急躁情绪，以免因病而郁，因郁而影响疗效或加重病情。

2.病后应静心养息，惜视缄光，以免阴血耗损。

3.要坚持及时进行系统治疗。

八、颅脑外伤与外伤性视神经萎缩

外伤性视神经萎缩是指因颅脑外伤后，因外侧膝状体以前的视神经纤维、神经节细胞以及其轴索等各种疾病所致的传导功能障碍。

（一）病因病理

1.西医病因病理

由于外伤后视神经纤维变性、坏死、髓鞘脱失而导致神经传导功能丧失，视盘苍白则系由于视盘部位胶质细胞增生、毛细血管减少或消失所致。继发性视神经萎缩即除轴突纤维萎缩外，尚伴有明显的星形胶质细胞增生，因而使视盘轻度隆起，由于增生星形细胞伸入视盘周围的视网膜组织内，使视盘边缘模糊不清。

2.中医病因病机

头眼外伤，目系受损，致脉络瘀阻，目窍闭塞而神光泯灭。

（二）临床表现

1.自觉症状

视力下降，视野窄小，终致失明。

2.眼部检查

视盘色灰白、秽暗，边界不清，筛板不显，视网膜动脉变细，视盘附近血管可伴有鞘膜，后极部视网膜可见残留的硬性渗出。

3.实验室及特殊检查

1）视觉诱发电位

P100潜时延长或振幅严重下降。

2）视野检查

多见视野向心性缩小。

3）OCT检查

视神经纤维层变薄。

（三）辅助检查

1.头颅 CT 和 MRI

排除或确诊有无颅内占位性病变压迫视神经等。

2.基因检测

排除或确诊有无 Leber 遗传性视神经病变等疾病。

（四）诊断与鉴别诊断

1.诊断要点

（1）颅脑外伤史。

（2）视力下降。

（3）视盘色泽变淡或苍白。

（4）可伴有视野和视觉诱发电位的异常。

2.鉴别诊断

Leber 遗传性视神经病变：患者发病年龄多在十几至二十几岁，男性发病率远高于女性，发病呈母系遗传特点。临床表现为双眼同时或先后急性或亚急性无痛性视力下降，单眼发病或双眼病变不对称者可出现 RAPD 阳性，眼底视盘充血、水肿，后期整个视盘呈苍白色，检查时可行血液 mtDNA 检测。

（五）治疗

1.治疗原则

针对病因治疗为首要。

2.全身治疗

1）西医治疗：若在早期，甚至视神经尚有不同程度的炎症或水肿，即应及时给予适当的糖皮质激素。否则，如病变已进入中、晚萎缩期，则给糖皮质激素的意义不大，而应该给予神经营养类或活血化瘀扩张血管类药，常用的维生素 B 族、ATP、辅酶 A、肌苷、烟酸、地巴唑、曲克芦丁、复方丹参等均有一定的效果。体外反搏及高压氧亦可应用。近年来迅速发展起来的诸多脑生长因子（如脑源性和睫状神经生长因子等）亦有一定效果。针刺治疗视神经萎缩已肯定对该病有疗效，但必须坚持较长期的治疗。在各种治疗的同时必须禁烟酒，另外增强体质、防治感冒等均有不可忽视的作用。

2）中医辨证论治

证候：多因头眼外伤，视力渐丧，视盘色苍白，边界清，血管变细；兼见头痛健忘、失眠多梦，舌质暗红，或有瘀斑，苔薄白，脉涩。

辨证分析：头眼外伤，脉络受损，脉道阻塞，气滞血瘀，不能输精于目，故见外伤后视力渐丧、视盘色苍白等眼症；全身症状及舌脉均为气血瘀滞的证候。

治法：行气活血，化瘀通络。

方药：通窍活血汤加减

方中可加石菖蒲、苏合香以增芳香开窍之功，加丹参、郁金、地龙以助化瘀通络。

3）专病专方

根据临床证型可选用清开灵注射液、醒脑静注射液、川芎嗪注射液等静脉滴注。

4）针灸治疗

①体针以局部穴为主，配合躯干肢体穴，根据辨证虚实施以补泻手法。主穴选攒竹、太阳、睛明、上睛明、四白、球后、承泣、丝竹空等，配穴选风池、完骨、天柱、百会、合谷、肝俞、肾俞、血海、足三里、三阴交、光明等。每次选主穴 2 ~ 3 个，配穴 3 ~ 5 个，补法为主，每日 1 ~ 2 次，30d 为 1 个疗程。属虚证者可在肢体躯干穴施灸法。②头针取视区，两侧均由上向下平刺 3 ~ 4cm，快速捻转，使其产生较强的胀、痛、麻等感觉，每日或隔日针 1 次。

3. 局部治疗

穴位注射：取肝俞、肾俞，用复方丹参注射液或维生素 B_1 做穴位注射，亦可用复方樟柳碱注射液穴位或皮下注射。

4. 手术治疗

手术治疗主要针对病因，外伤性视神经病变在伤后早期短暂激素冲击治疗无效的情况下，可考虑行经鼻内镜视神经减压术，后者在操作过程中应注意全程减压，并行视神经鞘切开和眶尖总腱环切开以增强减压效果。

（六）预防与调护

1. 慎用对视神经有毒害作用的药物，如乙胺丁醇、奎宁等。

2. 积极治疗原发疾病。

3. 养成良好的生活习惯，起居有时，避免过度疲劳，戒烟慎酒。

4. 预防头部或眼部损伤。

5. 定期检查，注意视力和视野的变化。

（赵晓龙）

第2节 与外伤有关的视网膜病变

一、远达性视网膜病变

（一）病因病理

1.西医病因病理

因车祸、地震、房屋倒塌等引起的、对头胸腹部的急性挤压伤或粉碎性骨折，可引起一眼或双眼的视网膜病变，视力下降。发病机制可能为：因系统性组织严重损伤，激活补体，颗粒细胞凝聚，白细胞栓子形成；局部的视网膜血管损伤，引起补体介导的白细胞凝聚和阻塞。挤压性损伤或长骨骨折，可引起类似的视网膜表现。

2.中医病因病机

肢体身胸等外伤，目系受损，致脉络瘀阻，目窍闭塞而神光泯灭。

（二）临床表现

1.自觉症状

创伤后数小时到数日间出现的不同程度的突然视力受损，表现为从轻度视力下降到眼前手动。

2.眼部检查

眼睑和结膜充血、水肿，眼球突出。在视网膜和视盘周围常见棉绒斑、出血和水肿，以及视盘水肿或玻璃体积血。急性期征象包括多发、分散的片状苍白斑迹，棉绒状斑点，视网膜内出血以及视盘水肿，晚期出现视网膜色素上皮萎缩和视盘苍白。

（三）辅助检查

1.眼底荧光血管造影：显示小动脉阻塞及渗漏。

2.视野检查：表现为中心性、旁中心性或弓形盲点，而周边视野一般存在。

（四）诊断与鉴别诊断

1.诊断要点

（1）肢体外伤史。

（2）视力下降。

（3）视网膜和视盘：周围常见棉绒斑、出血和水肿，以及视盘水肿或玻璃体积血。

（4）眼底荧光血管造影：可见小动脉阻塞及渗漏。

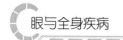

2.鉴别诊断

高血压性视网膜病变：有高血压史，眼底可见视网膜动脉痉挛弯曲，粗细不均，管径狭窄，管壁反光增强，甚至呈铜丝状或银丝状，视网膜可见水肿、棉绒斑、硬性渗出等。

（五）治疗

1.治疗原则

2.全身治疗

1）西医治疗

对因治疗，可予扩血管药物治疗。

2）中医辨证论治

（1）气滞血瘀证

证候：外伤病史，自觉视物不见，血溢神膏，或瘀血内停，久不消散，舌质紫暗，或有瘀斑，脉弦涩。

治法：行气活血，祛瘀通络。

方药：血府逐瘀汤加减

浑浊物鲜红者，宜去桃仁、红花而酌加生蒲黄、藕节炭、生三七以止血化瘀，瘀血积久难消者酌加昆布、海藻、牡蛎以助化瘀散结，久瘀伤正者应选加黄芪、党参等扶正祛瘀。

（2）血水互结证

证候：玻璃体积血日久不吸收，眼内干涩，口干，舌暗或见瘀点，脉细涩。

治法：养阴增液，活血利水。

方药：猪苓散合生蒲黄汤加减。

3）专病专方

可选用理血还光丸或和血明目片口服。

3.局部治疗

可选用三七、丹参、安妥碘等，通过眼部直流电离子导入，每日1次，10次为1个疗程。

4.手术治疗

对玻璃体混浊久不吸收（一般半年以上）明显影响视力，特别是形成机化膜牵拉者易引起视网膜脱离，应采用玻璃体切割术治疗。

（六）预防与调护

1.养成良好的生活习惯，起居有时，避免过度疲劳。

2.戒烟慎酒，病后应静心养息，惜视缄光，以免阴血耗损。

3. 要坚持系统及时的治疗。

二、Terson 综合征

（一）病因病理

1. 西医病因病理

Terson 综合征的发病原因最初认为是视神经穿过巩膜的地方存在孔隙，来自颅内蛛网膜下腔的血液可以经过这些孔隙进入玻璃体内或眼球的其他位置。另一种说法是颅内压力的增高使眼球内的静脉回流到静脉窦的血液减少，从而导致静脉血流减慢和视网膜出血。不过，新的理论认为是蛛网膜下腔出血导致颅内压升高，脑脊液迅速从蛛网膜下腔流向视神经鞘，眼球后的视神经鞘受压从而使视网膜中央静脉堵塞，这将导致从视网膜回流的静脉血液急速减少，出现血栓和出血，造成视盘周和视网膜血管破裂。

2. 中医病因病机

本病的病因病机主要为颅脑外伤，损及目络，气滞血瘀，血溢络外，滞于神膏，其后期多表现为血水互结。

（二）临床表现

1. 自觉症状

视力下降，严重者仅见光感，眼前黑影飘动。

2. 眼部检查

眼外观如常；出血量少者，眼底尚可透入视网膜出血及原发病的各种表现，玻璃体内可见细尘状、条絮状或团块状浑浊；若出血量多，大量血液渗积于玻璃体内，检眼镜下瞳孔区红光减弱或消失，眼底窥视不入。

（三）辅助检查

1. 眼部 B 型超声检查

可见玻璃体有均匀点状回声或斑块状回声，陈旧性积血回声不均匀。

2. 眼球 CT 检查

有学者认为 CT 新月征是高风险 Terson 综合征的一种高度敏感和特异的标志物。

（四）诊断要点

（1）颅脑外伤史。

（2）颅内出血、眼内出血，如玻璃体、眼底、视网膜内出血等。

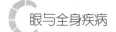

（五）治疗

1.治疗原则

少量的玻璃体或者眼内出血可经保守治疗吸收，如果眼内出血较多，观察一段时间后仍没有吸收的可以行手术治疗。

2.全身治疗

1）西医治疗

对因治疗，急性出血者可先予止血药治疗。

2）中医辨证论治

（1）气滞血瘀证

证候：外伤病史，自觉视物不见，血溢神膏，或瘀血内停，久不消散，舌质紫暗或有瘀斑，脉弦涩。

治法：行气活血，祛瘀通络。

方药：血府逐瘀汤加减

浑浊物鲜红者，宜去桃仁、红花而酌加生蒲黄、藕节炭、生三七以止血化瘀，瘀血积久难消者酌加昆布、海藻、牡蛎以助化瘀散结，久瘀伤正者应选加黄芪、党参等扶正祛瘀。

（2）血水互结证

证候：玻璃体积血日久不吸收，眼内干涩，口干，舌暗或见瘀点，脉细涩。

治法：养阴增液，活血利水。

方药：猪苓散合生蒲黄汤加减。

3）专病专方：可选用理血还光丸或和血明目片口服。

3.局部治疗

可选用三七、丹参等做眼部直流电离子导入，每日1次，10次为1个疗程。

4.手术治疗

对玻璃体混浊久不吸收（一般半年以上）明显影响视力者，应采用玻璃体切割术治疗。

（六）预防与调护

1.调畅情志，避免急躁、沮丧，并向患者说明病情。

2.饮食宜清淡，忌食辛辣炙煿之品。

三、Valsalva 视网膜病变

腹腔内压力（如咳嗽、呕吐、举重、大便用力）突然升高，可使眼内静脉压上升到足以使黄斑的毛细血管破裂，出血位于内界膜下，通常较小，偶有 1～2PD，视力仅稍微有下降，预后好，出血在数月内自发消退。

（一）病因病理

1.西医病因病理

因外伤后使胸腹腔压力急剧升高，或行 Valsalva 动作时，静脉回心血量下降，心搏出量下降，从而导致外周静脉压急剧升高，压力传导至眼内，以致视网膜毛细血管破裂出血。

2.中医病因病机

胸腹外伤，损及目络，气滞血瘀，血溢络外，滞于视衣。

（二）临床表现

1.自觉症状

视力下降，眼前黑影飘动。

2.眼部检查

黄斑区出血，通常较小，偶有 1～2PD。

（三）辅助检查

1.眼底血管造影

可见黄斑区毛细血管渗漏荧光。

2.OCT 检查

内界膜下有出血。

（四）诊断与鉴别诊断

1.诊断要点

（1）胸腹等外伤史。
（2）眼底黄斑区出血。

2.鉴别诊断

（1）玻璃体后脱离，可引起出血或巨动脉瘤。
（2）周边部视网膜裂孔或小动脉上的动脉瘤。

（五）治疗

1.治疗原则

出血量少，不需特殊处理，可等待自行吸收。大量出血时，可以先药物治疗。如仍不吸收，可进行玻璃体切割术。

2．全身治疗

1）西医治疗

对因治疗，急性出血者可先予止血药治疗。

2）中医辨证论治

（1）气滞血瘀证

证候：外伤病史，自觉视物不见，血溢神膏，或瘀血内停，久不消散，舌质紫暗或有瘀斑，脉弦涩。

治法：行气活血，祛瘀通络。

方药：血府逐瘀汤加减。浑浊物鲜红者，宜去桃仁、红花而酌加生蒲黄、藕节炭、生三七以止血化瘀，瘀血积久难消者酌加昆布、海藻、牡蛎以助化瘀散结，久瘀伤正者应选加黄芪、党参等扶正祛瘀。

3）专病专方

可选用理血还光丸或和血明目片口服。

3．局部治疗

可选用三七、丹参、安妥碘等，通过眼部直流电离子导入，每日1次，10次为1个疗程。

4．手术治疗

对玻璃体混浊久不吸收（一般半年以上）明显影响视力，特别是形成机化膜牵拉者易引起视网膜脱离，应采用玻璃体切割术治疗。

（六）预防与调护

（1）调畅情志，避免急躁、沮丧。并向患者说明病情。
（2）出血者饮食宜清淡，忌食辛辣炙煿之品。

（赵晓龙）

第3节　面部疖肿与体内深部脓肿

颜面部血液循环丰富，静脉内无静脉瓣膜，因此，当颜面部疖肿包括睑腺炎等急性炎症，尤其当其位于眉尖及两侧口角之间的危险三角区时，如进行了不恰当的处理和自行挤压，常使脓毒栓子由面静脉、内眦静脉、眼静脉进入海绵窦，发生海绵窦静脉炎或海绵窦血栓形成。体内深部感染或脓肿可因败血症引起转移性眼内炎或球后脓肿。编者偶见此病，眼睑疖肿挤压引起海绵窦血栓形成。及时治疗，可减少后遗症。

一、眶蜂窝织炎及脓肿

眶蜂窝织炎（orbital cellulitis）是发生于眶隔之后网状纤维和脂肪内的急性化脓性炎症，如治疗不及时或不充分，则组织坏死溶解，形成眼眶脓肿（orbital abscess）。

（一）病因病理

1. 西医病因病理

眶蜂窝织炎是化脓性细菌感染的结果，常见细菌有溶血性乙型链球菌和金黄色葡萄球菌，在脓液培养中也可发现类白喉杆菌、流感杆菌、大肠埃希菌和厌氧菌等。病原体多来自鼻窦、颜面、眼睑、牙龈和颅脑等邻近结构感染灶，也可由远距离灶脓毒栓子经血行扩散所致。外伤或手术常为本病诱因。

2. 中医病因病机

眼丹多因过食辛辣厚味或炙煿之品，致使脾胃蕴热，复受外邪，风热相搏，营卫失和，热毒结于胞睑所致，也可因心火偏旺，火毒上冲于目，壅滞胞睑所致。

（二）临床表现

眶蜂窝织炎属急性化脓性炎症，多发生于儿童，常有明显的疼痛，眼球运动或压迫眼球时痛觉加重；眼睑红肿、热感；球结膜血管扩张和水肿，且多突出于睑裂，致使眼睑闭合不全，引起暴露性角膜炎，加重了刺激症状。

由于眶内软组织水肿和炎细胞浸润，眶内压力增高，眼球向前突出。眼外肌炎症或其支配神经受累，眼球运动限制。

炎症波及视神经或视网膜，可引起视力减退、视乳头水肿、视网膜渗出和出血、视神经萎缩。

化脓性感染还可向颅内蔓延，形成脓毒性海绵窦栓塞和脑脓肿，出现全身症状，如发热、恶寒，多形核白细胞增多，周身不适，食欲不振，甚至呕吐、昏迷、死亡。

眶内炎症经过急性浸润期，组织坏死，形成脓肿，出现皮下或结膜下波动性肿物，而后破溃，脓液排出，症状和体征缓解。

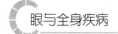

（三）辅助检查

1.影像学检查

1）X线检查

见受累眶内密度增高，合并有鼻窦浑浊，密度增高。

2）超声检查

显示眶内脂肪垫增厚，脂肪水肿，表现为球后脂肪垫强回声区延长。

3）CT检查

显示眼睑增厚，眶隔前软组织密度增高并增厚，眶内结构尚正常，也可见眶内软组织水肿，密度增高，这是由于炎症组织水肿，眶内血液回流受阻形成。CT可以同时显示眶周结构的病变，对于提示感染源有帮助。

4）MRI检查

由于眶内组织水肿，炎性细胞浸润，显示患侧眼眶脂肪高信号中出现中低信号区，形状不规则，信号不均匀，可累及眼外肌、视神经及眼球壁。眼眶部行CT或MRI检查，可明确病变的范围以及有无脓肿形成等。

2.血常规检查

外周血白细胞计数增多，中性粒细胞分类比例升高。

（四）诊断与鉴别诊断

1.诊断要点

影像技术对于诊断有所帮助。由于眶蜂窝织炎多从鼻窦蔓延而来，X线片显示鼻窦密度增高和水平面；超声探查可见眶脂肪垫扩大，眼外肌轻度肿大和眼球外透声间隙，脓肿形成后球后出现不规则暗区或低回声区；CT对眶内及眶周结构的显示优于X线和超声检查，显示鼻窦黏膜肥厚和积液，筛骨纸板骨膜下脓肿多呈梭形高密度影，眶内软组织肿大和轻度密度增高，脓肿形成后呈局限不规则高密度块影；MRI可显示眶内和鼻窦内炎症，T_1加权像为中信号，T_2加权像为高信号。影像显示还可观察到病变进展和治疗反应。通过眼眶的CT或者血常规可以进行确诊。

2.鉴别诊断

眶蜂窝织炎与眶隔前蜂窝织炎有相似之处，应注意鉴别。后者主要表现为眼睑和结膜红肿，眼眶侵犯后则引起眼球突出，眼球运动不全，视力减退和眼底改变。

（五）治疗

1.治疗原则

本病一旦确诊，应及时使用抗菌药物。可根据药敏试验结果，选择合理的抗生素，而在未明确病原体时，应用广谱抗生素。如有脓肿形成，还需酌情手术治疗。

2.全身治疗

1）西医治疗

针对病因进行对症治疗。全身应用大量广谱抗生素，积极控制炎症。当眼部影像学检查发现有明确脓肿形成时，可行切开排脓术，并置入引流条，同时应将脓液做细菌培养，并做药敏试验，以进一步指导抗生素的应用。

2）中医辨证论治

（1）风毒束睑证

证候：漫肿痒痛，伴身热、头痛、恶风等。

治则：疏风消肿，清热解毒。

方药：银翘散加减。

（2）热毒壅盛证

证候：胞睑漫肿而硬，皮色红赤如丹，甚至紫黯，焮痛如火灼，全身可见壮热口渴，便秘溲赤。

治则：清热解毒，活血消肿。

方药：仙方活命饮加减，或内疏黄连汤合五味消毒饮加减。若久酿成脓，每有搏动样疼痛，加皂角刺、天花粉、白芷。

（3）邪入营血证

证候：胞睑漫肿焮热，色紫黯黑，疼痛剧烈，全身兼见身热烦躁，面红气粗。

治则：清热解毒，凉血散瘀。

方药：犀角地黄汤合黄连解毒汤加减。

（4）正虚邪留证

证候：胞睑局限脓肿，溃后脓液不尽，经久难愈，全身兼见面色少华，肢倦乏力。

治则：扶正祛邪。

方药：托里消毒散加减。

3）专病专方

可选用黄连解毒丸口服治疗。

4）针灸治疗

本病常不采用针灸疗法。

3.局部治疗

1）湿热敷

适用于本病初期。

2）滴眼药水

可使用抗生素眼药水点眼。

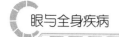

3）敷药

脓未成者，可用如意金黄散外敷，每日换药 1 次。

4.手术治疗

如脓肿已局限化，可在波动最明显处切开引流，以清除感染灶。

（六）预防与调护

对面部疖肿及鼻窦炎等头面病灶应积极治疗，切忌挤压和过早切开，以免感染扩散。注意保护眼睛，避免出现外伤。饮食宜清淡，戒烟酒，忌食辛辣炙煿燥烈之品。如果患者就诊及时，一般预后良好。但是，对于一些体质较差、就诊较晚以及病情极其危重者来说，有时可发生永久性视力丧失、海绵窦血栓或化脓性脑膜炎而危及生命。患者在日常生活中应保持良好的心态，积极配合治疗，注重自我管理，促进疾病的痊愈。病情恢复期间患者应注意休息，保证充足的睡眠，防止用眼过度，促进机体恢复。患者应适当进行体育锻炼，增强体质，提高机体免疫力。患者应勤洗手、洗澡，注意卫生，注意保护眼睛，避免意外磕碰，避免用手揉眼睛。患者可适当热敷肿胀处，促进血液循环。

（赵晓龙）

第8章 眼与妇产科病

第1节 妊娠高血压综合征

妊娠高血压综合征（pregnancy-induced hypertension syndrome，PIH）为妊娠继发血压升高，大多发生于妊娠 12 周之后或 24 周之前，孕妇有高血压、头痛、全身水肿、蛋白尿等症状、体征及化验室检查所见。此种情况在产后可自行消退，但亦可在产后短期内持续。依病情轻重（主要为高血压高度）不同，可分成为轻度、中度、先兆子痫、子痫四个等级。该病的眼底改变发病率较高，有 50% ～ 80% 的患者有眼底改变。

（一）病因病理

1. 西医病因病理

妊娠性视网膜病变高血压综合征的病因尚未完全清楚，一般认为与下列因素有关：①小静脉痉挛；②脉络膜损失；③高血压；④血液成分的改变。

2. 中医病因病机

妊娠期间，阴血聚于冲任，以资养胎。若素体阳盛之人，过食燥热、温补之品，助阳生火，胎火妄动，上攻于目；或阴虚之体，以致重伤肝肾之阴，肝阳上亢，目受其扰；病情较重者，亦可因肝阳暴涨，肝风内动，上扰头目；若肝气横逆，乘脾犯胃，脾失健运，湿聚中焦，清阳不升，产后气血双亏，亦可发生本病。

（二）临床表现

妊娠半年后，两眼视力突然下降，伴高血压、全身水肿和蛋白尿等。严重时，并发惊厥、昏迷（子痫）。早期眼底视网膜动脉普遍变细、弯曲（血管痉挛期），随后发生硬化（血管硬化期），进而出现视网膜病变，可见视网膜水肿，点状、线状或放射状出血及棉絮状渗出，黄斑部并见星芒状斑，严重时可发生视网膜脱离。

（三）辅助检查

荧光血管造影：由于脉络膜毛细血管也受损，造影时视乳头周围和后极部脉络膜血管充盈延迟或充盈缺损。视网膜下和色素上皮下有点状荧光素渗漏，说明视网膜脱离继发于脉络膜血管渗漏和色素上皮受损。视网膜动脉狭窄、毛细血管代偿性扩张或

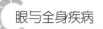

局限性闭塞可产生血管染色和无灌注区，视网膜脱离复位后，由于色素上皮受损可产生弱荧光和透见荧光。

（四）诊断与鉴别诊断

1. 诊断要点

（1）PIH 见于怀孕的育龄妇女。

（2）PIH 眼底病变不见视网膜动脉的硬化，如果见到则提示妊娠前已有缓进型原发性高血压存在，高血压不是由妊娠引发，而是妊娠加重了高血压。

2. 鉴别诊断

与原发性高血压进行鉴别：PIH 患者常见的眼底病变为视网膜动脉痉挛，占所有 PIH 眼底病变的 67% ~ 86%，与原发性高血压不同的是：①动脉的痉挛狭窄程度重于高血压升高的程度，例如血压为一级高血压水平时，其动静脉管径之比大多已超过 1：2；②动脉痉挛狭窄常见于视盘附近，并以鼻侧分支最早出现。

（五）治疗

1. 治疗原则

本病病情严重，早期可采取保守疗法，继续妊娠，如保守治疗无效应立即终止妊娠。

2. 全身治疗

1）西医治疗

眼底有上述情况时，应提醒产科医师注意予以药物干预，降低血压，纠正电解质不平衡，在密切观察下妊娠可以继续。如血压持续上升，出现先兆子痫、眼底在某一动脉支配区发生视网膜水肿浑浊、渗出斑、出血斑等高血压视网膜病变时，可考虑终止妊娠。当子痫发生、上述眼底病变波及整个眼底，甚至出现渗出性视网膜脱离、视盘水肿时，则不论胎儿情况如何特殊，为保护孕妇的生命安全，必须终止妊娠。

2）中医辨证论治

（1）脾虚肝旺证

症状：妊娠后期，两眼视力突然严重减退，眼底可见视网膜动脉狭窄，视网膜水肿、渗出，多伴头晕、头胀、面目四肢水肿、纳少胸闷，舌质红，脉虚弦而滑。

治法：健脾安胎，平肝清火。

方药：保胎清火汤加减。眼底及四肢水肿较重者，加车前子 10g（包煎），以利水消肿。

（2）肝风内动证

症状：妊娠后期，突然两眼视力不明，瞳孔对光反射迟钝。眼底所见，视网膜血管硬化，视网膜高度水肿、渗出伴出血，剧烈头痛，面部肌肉抽动，舌红，脉弦数。

治法：育阴潜阳，平肝熄风。

方药：羚羊钩藤汤加减。口噤流涎者，加重山羊角剂量。

（3）脾肾阳虚证

症状：妊娠后期，视力突然减退，眼底可见视网膜动脉痉挛，视网膜水肿与渗出，多伴面目肢体浮肿，形寒肢冷，四肢酸软，纳少，气短，舌质胖嫩苔薄白，脉沉细。

治法：健脾渗湿，温阳利水。

方药：真武汤加减。水肿明显者，加用泽泻 10g、车前子 10g，以利水消肿；腰痛甚者，加狗脊 10g，以祛风湿、补肝肾、强腰膝；伴头晕目胀、血压较高者，则加黄芩 10g、夏枯草 10g，以清肝火、散郁结、降血压；蛋白尿严重者，加用诃子 10g、杜仲 10g、覆盆子 10g，以滋养肝肾。

3）专病专方

可选用复方血栓通胶囊口服治疗。

4）针灸治疗

常用穴为睛明、球后、风池、内关、三阴交、肝俞、肾俞。眼周穴不施手法，其他穴施补平泻手法，留针 20 ~ 30min，每日 1 次，10 次为 1 个疗程。

3. 局部治疗

可采用眼部熏蒸等方式进行治疗。

4. 手术治疗

本病一般不需要手术治疗。

（六）预防与调护

PIH 眼底病变的严重程度对患者生命预后和视功能预后来说，均优于原发性高血压或其他某些肾性高血压。PIH 即使已经出现种种视网膜病变，甚至已经出现视盘水肿的患者，只要终止妊娠，血压会很快下降，全身及眼底病变随之消退，视力可完全或部分恢复。

（赵晓龙）

第9章 眼与儿科病

第1节 早产儿视网膜病变

早产儿视网膜病变（retinopathy of prematurity，ROP）是一种发生于早产儿的复杂性视网膜血管性疾病。尽管大部分患儿的病变程度较轻且可自发退化，仍有小部分患儿因病变进展而丧失视力。即使在当今最佳的医疗条件下，本病仍有致盲的可能性。

（一）病因病理

ROP 的发病机制始于早产。暴露于子宫外、技术支持性环境以及未成熟肺的氧气输送系统无法充分满足视网膜发育所需是 ROP 发生的真正原因。ROP 发病机制可分为两个阶段：第一阶段（32 周之前）是早产后的初始反应，称为高氧 - 血管闭塞期；第二阶段（32 周之后）是缺氧 - 血管增生期。

第一阶段非常常见且最终无害，而第二阶段对解剖和视功能具有威胁性。虽然这两个阶段是连续的，但不能认为病理生理学的改变是线性的。早产儿出生后立即进入第一阶段，在子宫内，视网膜处于混合静脉血和 PaO_2 较低的微环境中，出生时，胎盘氧合转变为肺氧合，混合静脉血从而转变为动脉氧合的水平，这本身并不一定会直接产生高氧状态。不成熟的肺无法进行充分的氧合，以及增加吸入氧分数和（或）利用通气支持产生了一个初始的相对高氧状态。在非常不成熟的早产儿中，视网膜这种相对的高氧状态导致 VEGF 的下调和减少。视网膜血管生成和视网膜血管化受损，可发生血管闭塞，第一阶段可以自然消退，可能会达到一个更为合适的生理状态，产生适当数量的 VEGF，正常的血管获得重建，不发生 ROP 或者轻度 ROP 发生退化，视网膜成功血管化。然而，第二阶段可能会随之发生。

在第二阶段，肺部受损，更不能充分氧合血液，视网膜代谢需求急剧上升，这种供氧较差和需求增加的组合导致组织相对缺氧。第二阶段可以是血管化期，即正常的血管获胜，也可能是血管化增生期，此时异常的生理过程获胜。所有这些过程都受 VEGF 以及其他一些随组织氧合水平的相对性变化而上调或下调的细胞因子所介导，而组织氧合水平的变化可能取决于细胞损伤血管形成成分的供求相互作用。

（二）临床表现

根据 ROP 的临床表现不同，2021 年 AAO 发表的第三版国际 ROP 分类，根据病变从轻到重分为 1 ~ 5 期。1 期：分界线，可伴有分界线后的异常血管分支，仅有异常血管分支不能定为 1 期病变；2 期：增高的嵴样组织，嵴有一定的高度和宽度，颜色白色至粉红色，可伴有孤立的新生血管簇，新生血管簇描述为"爆米花样改变"，而不是 3 期病变；3 期：新生血管伴视网膜前纤维血管增（Ⅰ区和后Ⅱ区 3 期病变可不伴有嵴或分界线）；4 期：部分视网膜脱离，4a 黄斑未受累，4b 黄斑受累；5 期：全视网膜脱离。

国际分类法将视网膜分为三个区域，这样分区的目的在于与临床相关且易于识别。三个区域定义如下：Ⅰ区是以视神经为中心，视神经至黄斑中心凹距离的两倍为半径的圆；Ⅱ区是画一个同心圆，鼻侧边界达到锯齿缘，颞侧边界超过赤道部，Ⅰ区以外的环形区域；Ⅲ区是边界至颞侧锯齿缘的一个大新月形区域。

（三）辅助检查

眼部彩超检查：早产儿也需要配合医生做眼部彩超检查，观察眼部内部的情况，用于判断是否有视网膜病变的辅助诊断。

（四）诊断与鉴别诊断

1.诊断要点

1）ROP 高危人群的界定

体重 ≤ 1500g 或胎龄 ≤ 31 周的早产儿。

2）符合高危人群患儿

通过出生后散瞳间接检眼镜检查，发现视网膜出现分界线，增高的脊样组织。新生血管簇、新生血管、视网膜前纤维血管增生，可部分或完全视网膜脱离。

2.鉴别诊断

1）永存原始玻璃体增殖症（PHPV）

患儿无早产史，多单眼发病，眼底无 ROP 的血管改变，晶状体后残存的原始玻璃体增生呈灰白色。

2）视网膜血管发育不良（RVH）

患儿多为白色人种的男孩，足月产，围生期正常，出生体重正常，对称性双眼底改变，无家族史。该病 60% 有玻璃体纤维条索，50% 有视网膜脱离伴晶状体后纤维膜形成，最终视力极差。

3）炎症性疾病

如边部葡萄膜炎早期眼前有黑影舞动，角膜透明或有羊脂状小圆形白色 KP，可见前房闪辉或浮游炎性细胞，房角灰黄色渗出物。

4）肿瘤

（1）视网膜母细胞瘤

患儿多无早产，有家族史，超声波及 CT 检查见钙化灶及肿块可以鉴别；

（2）其他

视网膜和色素上皮联合的错构瘤、视网膜血管瘤等。

（五）治疗

1. 治疗原则

ROP 的治疗主要是使用干预措施阻止 ROP 进展，并适当处理 ROP 所有相关后遗症，包括失明。

2. 西医治疗

阻断 ROP 进展的治疗是目前 ROP 处理的主流，主要是通过冷冻或激光光凝对周边视网膜进行消融。对周边视网膜进行消融的理论如下：在嵴前未血管化的缺血视网膜区域进行冷冻或激光光凝，杀死会产生 VEGF 产量调节信号的缺血细胞以及产生 VEGF 的细胞。这种双重效应可显著减少 VEGF，使 ROP 消退而不再进展。这种干预措施是 ROP 治疗的金标准。冷冻治疗已被证明对于 II 区阈值期 ROP 有效，但 I 区阈值期病变对治疗反应很差，不良结局的发生率接近 90%。作为一种视网膜消融技术，与冷冻疗法相比，激光光凝治疗慢慢获得了广泛的优势，而且在重度 ROP 的早期干预中被越来越多地使用，特别是对于 I 区病变。

激光和冷冻疗法对于阻止 ROP 进展无疑是有效的，但二者也存在并发症。冷冻或激光的轻微或短暂的并发症包括眼睑水肿、球结膜水肿、炎症、视网膜出血或玻璃体积血、周边视野缩小，甚至脉络膜脱离或渗出性视网膜脱离；更严重、威胁视力的并发症包括白内障、青光眼、葡萄膜炎、眼前段缺血、出血、黄斑灼伤和视网膜中央动脉阻塞。但严重并发症的发生率很低，对所有原因造成的威胁视力的并发症发生率的合理预估是 2% ~ 3%。

最新进展是抗 VEGF 药物的使用，主要是玻璃体内注射抗 VEGF 药物。抗 VEGF 药物主要包括以下四种：培加尼布，RNA 适配体；雷珠单抗，单克隆抗体片段；贝伐珠单抗，完整的单克隆抗体；阿柏西普，一种重组融合蛋白，是 VEGF（和 PGF，胎盘生长因子）受体的诱捕器。这种治疗方法仍然存在争议，主要是由于其潜在的全身性并发症。雷珠单抗、贝伐珠单抗在临床应用较为广泛，两者比较来看，雷珠单抗的血清浓度低，故其系统安全性可能更高。药物剂量尚未明确，最常用的剂量是成人剂量的一半，即 0.625mg。此外，注射时机的选择也至关重要，在疾病发展过程中，注射过早会导致永久视网膜萎缩，而注射过晚则会加重疾病进入瘢痕期。研究表明，雷珠单抗治疗对后部 II 区病变仅略有优势，而对于 I 期病变却有显著优势。

手术干预是治疗的后续步骤。针对 ROP 引起后遗症的青光眼、白内障者，可选择手术治疗。

（六）研究进展

世界卫生组织指出，早产儿视网膜病变（retinopathy of prematurity，ROP）是导致发达或中等发达国家儿童致盲的主要病因。目前的研究已经证实了 ROP 主要病理改变为视网膜血管异常增生，主要发病人群为早产及低体质量儿童。最新的流行病学显示 ROP 的发病率接近 20%，发展中国家发病率较高，农村的发病率高于城市，可能与其相对薄弱的公共卫生系统相关。若 ROP 未得到及时有效的治疗，轻则影响患儿的视力，重则导致失明，从而加重患儿家属及社会的负担。

在国内，由于二胎的放开及围生期技术的巨大进步，早产儿及低体质量儿的出生率及成活率逐年升高，间接地导致了 ROP 发生率的上升。国内最新的早产儿视网膜病变相关危险因素发现，出生胎龄 < 30 周、极低质量 < 1500g、应用呼吸机、酸中毒、输血、窒息及感染为早产儿视网膜病变发生的独立危险因素，说明出生胎龄越小及出生体质量越低、应用呼吸机、输血、伴感染的早产儿，其视网膜病变发生风险越高。

早产儿视网膜未发育成熟，出生胎龄越低、出生体质量越低的早产儿，由于其肺部功能、呼吸中枢未发育成熟，出生后易产生呼吸困难和呼吸暂停、窒息等情况，造成动脉血氧分压降低，出现缺氧情况，常需为患儿提供吸氧治疗。吸氧与早产儿视网膜病变发病存在复杂关系，若吸氧时间、吸氧方式和吸氧浓度不当，动脉氧分压波动及对氧敏感性异常，可诱发视网膜病变。研究发现，人体组织中抗氧化防御机制能对超量氧自由基进行抵制，破坏视网膜组织，引起血管收缩，导致视网膜组织处于缺氧状态，刺激视网膜释放新生血管因子，使视网膜组织产生新生血管，并引起增生新生血管膜收缩，出现视网膜病变。

因此，为预防视网膜病变的发生，需对用氧时间、浓度进行严格控制，维持动脉血氧分压稳定。针对输血的早产儿，由于胎儿血红蛋白结合氧亲和力较高，若成人血液流入早产儿的体内，因两者的血红蛋白亲和力降低可引起缺氧，对新生血管形成进行刺激，加上输血导致血浆内氧自由基含量升高，可加重视网膜病变损伤。由于早产儿视力系统未发育完善，若出现感染等并发症，可进一步对视力系统的血氧供应、发育造成影响，使视网膜损害加重。故针对出生胎龄较小和出生体质量较低、伴感染的早产儿，需及时开展视网膜病变筛查，并强化妊娠管理，预防感染等并发症发生，减少早产儿视网膜病变的发生。

（张丹丹）

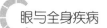

第 2 节　儿童白内障

　　儿童白内障表现为出生时即存在的，或生后因遗传或发育障碍等因素而导致的晶状体混浊，严重影响儿童的视力发育，是儿童低视力和致盲的重要因素，给社会和患儿家庭造成严重的负担。儿童白内障发病率为 1.2/10000 ～ 11/10000，各机构报告的发病率不同是因为数据收集方法及地域的差异，通常发达国家的发病率比发展中国家低，在亚洲地区发病率为 0.04%。早期发现和及时治疗是有效避免永久性视力丧失所必需的。儿童白内障的病因很多，以往经验认为，约 1/3 的儿童白内障是遗传性的，1/3 与其他疾病或综合征相关，还有 1/3 是特发性的。此外，儿童白内障是许多系统性疾病的体征之一，此类患者白内障发病率变异较大。下面列举全身疾病相关的白内障。

一、儿童白内障与 Lowe 综合征

　　Lowe 综合征（眼脑肾综合征）是一种 X 连锁隐性遗传病，此类患儿几乎均伴白内障。Lowe 综合征患儿存在智力发育迟钝、肌张力降低、肾性氨基酸尿症和典型的外观，其晶状体通常较小、扁平，有盘状浑浊，青光眼和角膜混浊也常见。有趣的是，女性携带者经常表现为后部皮质弥漫性点状浑浊或轮辐状浑浊。

二、儿童白内障与 Alport 综合征

　　Alport 综合征是一种 X 染色体连锁或常染色体隐性遗传病，包括间质性肾炎、听力障碍和眼部异常。晶状体异常主要表现为继发于前囊膜中央异常变薄的晶状体前部圆锥。在前部圆锥型晶状体中，白内障通常较晚发现，但必须尽早手术，因为变薄的晶状体前囊膜会在光学上产生严重的色像差，影响患儿视功能发育。晶状体前囊膜自发破裂形成的全白白内障较为罕见。

三、儿童白内障与点状软骨发育不全

　　点状软骨发育不全是一类疾病，分为点状软骨发育不全（白内障发病率 100%）和肢根状软骨发育不全（白内障发病率 75%），二者均又分为 1 型和 2 型。点状软骨发育不全 1 型是 X 连锁隐性遗传病，是由染色体 Xp22.33 上芳基硫酸脂酶的 E 基因突变引起。患儿表现为身材矮小、听力丧失、骨骼畸形、皮肤鱼鳞病和发育迟缓。点状软骨发育不全 2 型（Conradi 综合征）是与染色体 Xp11.23 有关的胆固醇合成缺陷的 X 染色体连锁显性遗传病。此类患儿存在生长缓慢、听力丧失、气管狭窄、多处骨骼畸形、

鱼鳞病和智力低下。肢根状软骨发育不全是一种与过氧化物酶来源缺陷有关的常染色体隐性遗传病。

四、儿童白内障与肌强直性营养不良

肌强直性营养不良是一种常染色体显性遗传性肌营养不良性疾病，表现为进行性肌无力与肌萎缩，其他系统特征包括性腺萎缩、前额变凸、精神衰弱和心脏畸形。眼部特征包括上睑下垂、进行性眼外肌麻痹、视网膜色素改变和白内障。几乎所有患者均伴有晶状体典型改变，表现为皮质内彩色水晶斑点状浑浊，通常被称为"圣诞树"样白内障。晶状体混浊也可表现为皮质内存在小型的白色球形浑浊。

五、儿童白内障与 Zellweger 综合征

Zellweger 综合征是一种常染色体隐性遗传病，由 PEX 基因组中与过氧化物醇体来源相关的基因缺陷引起，包括头颅、颜面部、耳和脚发育异常，同时伴有智力低下、肌张力降低、癫痫以及早逝。大部分病例表现为层状白内障，其他眼部特征包括角膜薄翳、视网膜色素变性、视神经萎缩和青光眼。无症状的携带者表现为曲线状浑浊。

六、儿童白内障与 Cockayne 综合征

Cockayne 综合征是活化基因（active genes）的转录偶联 DNA 修复（transcription-coupled DNA repair）缺陷引起的常染色隐性遗传病。该病最显著的特征是早老和恶病侏儒症，几乎所有器官系统均受累，表现为进行性的神经功能恶化、精神障碍、骨骼异常、皮肤光敏感和感音神经性聋。眼部特征包括白内障、视网膜萎缩、角膜混浊、泪液分泌减少和视神经萎缩。

七、母体感染引起的儿童白内障

许多宫内感染可引起白内障，表现类型通常是中央型的，单侧或双侧发病。在母体感染引起的白内障中，风疹病毒感染最为常见。先天风疹病毒感染的系统损害表现为心脏缺陷、智力低下和耳聋。白内障通常表现为珍珠白样核性浑浊，有时整个晶状体可受累变白，甚至出现皮质液化。晶状体内含有活病毒，手术摘除后难以控制的炎症反应常与其有关。风疹性白内障是世界范围内引起白内障的一个重要原因。白内障也可见于弓形虫感染、水痘、巨细胞病毒、弓蛔虫病的宫内感染。

八、放疗引起的儿童白内障

在骨髓移植前进行全身放疗的儿童患者中，可看到与放疗有关的白内障形成。此类白内障通常为后囊下型，并与放射剂量和持续时间有关。白内障的发病率随着放射

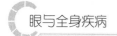

剂量的增加而增加。

（一）治疗

1.非手术治疗

1）西医治疗

并非所有的白内障都需要手术干预，但需要对其进行监测，特别是患儿处于弱视易发年龄时。几乎所有的白内障，无论是继发于白内障的进展还是源自屈光不正或弱视，在某一时期对视力都有影响，若存在明显的屈光不正，应戴镜矫正。弱视是儿童白内障人群视力下降的常见原因，即使白内障较轻，也易导致弱视的发生，一般采用遮盖或压抑疗法治疗。如果晶状体存在小的中央浑浊，可行散瞳治疗，2.5% 去氧肾上腺素每天使用 2～3 次比较理想。如果不能充分散瞳，可使用托吡卡胺等弱睫状肌麻痹剂。根据患儿年龄、白内障特点和是否存在弱视决定患儿随访频率。

2）中医辨证论治

（1）肝肾不足证

症状：视物模糊，视力缓降，晶珠浑浊，或头昏耳鸣，少寐健忘，腰酸腿软，口干，舌红苔少，脉细；或见耳鸣耳聋，智力低下，潮热盗汗，虚烦不寐，口咽干痛，小便黄少，大便秘，舌红少津，苔薄黄，脉细弦数。

辨证要点：肝肾亏虚，精血不足，晶珠失于充养而浑浊。故辨证当以晶珠浑浊及全身症状为要点。

治法：补益肝肾，清热明目。

方药：杞菊地黄丸或右归丸加减。用于肝血不滋，阴精不荣于目，少寐口干者，宜加女贞子、旱莲草。若阴亏虚火上炎，潮热虚烦，口咽干燥者，可用知柏地黄丸加地骨皮。

（2）脾气虚弱证

症状：视物模糊，视力缓降，晶珠浑浊，伴面色萎黄食欲缺乏食少纳差，少气懒言，肢体倦怠，舌淡苔白，脉缓弱。

辨证要点：脾虚运化失健，水谷精微输布乏力，不能上荣晶珠，晶珠失养而浑浊；或脾虚水湿不通，上犯晶珠而浑浊。故辨证以晶珠浑浊及全身症状为要点。

治法：益气健脾，利水渗湿。

方药：四君子汤加减。若大便稀者，宜加薏苡仁、扁豆、车前子利水渗湿；纳差食少者，加山药、神曲、鸡内金、薏苡仁等以补脾和胃渗湿。

（3）专病专方

可选用复明片、杞菊地黄丸、知柏地黄丸及石斛夜光丸等。

（4）针灸治疗

对于尚未满足手术条件的患儿可行针刺治疗。①主穴：太阳、攒竹、百会、四白、完骨、风池、足三里。②配穴：肝肾不足证选肝俞；脾气虚弱证选脾俞、三阴交。每日 1 次，留针 30min，30d 为 1 个疗程。

（5）其他中医特色疗法

耳穴压豆、眼周拨筋治疗、眼周刮痧治疗。

2.手术治疗

检查年长患儿视力受损情况很简单，Snellen 视力表和视觉症状将直接决定是否需要手术，但对于还不会讲话的患儿会较困难。如果患儿出现视力下降的表现、斜视或眼球震颤，且白内障的大小、密度和形态能够解释临床表现时，则需手术摘除白内障。婴儿的视觉评估是最困难的。大多数临床医生认为如果白内障浑浊大于 3mm、致密、位于晶状体中央后部，即可影响视力。一旦判断白内障影响了视力，即可考虑进行手术治疗，不同于成人的是，小儿手术通常是全身麻醉下完成的。

（二）预后

对于在弱视易发年龄之后才需要手术的白内障患儿，其视力预后通常较好。对于年幼患儿，及时手术只是长期获取良好视力的第一步，早期手术、早期光学矫正和积极进行弱视治疗是恢复视力的关键。如果能注意到这些关键点，预后相对较好。

1.发现本病应积极治疗，以控制或减缓晶状体混浊的发展，提高患儿视觉质量。

2.若患有与白内障相关的全身性疾病，应考虑积极治疗全身病，对控制或减缓晶状体混浊有一定意义，同时也有利于以后手术治疗。

3.注意饮食调养，慎用辛燥煎炸食品。

（三）研究进展

与成人不同，儿童白内障不仅干扰视网膜成像，而且阻碍视觉系统及眼球的发育，是造成儿童视功能损伤甚至致盲的重要原因。为患儿设立准确屈光状态的意义在于，一方面对于单眼发病的患儿可以有效减少屈光参差性弱视的发生，另一方面对于已经发生形觉剥夺性弱视的患儿通过术后动态屈光不正矫正，辅以积极有效的康复训练提高患儿视功能，可以最大程度地改善白内障患儿预后。因此，我们不仅应提高术后屈光状态预测的准确性，更应该了解儿童 IOL 眼屈光状态的变化，才能为患儿设定最优的 IOL 度数选择方案 。多数类型的儿童白内障可以造成视觉剥夺，尤其是单眼致密性白内障患儿，其主导眼的抑制作用在患眼白内障摘除术后仍然存在。与此同时，因固视反射发育异常而形成的眼球震颤，一旦形成后便很难恢复 。Birch 等研究发现，生后 6 周内是双眼视建立的关键期和敏感期，12 周龄的健康婴儿已具有一定的双眼视功能。因此，早期手术对患儿视力的发育及视功能的重建极其重要。但由于较小的婴儿呼吸循环系统尚未发育成熟，全麻风险高，且眼前节可操作空间小，手术难度大，术后继发性青光眼、虹膜粘连发生率较高。Lambert 等通过回顾性研究发现，生后 5 ～ 8 周为相对适宜的手术时机。因儿童白内障摘除后，术眼呈高度远视状态，相比框架眼镜或角膜接触镜，IOL 植入为矫正屈光不正的最佳方式，但过早行 IOL 植入也将增加继发性青光眼及严重炎症反应等并发症的发生率。目前，国际上对于 II 期 IOL 植入的时机尚无统一标准。部分学者以年龄为界，将 > 2 周岁作为可植入 IOL 的标准，但考虑个体眼球发育状况不同，越来越多学者尝试为 2 周岁以下的患儿植入 IOL，并证实其安全性。肖伟等认为，对于 2 周岁以下眼轴达到 21mm 且角膜直径正常的患儿，可以考虑 IOL 植入术。需要注意的是，儿童眼球正处于生长发育中，其屈光度随着眼轴、角膜及晶状体的发育存在动态的改变。对于白内障患儿，IOL 一经植入便很难更换，为使儿童 IOL 眼在发育基本稳定时（7 ～ 8 岁）能够拥有良好的裸眼远视力，即屈光度达到接近正视的理想状态，IOL 度数的选择一直是眼科学者关注的问题。目前，国际上普遍认为术后应为患儿保留轻度远视，从而抵消因眼轴增长而产生的近视漂移，但对于不同年龄段患儿术后应具体保留屈光度的大小，仍存在争议。姚瞻等认为，3 ～ 4 岁保留 + 2 d，5 ～ 7 岁保留 + 1 d，7 岁以上保留正视。Wilson 等则提出在 1 岁保留 +6d 的基础上，年龄每增长 1 岁屈光度减少 1 d，7 周岁时为患儿保留正视的预留原则。

（张丹丹）

第 3 节　幼年型类风湿关节炎

幼年型类风湿关节炎（juvenile idiopathic arthritis，JIA）是小儿时期一种常见的结缔组织病，以慢性关节炎为其主要特点，可伴有全身多系统损害。国际风湿病学联盟儿科常委专家组将儿童时期不明原因的关节肿胀持续 6 周以上，统一定为幼年特发性关节炎（JIA），从而取代幼年类风湿关节炎和幼年慢性关节炎。儿童患者伴发全身系统疾病的概率（71%）比成人患者（55%）更高。幼年特发性关节炎是儿童前葡萄膜炎最常见的病因，在葡萄膜炎专科就诊的患者中，儿童患者占 2% ～ 14%。大多数儿童葡萄膜炎涉及前段（即虹膜和睫状体）。北美和欧洲的一系列三级中心报告，50% ～ 80% 的病例被归类为前葡萄膜炎，15% ～ 25% 为后葡萄膜炎，10% ～ 20% 为中间葡萄膜炎，10% ～ 20% 为全葡萄膜炎。此外，69% ～ 95% 的儿童葡萄膜炎病例来源于非感染性病因。

国际风湿病学协会（International League of Associations of Rheumatology，ILAR）将幼年特发性关节炎进行详细分类，共确定以下 6 种类型。

1.系统性幼年特发性关节炎

系统性幼年特发性关节炎（systemic-onset JIA，sJIA，Still 病）仅占 JIA 发病的 10% ~ 20%，但此病导致大约 2/3 的 JIA 患者死亡，其发病率和致死率通常继发于坏死性关节炎、继发性淀粉样变性以及包括感染和骨质疏松在内的其他并发症。sJIA 的特点包括关节炎、日型峰形热、容易消散的皮疹、浆膜炎和各种各样的关节外表现，男女发病率均等，患者抗核抗体（antinuclear antibody，ANA）和风湿因子（rheumatoid factor，RF）阴性。此类型幼年特发性关节炎较少发生葡萄膜炎，因此建议眼科医生每年对此病筛查一次即可。

2.少关节炎

少关节炎也称为少关节性关节炎，在疾病的最初 6 个月内，仅累及 1 ~ 4 个关节。其特点包括非对称性的关节炎、早发病（6 岁前）、女孩多发、ANA 阳性、易伴发虹膜睫状体炎。少关节炎可进一步分为持续型和扩展型，前者在整个疾病的过程中累及的关节数不超过 4 个，而后者在病程 6 个月后，累及的关节数多于 4 个。迟发性少关节炎型 JIA 中男孩更多见。这些患者 ANA 和 RF 均阴性，并且 *HLA-B27* 阳性在患这类疾病的男孩中大约占到 75%。在超过 50% 的患者中可以见到慢性虹膜睫状体炎。在诊断 JIA 后至少 5 年内，建议患者应每 3 个月检查一次眼睛。

3.多关节炎

多关节炎型 JIA 在病程开始的 6 个月内就累及 5 个以上的关节。其特点是在疾病开始的前 3 个月内，有低热、贫血、精神萎靡症状，女孩多发。根据 RF 的阳性和阴性可将此病分为两型。RF 阳性者很少发生葡萄膜炎，在儿童后期和青少年时期容易发生关节炎，RF 阳性多关节炎的诊断必须经间隔至少 3 个月的两次重复检查后方可确认。JIA 伴发葡萄膜炎的患者中有 7% ~ 15% 有多关节炎，建议每 6 个月筛查一次。

4.腱鞘相关性关节炎

腱鞘相关性 JIA 的特点是慢性关节炎累及一个或多个关节，并且与骨骼相连的肌肉和肌腱也发生炎症。患者中更多见的是 *HLA-B27* 阳性的男孩，经常在青春期前或青春期发病。葡萄膜炎为单眼发病，经常突然出现，症状明显。关节外表现包括胃肠道、黏膜、皮肤的问题。

5.银屑病关节炎

除了银屑病和关节炎的表现外，该病的诊断要求至少满足以下条件中的两点：指／趾炎、甲凹陷或甲剥离、一级亲属中有银屑病。RF 阳性是排除该病的标准。在 10% 的患儿中可见到葡萄膜炎表现，葡萄膜炎通常是慢性隐匿性前部。

6.无差异性关节炎

这是 JIA 最后一个亚型，在排除其他类型后可诊断该类型。

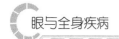

（一）病因病理

正常眼内存在着较健全的免疫抑制机制，维持着眼内免疫微环境的相对稳定，一旦这种免疫抑制机制发生紊乱，即可能引起疾病，特别是易于引起葡萄膜炎。非特异性眼免疫反应和特异性免疫反应均可引起葡萄膜炎，能够引起非特异性眼免疫反应的因素主要有感染、创伤和手术。

（二）临床表现

1. 症状

起病急，患者可出现眼红痛、畏光、流泪、眼睑痉挛及视力下降等自觉症状。

2. 眼部检查

（1）视力不同程度下降。

（2）睫状充血或混合充血。

（3）眼痛、睫状压痛，虹膜睫状体的三叉神经末梢受到毒性刺激，睫状肌的收缩和肿胀压迫产生疼痛，可反射至眉弓，睫状体部有明显压痛，夜间痛甚。

（4）角膜后沉着物（KP）：尘状或中等大小 KP，是由中性粒细胞、淋巴细胞和浆细胞构成，见于非肉芽肿性炎症；羊脂状 KP 是由单核巨噬细胞、类上皮细胞构成，见于肉芽肿性炎症。

（5）房水闪辉：房水中蛋白使正常透明光束成为灰白色半透明带。虹膜血管壁有血-房水屏障功能，正常时房水内蛋白质含量极少。当炎症时，血一房水屏障功能破坏，血管通透性增加，大量蛋白质或者纤维素性成分的渗出物以及炎性细胞等渗出进入房水中，造成房水浑浊不清。用裂隙灯显微镜观察房水时，见光束增强，呈灰白色浑浊，似阳光透过有灰尘的空气，称为房水闪辉，是炎症活动期的重要标志。

（6）前房细胞：如房水中渗出物含纤维蛋白较多，在前房内呈絮状或胶样状团块，形成纤维素性渗出；有时大量渗出的炎性细胞可沉积在前房角下部形成水平面，形成前房积脓；若虹膜血管扩张或者破裂，红细胞进入前房，形成前房积血。

（7）虹膜改变：虹膜出现水肿、纹理不清、虹膜结节；虹膜与晶状体前表面的纤维蛋白渗出和机化，使虹膜与晶状体黏附在一起，形成"虹膜后粘连"；如后粘连广泛，后房水不能流向前房，虹膜被向前推移而呈膨隆状，形成"虹膜膨隆"；也可出现虹膜周边前粘连、新生血管、眼压升高等改变。

（8）瞳孔改变：瞳孔因睫状肌痉挛和瞳孔括约肌的持续性收缩，引起瞳孔缩小。散瞳后若虹膜后粘连不能完全拉开，瞳孔出现梅花状、梨状、不规则状等多种外观。如果虹膜在 360° 范围粘连，则称为"瞳孔闭锁"；如果纤维膜覆盖整个瞳孔区，则称为"瞳孔膜闭"。

（三）辅助检查

HLA-B27、风湿系列、抗核抗体测定、骶髂关节 X 线检查等。

（四）诊断与鉴别诊断

1.诊断要点

1）与本病相关的辅助检查阳性体征

如 *HLA-B27*、风湿系列、抗核抗体测定、骶髂关节 X 线检查等。

2）患者出现眼红、眼痛、畏光、流泪、视力下降等。

3）前节检查所见

睫状充血、KP、房闪、房水浮游物、前玻璃体混浊；虹膜纹理不清，或有虹膜结节；瞳孔变小，对光反射迟钝；晶体前色素。

2.鉴别诊断

1）急性结膜炎

呈急性发病，有异物感、烧灼感，分泌物多，检查见眼睑肿胀，结膜充血，这些表现与急性前葡萄膜炎的畏光、流泪、视物模糊、睫状充血以及前房炎症反应有明显不同。

2）急性闭角型青光眼

呈急性发病，视力突然下降，头痛、恶心、呕吐、角膜上皮水肿、角膜雾状混浊、前房浅、前房闪辉等，但无前房炎症细胞，瞳孔呈椭圆形散大，眼压增高，与急性前葡萄膜炎的角膜可透明、大量 KP、前房深度正常、房水大量炎症细胞、瞳孔缩小、眼压正常或偏低等易于鉴别。

3）眼内肿瘤

一些原发性眼内肿瘤或转移瘤，可引起前房积脓等改变，但从病史、临床表现、超声波、CT 及磁共振检查等可以鉴别。

（五）治疗

1.治疗原则

采用简单化原则，即抓住患者所患葡萄膜炎的本质问题，用最少的药物、最简单的给药方式进行治疗。即能使用一种药物治疗的，不要给予两种药物；能用滴眼剂滴眼治疗的不要给予眼周注射；能眼局部治疗的不要全身治疗；能口服治疗的不要给予注射治疗。

2.全身治疗

1）西医治疗

如果局部用药不能控制虹膜炎，或者需要长期高频率局部应用类固醇激素才能控

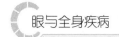

制炎症时，应考虑全身治疗。甲氨蝶呤通常会被当作一线全身用药，口服甲氨蝶呤后，儿童对其吸收不稳定，皮下注射给药可能会更有效。口服该药物的一个常见副作用是升糖指数（GI）紊乱，儿童长期口服类固醇激素时需谨慎。此外，需考虑用药后的风险，包括生长阻滞、骨质疏松、肾上腺功能抑制、胃肠不适、情绪不稳、易感染。相比成人，儿童更容易发生继发性青光眼。一般情况下，应短期内使用口服类固醇激素（＜14d），用药的主要目的是测试类固醇反应或在围手术期快速阻断炎症。非甾体抗炎药（NSAIDs）作为辅助的抗炎药，对控制 Juvenile Idiopathic Arthritis（JIA）的全身症状有帮助，对眼部也有利。

2）中医辨证论治

《证治准绳·杂病·七窍门·瞳神紧小》首次对本病以"瞳神紧小"命名，并描述本病"瞳子渐渐细小如替脚，甚则小如针，视尚有光，早治可以挽住，复故则难"。本病治疗方案中强调祖国医学的整体观念，通过望闻问切、四诊合参、辨证施治，使其在治疗上具有其独特性。急性期以实证、湿证、热证为主，病变多责之于肝；慢性期或反复发作者则以阴虚为主，多为肝脾肾同病。在急性期与慢性期均伴有不同程度之血脉瘀阻征象。在立法处方时，须注意兼顾血瘀，随证型变化而酌加祛瘀之品，标本兼治以提高疗效。另外，葡萄膜炎是一类复杂的疾病，以辨证的思维去认识和治疗葡萄膜炎之类的疾病，可以从总体上把握此类疾病的本质，也可以正确指导葡萄膜炎的用药。

（1）肝经风热证

证候：起病急骤，视物模糊，羞明流泪，眼珠坠痛，抱轮红赤，角膜后壁附有炎性渗出物，神水浑浊，黄仁晦暗，纹理不清、瞳神缩小。全身症状可见头痛发热，口干舌红，舌苔薄白或薄黄，脉浮数。

治法：祛风散邪，清泻肝胆。

方药：新制柴连汤加减。柴胡 10g，蔓荆子 15g，荆芥 8g，防风 8g，黄芩 5g，黄连 10g，栀子 5g，龙胆草 10g，赤芍 10g，甘草 5g，水煎，每日 1 剂，分 2 次温服。

若头痛发热，口干舌红较甚者，加车香子、黄菊、半边莲、生地黄入药，加强清肝疏解功效。

若睫状充血明显，眼痛严重，加生地黄、牡丹皮以凉血。

若目珠赤痛较甚，可选加生地黄、牡丹皮、丹参、茺蔚子凉血活血，增强退赤止痛的作用。

若前房积脓者，加石膏、知母以清阳明胃火。

（2）肝胆火炽证

证候：头目剧痛，瞳神甚小，黄仁肿胀，珠痛拒按，痛连眉棱、颞颥，抱轮红甚，神水浑浊，黑睛之后或见血液沉积，或有黄液上冲。全身症状多有口苦咽干，烦躁易怒，恶心，呕吐，舌红苔黄，脉弦数等。

治法：祛风散邪，清泻肝胆。

方药：龙胆泻肝汤加减。龙胆草 10g、黄芩 8g、栀子 8g、泽泻 10g、车前子（包煎）8g、生地黄 10g、当归 10g、柴胡 10g、甘草 5g，水煎，每日 1 剂，分 2 次温服。

若大便秘结，加芒硝、大黄以通便泻火。

若口苦、头重痛、苔黄而腻者，可加茵陈、石菖蒲。

若眼赤痛较甚，或黑睛之后有血液沉积，可选加牡丹皮、赤芍、蒲黄以凉血活血或止血。

（3）风热挟湿证

证候：发病或急或缓，瞳神紧小或偏缺不圆，目赤痛，眉棱、颞颥闷痛，视物昏蒙，或黑花自见，神水浑浊，黄仁纹理不清。全身症状可见头重胸闷，肢节酸痛，舌苔黄腻，脉弦数或濡数等症。

治法：祛风清热除湿。

方药：抑阳酒连散加减。生地 15g、独活 10g、黄柏 8g、知母 8g、羌活 8g、白芷 8g、防风 10g、蔓荆子 12g、防己 10g、黄芩 8g、黄连 8g、栀子 8g、寒水石 5g、生甘草 8g，水煎，每日 1 剂，分 2 次温服。

若胸脘痞闷，加厚朴、薏米、茯苓；若关节红肿疼痛加忍冬藤、桑枝。

若用于风湿偏盛，热邪不重，脘闷食欲缺乏者，宜减去知母、黄柏、寒水石等寒凉泻火药物，酌加厚朴、白豆蔻、茯苓、薏苡仁宽中利湿，或改用三仁汤加减。

若角膜后 KP 日久不消，伴纳差、乏力，加党参、白术、茯苓。

（4）阴虚火旺证

证候：以患病日久、反复发作、眼内干涩、视物昏蒙、睫状充血较轻、角膜后 KP（沉着物）不消退、玻璃体混浊、视网膜黄白色渗出，全身兼心烦失眠，手足心热，五心烦热，口燥咽干，舌红少苔、脉细数为主证。

治法：滋阴降火。

方药：知柏地黄汤加减：知母 10g、黄柏 10g、生地黄 15g、牡丹皮 10g、山茱萸 10g、茯苓 15g、泽泻 15g、白芍 10g、黄连 8g，水煎，每日 1 剂，分 2 次食欲缺乏。

若头痛发热，口干舌红较甚者，加车香子、黄菊、半边莲、生地黄入药，加强清肝疏解功效。

若眼内干涩较甚，口干不欲饮，加石斛、玉竹、菊花。

若角膜后 KP 日久不消，伴纳差、乏力，加党参、白术、茯苓。

3）专病专方

肝胆风热证予龙胆泻肝丸、开光复明丸、熊胆丸、黄连羊肝丸；风湿化火证予防风通圣丸；阴虚火旺证予知柏地黄丸、石斛明目丸、石斛夜光颗粒；痰瘀互结证予丹红化瘀口服液、血府逐瘀口服液、二陈丸。

4）针灸治疗

针刺具有清肝泻火、扶正祛邪、疏通气血、调节免疫等作用，运用补泻原则，急性期针刺穴位主要以具有清热、泻肝火穴位为主，行针手法上多用泻法。慢性期针刺穴位主要以具有补益正气穴位为主，行针手法上多用补法，长期疗效观察，对虹膜睫状体炎有一定治疗作用。虹膜睫状体炎在急性期与慢性期均伴有不同程度的血脉瘀阻征象。传统针灸理论中的经脉气血运行、营卫循环、脉气流经等概念，实际上也是中医对人体气血运行规律的一种表达，与西医的血液循环、气血交换之间有很多相通、相似之处。因此，在针刺治疗过程中应重视局部及远端取穴，改善血液循环，从而加强疗效。

3. 局部治疗

为避免威胁视力的并发症出现，即使是轻度的虹膜炎也应及时采取足量的药物治疗，以最大限度抑制炎症的发展。在炎症较重时，建议局部类固醇激素的使用频率为每 1 ~ 2h 一次。开始治疗后，最初 1 ~ 2 周的随访观察对于了解病情的发展很重要。局部类固醇激素减量过快也许是导致顽固性和复发性葡萄膜炎最常见的原因。

虽然最初决定快速减少药物的使用可能是恰当的，但当任何预示虹膜炎加重的信号出现时，均应减慢减药的速度。有些儿童患者可能需要数周、数月，甚至数年才能逐渐减药，直至停药。尽管局部使用激素存在白内障或青光眼的发生风险，但治疗不充分导致的并发症风险更大。笔者大剂量、长期局部使用激素的经验显示，患者并发症较少。儿童患者易发生虹膜粘连，所以睫状肌麻痹剂的使用也很重要，使用复方托吡卡胺滴眼液滴眼，每日 2 ~ 3 次，但也应考虑到睫状肌麻痹所造成的视物模糊，特别是对于学龄儿童（如果需要的话，可以戴眼镜）。非甾体抗炎药（NSAIDs）作为辅助的抗炎药，对控制 JIA 的全身症状有帮助，对眼部也有利。

4. 手术治疗

手术干预是治疗的后续步骤。白内障手术可以在有明显视力下降的白内障患者中进行，然而，患者的炎症在围手术期控制不佳，植入人工晶状体可能会导致进一步发生后粘连、人工晶状体半脱位、瞳孔闭锁、慢性炎症和疼痛。因此，眼科医生建议眼内炎症停止至少 3 个月可进行手术。在复杂的情况下，如果瞳孔缩小、周期膜的存在以及玻璃体致密浑浊，可以考虑采用玻璃体切割术联合晶状体摘除术。对于因药物治疗而未能治愈的青少年葡萄膜性青光眼，可能需要进行抗青光眼手术治疗，控制青光眼视神经病变。

（六）研究进展

未来的发展方向包括提高对儿童葡萄膜炎的危险因素的认识，使临床医生能够预测，哪些患者发生威胁视力的眼部并发症的风险更高。儿童可能不会用语言表达症状，特别是对于单眼葡萄膜炎或年龄太小的患儿。所以对于儿童葡萄膜炎来说，识别和分析哪些有发展为葡萄膜炎风险的人群，在适当的情况下，通过筛查早期发现疾病至关重要。初诊葡萄膜炎患者的队列研究发现，年轻的幼年特发性关节炎发病年龄和抗核抗体阳性与葡萄膜炎的发病显著相关（$P < 0.001$）。此外，实验室标志物如红细胞沉降率（ESR）$\geqslant$ 20mm/h 和 S100a12 水平 $\geqslant$ 250ng/mL 已证实，与葡萄膜炎发病风险增加有关。葡萄膜炎发病年龄（< 5 岁）和临床青少年关节炎疾病活动评分（> 4.5）测量的活动性疾病也与葡萄膜炎再激活有关。在识别其他人口统计学风险因素或实验室生物标志物方面的进一步研究，可能有助于临床医生更好地区分未来患视力障碍风险最高的儿童。

目前，小儿葡萄膜炎学科小组提出的意见和治疗，指导了非感染性小儿葡萄膜炎的大部分治疗。治疗的目标包括减少眼内炎症，预防炎症反复，减少眼部并发症和视力丧失。前葡萄膜炎的一线治疗通常是局部应用与炎症程度相对应的糖皮质激素。1% 醋酸泼尼松龙是最常用的局部皮质类固醇，其次是更有效的 0.05% 二氟甲基强的松龙（Durezol），需要较少的剂量。对于中间型、后型或全葡萄膜炎，眼周或眼内注射曲安奈德（TA），因为局部类固醇也不能穿透后段。持续时间较长的眼内治疗包括 Ozurdex（这是一种效果可持续 6 个月的地塞米松植入物）以及 Retisert（这是一种效果可持续约 3 年的 0.59mg 氟轻松乙酮植入物）。然而，对于接受皮质类固醇注射的患者，需要考虑白内障发展的风险和眼压升高的风险。在局部炎症治疗不理想的情况下考虑全身性类固醇治疗。由于潜在的类固醇相关不良反应，如白内障、青光眼、生长迟缓、体重增加、高血糖、感染或骨质疏松症，长期局部和全身皮质类固醇使用不应持续 3 个月以上。免疫抑制治疗可调节眼部炎症，用于治疗葡萄膜炎的常规免疫抑制剂包括甲氨蝶呤（MTX）、霉酚酸酯（MMF）和环孢素 A（CsA）。甲氨蝶呤是大多数慢性非感染性葡萄膜炎儿童患者的典型一线治疗，在儿童中耐受性良好，副作用很少，3 个月达到必要的治疗血浆水平。对 9 项研究甲氨蝶呤治疗儿童慢性自身免疫性葡萄膜炎疗效的荟萃分析显示，大约 75% 的患者甲氨蝶呤治疗眼内炎症有所改善。生物制剂在控制激素治疗或常规免疫治疗难治性眼内炎症方面发挥着重要作用。在诊断为重症葡萄膜炎的儿童中，其也可以被认为是与 MTX 联合使用的一线治疗。针对免疫系统中的促炎细胞因子，生物制剂包括抗肿瘤坏死因子（抗 TNF）治疗、抗白细胞介素（抗 IL–6）治疗以及抗 B 淋巴细胞和抗 T 淋巴细胞治疗等药物。英利昔单抗和阿达木单抗是用于治疗难治性非感染性葡萄膜炎的两种最常见的抗 TNFα 药物，应与甲氨蝶呤联合使用。

（张丹丹）

第10章 眼与遗传性代谢性疾病

第1节 肝豆状核变性

肝豆状核变性（hepatolenticular degeneration，HDL），又称为 Wilson 病（Wilson disease，WD），是神经遗传学中最常见的一种疾病，多发于 10~25 岁，是由铜代谢障碍所致。现已知该病由于编码基因突变，使铜转运酶 *ATP7B* 不能正常将细胞内铜转运至细胞外，并导致铜的异常沉积而产生毒性反应，其基因定位于 13 号染色体长臂上 1 区 4 带第 3 区带（*13q14.3*），主要病变位于基底神经节的豆状核和肝脏。本病可因不同的种族、家族和个体存在差异，铜离子在体内各脏器沉着的速度、沉着部位的先后及分布的程度不同，出现复杂多样的临床表现。典型者有椎体外系症状、肝硬化和肾脏损害及角膜缘棕黄色色素环（Kayser-Fleischer 环，简称 K-F 环）。其呈常染色体隐性遗传。

一、K-F 环

Kayser（1902 年）首先发现此环，Fleischer 又相继报告，但直到 1934 年 K-F 环才被公认是 HDL 的特征性诊断之一。约 95%HDL 患者有 K-F 环，脑型患者几乎占 100%。K-F 环大多呈单环，棕黄色略带绿色，近角膜缘色素浓，近角膜中心部色素淡，主要沉着在后弹力层及角膜深层，在色素环与巩膜间有很狭窄的透明带。一些研究已证实，K-F 环是铜密集地沉着于角膜四周上皮细胞层，以及稀疏地呈环形分布于其前方 0.6~2μm。明显者用斜照法即可见，不明显者需要应用裂隙灯检查。

二、向日葵样白内障

其他尚可见晶状体前后囊有棕红色、蓝色、绿色、黄色发亮的粉末状，称向日葵样白内障（sunflower cataract），也是 HDL 重要体征之一，一般不影响视力。

三、巩膜黄染

巩膜黄染为黄疸在眼部的表现，瞳孔对光反射迟钝或消失是肝性昏迷的重要体征。

四、其他眼部表现

HDL患者少见或罕见眼球震颤、眼肌麻痹、辐辏或调节不全、夜盲和暗适应减退等。

本病属神经科范畴，早期有较广泛的、非特异性的临床综合征，易与其他疾病混淆。对青少年起病的肢体震颤和肌强直等椎体外系症状、有精神症状或儿童原因不明的肝硬化患者，应考虑本病的可能，需常规进行裂隙灯检查，判断其有无角膜周边色素环，以便作出早期诊断及有效治疗。本病眼部局部无特殊治疗。

（宗贝婷）

第 2 节　玻璃体淀粉样变性

玻璃体淀粉样变性（Vitreous Amyloidosis）是一种罕见的眼病，发病机制以及玻璃体内淀粉样物质的蛋白性质现在尚不完全清楚。现在研究认为，它是由于某些分子基因的突变导致相应蛋白变性，并形成难溶性的淀粉样物质在细胞外的异常沉积所导致的疾病，蛋白质构象的改变在疾病的发病过程中占有重要作用，蛋白质异常构象的形成过程可与蛋白质的生理折叠过程同时进行，使得正常情况下的可溶性蛋白变为致病性的难溶蛋白。其普遍认为是，甲状腺激素结合蛋白（transthyretin，TTR）基因突变所导致的淀粉样物质在眼部组织中沉积所引起的疾病。其可独立发病，也可表现为系统性淀粉样变性的眼部受累。该病患者常有家族史，为常染色显性遗传病，常见中老年发病。

玻璃体淀粉样变性的玻璃体混浊来源于视网膜血管。病变开始，视网膜小动脉或小静脉的管壁上出现颗粒状有纤细边穗的白色小点，逐步扩大成羽毛状，并向玻璃体内浸润，先影响后皮质，继续向前累及前部玻璃体，最后玻璃体呈现玻璃绒样外观。

（一）临床表现

1.症状

突发的、进行性视力下降，畏光，眼睑痉挛。

2.眼部体征

1）外眼和前段

眼外肌麻痹，双侧眼球突出，瞳孔不等大，对光反射迟钝。

2）眼底

玻璃体充满无定形的白色或稍带黄色的物质。视网膜动脉旁可有渗出性出血，视

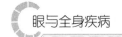
网膜上有"棉絮"斑，可以存在周边新生血管。

3）全身体征

多发性骨髓瘤、巨球蛋白血症的改变，心脏受累时出现心律不齐、心力衰竭，还可能影响到肝、脾、肾、肾上腺、甲状腺等器官，出现相应的体征。

3. 辅助检查

玻璃体病理检查，显示含有致密纤维中心的形状结构，刚果红淀粉染色呈阳性反应。免疫化学研究，淀粉样物质主要由类似前白蛋白的蛋白质所组成。

（二）诊断与鉴别诊断

1. 诊断依据

根据临床表现和活检，可进行诊断性玻璃体切割。

2. 鉴别诊断

星状玻璃体病变（asteroid hyalosis），玻璃体内浑浊物为圆形、分散状，而原发家族性玻璃体淀粉样变性的玻璃体内浑浊物形状无一定规则，有时伴有膜的形成。

（三）治疗

根据其发病机制，包括局部治疗和全身治疗，局部治疗中玻璃体切割术仍是治疗玻璃体淀粉样变性最直接和最有效的方法；全身治疗包括手术治疗和药物治疗，手术治疗以肝移植术为主。

1. 玻璃体切割术

玻璃体明显浑浊时，可采用玻璃体切割术治疗，手术的难点是术中难以对变性的玻璃体进行彻底切除，其次小梁网因淀粉样物质沉积而增厚，可以导致继发青光眼，故术后容易复发。同时，由于变性的玻璃体同周边视网膜粘连紧密，尤其是在血管附近，导致术中容易发生医源性视网膜裂孔。

2. 肝移植术

是目前已知的能治愈 TTR 淀粉样变性的唯一有效的方法，原因是沉积在组织的异常蛋白主要由肝脏分泌产生，成功的肝移植术将清除 TTR 变异体的生成源。但由于损伤等问题，肝移植的手术时机尚有争议，认为满足以下标准的个体，推荐进行肝移植术，年龄小于50岁；患病时间少于5年；多神经病变局限在下肢或者是只有自主神经病变；无明显的心脏和肾脏功能障碍。

3. 药物治疗

针对淀粉样变性的分子发病机制，目前治疗淀粉样变性的药物主要分3大类：第1类，是最常见也是最有效的，就是干扰前体蛋白的产生，从而阻止纤维进一步形成，去除淀粉样蛋白的生成源，则现有的淀粉样蛋白会随着时间逐渐溶解，如苯丁酸氮芥（chlor-ambucil）、肿瘤坏死因子 α 抑制剂等；第 2 类，是通过稳定前体蛋白的天然结构，从而阻止其转变成错折叠的蛋白，如长春新碱等；第 3 类，是直接以淀粉样沉积物为靶标，通过破坏淀粉样蛋白纤维的结构稳定性使其不能继续维持 β 折叠构象，如 1，3 丙二磺酸等。

（宗贝婷）

第11章 眼与神经、精神疾病

第1节 多发性硬化

多发性硬化症（multiple sclerosis，MS）也称播散性硬化，是一种中枢神经系统脱髓鞘疾病，以多发病灶和缓解、复发为特点，多发于视神经、脊髓和脑干等，存在着多灶的脱髓鞘斑块。本病主要发生于青壮年，于20～40岁患病者较多，儿童中少见，女略多于男。该病通常为散发，有明确的地理分布趋势，温带较热带多见。北欧及北美等国多见，发病率10万人中可高达40人以上、美国发病者已高达50万人；亚洲发病率低，每10万人1～4例；北京统计4000例神经系统疾病中有70例。近年来其发病率已有升高趋势，分布也较广泛。我国发病率较西方为少，但也不属罕见，已报告病例超过千例，与我国发病年龄较西方早，视神经损害较西高有关。本病视神经脊髓型多见，病程进展快。该病近年来发现较多且存活期较长，显然与早期诊断技术水平提高相关。

本病常以上呼吸道感染、皮肤脓毒症、妊娠、产褥热、泌尿系统感染、创伤、手术等为诱因，其病理表现为神经组织的局限性斑块样病灶，病变首先损害神经纤维的髓鞘（神经轴索损伤较轻），最后形成硬化斑。这些斑块主要发生在脑和脊髓的白质中，视神经及视交叉属于多发部位，引起视神经炎，出现视力突然下降，这种视力下降与中医学"目系暴盲"相似。

（一）病因病理

1.西医病因病理

本病病因尚无定论，可能系病毒感染或其诱发全身免疫反应，激起机体对自身神经髓鞘的超敏反应，属自身免疫性疾病，人类白细胞表面抗原（HLA）研究提示，其发病与免疫调节有关。一般多认为，本病与A、B、DR、DW等抗原有密切相关，不同种族中HLA系统与该病之间的联系可能有所不同，如日本人中A和B抗原均低于对照组，与DRW和DRW有一定关系；我国国人与DRW、DQ W有关；检测HLA对于排除家族中易感者可能有一定意义，因其发病率高于一般人群。多灶性的脱髓鞘斑位于视神经、视交叉、视束、脊髓的白质内和脑室周围，髓鞘斑常围绕一条静脉并沿着这条静脉分布，若为急性发病，还有淋巴细胞浸润。该病在我国起病急、病程短、软化坏死灶多见，与欧美起病慢、病程长、有典型硬化灶不完全相同，而与日本报道的多发性硬化症基本相同，可能我国和日本同属亚洲型。周围神经不受累，其他器官亦无异常。

2. 中医病因病理

本病多因六淫外感或五志过极，肝火内盛，循肝经上扰，灼伤目系；悲伤过度，情志内伤，或忿怒暴悖，肝失调达，气机郁滞，上壅目系，神光受过；或热病伤阴或素体阴亏，阴精亏耗，水不济火，虚火内生，上炎目系；或久病体虚，或素体虚弱，或产后血亏，气血亏虚，目系失养。

（二）临床表现

1. 症状

发病多急促，可于数小时或 1～2 日内出现局限性病变症状，症状缓慢出现者少见。主要症状有视力障碍、运动和感觉障碍或脑神经受累等。首发症状以单眼或双眼视力减退、肢体疼痛、感觉异常、奇痒及无力为最多见，伴痉挛性肢体瘫痪、小脑性共济失调、传导束性感觉障碍和膀胱功能障碍等。脊髓损害以后柱及侧柱为常见，当累及颈段脊髓后柱，患者屈颈时，在四肢或躯干出现刺痛或过电样感觉，称为 Lhermitte 征，对诊断有一定价值，但并非特异性。本病还常出现一些精神症状，如欣快感、抑郁或激怒，常常不自主地大哭大笑。

眼部表现：自觉症状突然视力下降，甚或失明。部分患者伴转动眼球时疼痛或感眼球深部疼痛，部分患者可伴头痛、呕吐。少数患者第一个症状为复视，因硬化斑常常存在于脑，若波及眼肌运动神经，则发生麻痹性斜视。若病变损伤两眼共同运动纤维，则可出现同侧性偏斜或副不能等症状。

2. 体征

眼部检查视力下降严重者，瞳孔对光反射迟钝；双眼失明者瞳孔散大，瞳孔直接及间接光反射均消失；单眼患者患侧或双眼患者受累程度严重的一侧可有相对性传入性瞳孔障碍。若为视盘炎，可见视盘充血，边界模糊，严重时视盘充血肿胀明显，但一般不超过 3 个屈光度，视网膜中央静脉充盈、迂曲，视盘及其周围可见少许出血和渗出、水肿；急性球后视神经炎早期眼底多正常，晚期出现视盘颞侧苍白；前部缺血性视神经病变者视盘轻度肿胀、淡红色，表面毛细血管扩张，有局限性灰白水肿、盘周线状出血。

（三）辅助检查

1. 视野检查

急性视神经炎者中心暗点、旁中心暗点或周边视野缩小；缺血性视神经病变者常见水平性、象限性缺损等视野异常。

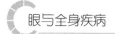
2.视觉电生理检测

视觉诱发电位（VEP）检测可见闪光 VEP 和图形 VEP 的 Poo，潜时延长，振幅降低。

3.荧光素眼底血管造影

急性视盘炎者可见视盘表面毛细血管扩张及荧光渗漏；缺血性视神经病变表现为视盘荧光充盈迟缓或荧光充盈不均匀。

4.头部 CT、MRI 检查

排除颅内占位性病变。头颅 CT 可显示在大脑半球各叶白质、视神经、施干、小脑和脑室周围呈低密度多发性的病灶区，隐匿性，分布脑室周围更具特征性。磁共振（MRI）对检测小病灶较 CT 更有意义，对脑干病变特别有价值，能对多病灶及病灶间作识别。T 加权像则可见脑室周围和白质中散在的高信号硬化斑，但与临床症状可不一致。脑誉液中丁球蛋白和 IgG 均增高，IgG/ 白蛋白指数亦增高，脑脊液总蛋白含量常在 40mg 以内，电泳显示在球蛋白区有多数单克隆带，克隆带电泳阳性时对病诊断有相对特异性，国外阳性率高达 90% ～ 95%，国内较低仅为 45%，在急性活动期病例阳性率为 75%，因此阴性也不能排除 MS。该病患者血清和脑液免疫复合物（CIC）阳性率较高，脑脊液麻疹抗体滴定度亦增高。

（四）诊断与鉴别诊断

1.多发性硬化临床确诊标准

（1）临床上有两个或两个以上中枢神经系统白质内多发部位的病灶，如视神经、脊髓、脑干等损害的客观体征；

（2）病程呈缓解和复发，两次发作间隔至少 1 个月，每次持续 24h 以上，或阶段性进展病程超过半年；

（3）起病年龄在 10 ～ 50 岁；

（4）能排除引起这些神经损害的各种其他原因，如脑瘤、脑血管性疾病、颈椎病等。

四项标准均具备者则可诊断为"临床确诊"，如 1、2 缺少一项者，则诊断为"临床可能是多发性硬化"，如仅有一个多发部位首次发作，则只能作为"临床可疑"；其他脑脊液中 IgG 增高，IgG 指数增高以及 IgG 单克隆带出现，血清抗磷脂抗体阳性，肝病坏死因子活性高，髓鞘碱性蛋白增高等可作为参考。

2.视神经炎诊断依据

在多发性硬化发病的同时出现眼部症状，部分患者以眼部症状为首发。

1）急性球后视神经炎

①视力数日内急速下降，不能矫正；②眼球转动痛或有压痛，额部或眼眶深部钝痛；

③眼前节检查正常，瞳孔中度散大，直接对光反应迟钝，单眼者有 RAPD；④眼底视盘正常或轻度充血；⑤色觉障碍以红、绿色为明显；⑥视野缺损以中心、旁中心暗点为主，也有扇形、不规则或周边缺损；⑦ VEP 检查显示 P100 波潜伏期延迟，振幅下降。

2）视神经乳头炎

早期视盘充血、水肿，但隆起度通常不超过 2 ～ 3D，视盘浅表或其周围有出血斑及少量硬性渗出物，视网膜静脉扩张，动脉常无改变。晚期呈发性视神经萎缩征象。

3. 鉴别诊断

1）视乳头水肿

多为双眼受累，中心视力早期正常。视盘充血水肿，隆起度可超过 3D，伴随盘周出血、渗出，视网膜静脉迂曲扩张，静脉搏动消失。视野生理盲点扩大或有偏盲或象限性缺损。脑脊液穿刺颅内压增高。影像学检查可显示颅内病变。

2）缺血性视神经病变

老年人居多，可伴有高血压、糖尿病、动脉硬化等全身血管性疾病。视力下降速度比视神经炎更快，多不伴随眼球或眼眶区疼痛。前部缺血者视盘水肿多为非充血性，FFA 可见视盘荧光充盈不均匀或充盈缺损。视野表现为和生理盲点相连的扇形、偏盲型象限性缺损，并以下方缺损多见。后部缺血性视神经病变多为排除性诊断。

3）Leber 遗传性视神经病变

常见于青春期男性，有母系家族发病史。双眼视力先后急性下降，黑蒙者罕见，不伴眼球疼痛。病初视盘正常或有充血肿胀，盘周毛细血管扩张迂曲，FFA 无荧光渗漏。视野有较大的中心或旁中心暗点。对怀疑本病、又无家族史的患者，应尽早做分子生物学基因检测，以确诊本病。

（五）治疗

1. 治疗原则

由于本病的西医学病理机制复杂，目前仍未完全清楚，治疗上以急性期免疫治疗，慢性期对症治疗为原则。本病对视力危害极大，属眼科急重症，宜早期进行中西医结合治疗，以及时抢救视力。

2. 全身治疗

1）西医治疗

现急性期一般多采用免疫治疗，可静脉滴注氢化可的松 200 ～ 300mg/d 或静脉滴注地塞米松 5 ～ 10mg/d，约一周后改为相应剂量的强的松口服，在病情稳定后再逐渐减量至停服。强的松因其半衰期较地塞米松短，对肾上腺皮质的抑制影响较小，为了减少长期服用皮质类固醇的副作用，可采取隔日疗法，即隔日早晨一次服用一定剂量的皮质类固醇，对促进病情缓解，减少复发的频度有益。如无效时可改用硫唑嘌呤，

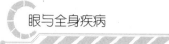
常用量为 100～200mg，分次服用，应注意骨髓抑制和肝、肾功能损害。其他 ACTH 和环磷酰胺在病情严重者亦可选用。免疫疗法只能缩短急性发作期限，不能预防复发，补充维生素 B 类及应用血管扩张剂，对于慢性进行者无效。对于多发性硬化症的疗效判断一般较困难，因本病可自发缓解。其他支持疗法及理疗等改善病情亦有益。恢复期可配合中药治疗。

2）中医辨证论治

（1）肝经实热证

证候：视力急降，甚至失明，伴眼球胀痛或转动时作痛，眼底可见视盘充血肿胀、边界不清，视网膜静脉扩张迂曲、颜色紫红，视盘周围水肿、渗出、出血，或眼底无异常，伴见头胀耳鸣，胁痛口苦，舌红苔黄，脉弦数。

治法：清肝泄热，兼通瘀滞。

方药：龙胆泻肝汤加减。水煎，每日 1 剂，分早晚 2 次温服。

可于方中加夏枯草、决明子以增强清肝泻火之功。若视盘充血肿胀等，可加桃仁、牡丹皮以助活血散瘀、利水消肿；若头目胀痛者，酌加菊花、蔓荆子、青葙子、石决明，以清利头目止痛；烦躁失眠者加黄连、首乌藤清心宁神。

（2）肝郁气滞证

证候：患眼自觉视力骤降，眼球后隐痛或眼球胀痛，眼部检查同上；患者平素情志抑郁，妇女或月经不调，喜叹息，胸胁疼痛，头晕目眩，口苦咽干；舌质黯红，苔薄白，脉弦细。

治法：疏肝解郁，行气活血。

方药：逍遥散合桃红四物汤加减。水煎，每日 1 剂，分早晚 2 次温服。

若视盘充血明显或视网膜静脉迂曲粗大者，宜加牡丹皮、栀子以清热凉血散瘀；头目隐痛者加石决明、菊花以清肝明目。

（3）阴虚火旺证

证候：眼症同前；伴见头晕目眩，五心烦热，颧赤唇红，口干；舌红苔少，脉细数。

治法：滋阴降火，活血祛瘀。

方药：知柏地黄丸加减。水煎，每日 1 剂，分早晚 2 次温服。

方中可加丹参、毛冬青以助活血化瘀；若耳鸣耳聋加天花粉、生石膏，以生津止渴，重者，酌加龟甲、玄参、墨旱莲，以增强滋阴降火之力；若口渴喜冷饮者，宜加石斛。

（4）气血两虚证

证候：病久体弱，或失血过多，或产后哺乳期发病。视物模糊；兼面白无华或萎黄，爪甲唇色淡白，少气懒言，倦怠神疲；舌淡嫩，脉细弱。

治法：补益气血，通脉开窍。

方药：人参养荣汤加减。水煎，日 1 剂，分早晚 2 次温服。

可在方中加丹参、石菖蒲、鸡血藤以活血养血；心悸失眠者可加酸枣仁、柏子仁、首乌藤以养心宁神。

3）中成药治疗

根据临床证型可选用清开灵注射液、醒脑静注射液、川芎嗪注射液等静脉滴注。

4）针刺治疗

选太阳、攒竹、睛明、风池、球后、足三里、肝俞、肾俞、三阴交等。每次选局部穴、远端穴各 2 ~ 4 个，轮流使用。每日 1 次，留针 30min，10d 为 1 个疗程。

3. 局部治疗

地塞米松注射液、曲安奈德注射液球后或球周注射。

（六）预防与调护

1. 避免悲观和急躁情绪，以免因病而郁、因郁而影响疗效或加重病情。
2. 病后应静心养息，惜视缄光，以免阴血耗损。
3. 要坚持并及时进行系统治疗。

（七）研究进展

亚洲人 MS 患者比欧美人少，伴发视神经炎的情况却较多。国内进行了一系列研究，结果不尽相同。郭莉等人研究了 15 例伴视神经炎的 MS 患者线粒体 DNA *11778* 突变均为阴性。Jia 等对 30 名原因不明的视神经炎患者进行了线粒体 DNA *11778*、*3460* 和 *15257* 位点的检查，发现 40%（12/30）患者存在 *11778* 位点突变，未发现 *3460* 和 *15257* 位点突变。童绎等对 21 例散发性原因不明的视神经炎行血液 mt—DNA *11778* 位点检测，结果有 6 例阳性（占 28.5%）。由于各国的研究结果不一致，考虑视神经炎的发生与环境因素和宿主因素共同作用的结果有关，并在不同个体发病机制不甚相同，故线粒体基因多态性与视神经炎易感性的关系有待于针对不同人种、不同疾病分型、更大的样本作进一步研究。

（董霏雪）

第 2 节　视神经脊髓炎

视神经脊髓炎（neuromyelitis optica，NMO）临床上多以严重的视神经炎和纵向扩张性的长节段横贯性脊髓炎为特征表现，多见于青壮年起病，女性居多，复发率及致残率高，预后差，其发病多与自身免疫失调有关。神经脊髓炎相关视神经炎（neuromyeli

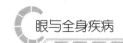

tisopticaspectru mdisorder optic neuritis，NMO-ON）是一种常见的脱髓鞘性视神经炎（demyelinating optic neuritis，DON）类型。NMO-ON 包括经典视神脊髓炎中发生的 ON 和视神经脊髓炎谱系病相关 ON（NMOSD-ON），后者即水通道蛋白4（a quaporin protein 4，AQP4）抗体阳性 ON。NMO-ON 与特发性视神经炎（idiopathic demyelinating optic neuritis，IDON）相比，非白种人女性占优势，复发率高，视力预后差，通常很严重（平均视力 ≤ 20/400），双侧受累较多，高达 20%。我国很大部分 ON 最终诊断为 NMO-ON。提高对 NMO-ON 的认识，有助于眼科医生更好地诊断 ON，更规范地治疗，最终获得更好的预后。

（一）病因病理

1.西医病因病理

NMO-ON 免疫学相关的病因错综复杂，其发病因素并不是孤立的，各种免疫因素构成的网络常相互促进、互为因果。目前认为，该病是机体免疫系统产生 AQP4 抗体，而与星形胶质细胞细胞足突上的 AQP4 分子结合，激活补体、NK 细胞、T 细胞、巨噬细胞等其他免疫相关的细胞与分子，引起中枢神经系统脱髓鞘及神经元变性。

2.中医病因病机

中医无 NMOSD /NMO 的病名，属中医学"暴盲"、"视瞻昏渺"、"青盲"的范畴。见本章第二节病因病机。

（二）临床表现

1.症状

视力急性或亚急性下降，可在数小时至一周内降至无光感，也可保留一定视力，甚至正常视力；发病前或病初可有前额部或眼球深部疼痛，随眼球转动时加重；部分患者在运动或热水浴体温升高时可出现视力模糊加重（Uhthoff 征），个别患者有物体移动感（Pulfrich 现象）或转动患眼时出现光幻觉（眼部 Lhermitte 征）；有获得性色觉异常，尤以红、绿色障碍为主。

2.体征

患眼有相对性瞳孔传入障碍（relative afferent papillary defect，RAPD），即 Marcus-Gunn 瞳孔，但双眼同时发病者或另一眼曾患过视神经疾病者，可能仅有瞳孔对光反射迟钝；黑蒙患眼瞳孔直接对光反射消失，间接对光反射仍灵敏。

3.眼底检查

按前述临床分类，眼底表现为：

1）球后视神经炎

早期绝大多数患者眼底正常，少数可有视盘轻度充血，黄斑中心凹反光多见消失。2～4周后出现不同程度视盘苍白或仅见颞侧变白，即下行性视神经萎缩。若病程短，病情及时得到了控制，眼底视变淡可不明显。若发现视网膜周围静脉有白鞘，又有玻璃体内浮游细胞，排除多发性硬化。

2）视神经视盘炎（视盘炎）

早期视盘充血、水肿，但隆起度不超过 2～3D（屈光度），视盘浅表或周围有少量出血斑及硬性渗出物，视网膜静脉扩张，动脉无变化。晚期呈继发性视神经萎缩征象。

3）视神经视网膜炎

除视盘炎征象外，视野周围及后极部视网膜有水肿皱褶，并见碎片样出血和黄白色类脂质渗出，可在黄斑区形成放射状的星芒状渗出，后部玻璃体可有尘埃状浑浊，偶见前房浮游细胞及房水闪光。

（三）辅助检查

1.光学相关断层扫描

在急性 NMO-ON 中，光学相关断层扫描（OCT）常能在病情初始时发现视网膜周围乳头神经纤维层增厚，进而发展为视网膜神经纤维层（retinal nerve fiber layer，RNFL）局灶性变薄和黄斑变薄。而整体变薄的 RNFL 的缺失意味着 NMO-ON 患眼的轴突损伤更大。

2.视诱发电位

视诱发电位（VEP）是对临床疑似 NMO-ON 患者确诊的有效检查，急性 NMO-ON 可见 VEP 信号缺失，45%～60% 的患者长达 6 个月到 1 年时间里 VEP 潜伏期延迟。

3.MRI

由于视神经屏障破坏导致 MRI 对比剂漏出而显影，因此 T_1 加权像（T_1 weighted image，T_1WI）钆增强成像呈异常增强，而脂肪抑制 T_2 加权像（T_2 weightedimage，T_2WI）能除去脂肪伪影，使视神经显像更清晰。

4.MOG 抗体血清及 AQP4 抗体血清检测

MOG 抗体血清阳性视神经炎常引起明显的视盘水肿。MOG 抗体血清阳性的 NMOSD 患者较 AQP4 抗体血清阳性或两种抗体均阴性的患者临床特征更明显，较容易同时累及双侧视神经，且发作次数少，恢复好。

5.脑脊液分析

可以提供重要线索，NMO-ON 患者可能表现出脑脊液（cerebro-spinal fluid，CSF）抗神经特异性抗体，急性 ON 患者 CSF 细胞常可轻度增多，然而广泛的细胞增多（> 100 cells/mm³）在 MOG 抗体血清阳性患者中更为常见。

（四）诊断与鉴别诊断

1. 诊断要点

（1）视力 1 ~ 5 天内急速下降且不能矫正。

（2）可有额部或眼眶深部钝痛，随眼球活动加剧。

（3）患眼瞳孔直接对光反射消失（黑蒙者），或有相对性瞳孔传入障碍（RAPD）。

（4）色觉障碍。

（5）视野缺损以中心、旁中心暗点为多见，也可有连接或包绕生理盲点的中心暗点，甚或其他类型的视野缺损。

（6）眼底可正常，或有前述视盘炎、视神经视网膜炎的眼底表现。

（7）P-VEP 或 F-VEP 检测，显示 P100 波峰潜时延长，振幅下降。

（8）MOG 抗体血清阳性，或 AQP4 抗体血清阳性。有上述 1、3、5、8 项或 1、3、7、8 项（无法测视野者）即可临床诊断，第 6 项有助于临床分类诊断。

2. 鉴别诊断

1）视盘水肿

多为双眼受累，中心视力早期正常。视盘充血水肿，隆起度超过 3D，伴随视盘周围出血、渗出，视网膜静脉迂曲扩张，静脉搏动消失，视野生理盲点扩大或有偏盲或象限性缺损。脑脊液穿刺颅内压增高。影像学检查可显示颅内病变。

2）假性视盘水肿

多为远视或复性远视散光，视力可验光矫正，眼底视盘色泽红，边界欠清，血管未被遮蔽，视野正常。怀疑有视盘埋藏玻璃疣时可做 FFA 或眼部 B 超检查明确诊断。

3）视盘血管炎

视力正常或轻度下降，视盘充血水肿程度较轻，伴有视盘周围出血、渗出及静脉迂曲，视野仅生理盲点扩大，FFA 检查有助于鉴别。

4）前部缺血性视神经病变

本病老年人居多，可伴有高血压、糖尿病、动脉硬化等全身血管性疾病。视力下降速度比视神经炎更快，多不伴随眼球或眼眶区疼痛。视盘水肿多为非充血性，FFA 检查可见视盘荧光充盈不均匀或充盈缺损。视野检查表现为和生理盲点相连的扇形、水平半盲或象限性缺损，并以下方缺损多见。

5）Leber 遗传性视神经病变

常见于青春期男性，有母系家族发病史。双眼视力先后急性下降，黑蒙者罕见，不伴眼球疼痛。病初视盘正常或有充血肿胀，视盘周围毛细血管扩张迂曲，FFA 检查无荧光渗漏。视野有较大的中心或旁中心暗点。对怀疑本病，又无家族史的，应尽早做分子生物学基因检测以确诊本病。

6）视交叉区病变

多为肿物或增大的颈内动脉 – 后交通动脉的动脉瘤累及 Willis 血管环时，使视神经和视交叉的连接处受压迫，产生同侧眼的中心暗点和对侧眼的颞上象限部分视野缺损。因此，对一眼出现中心或旁中心暗点，尤其治疗无效时，应仔细检查对侧眼视野，特别是颞上周边区域有否缺损，并做 MRI 等影像学检查。

（五）治疗

1. 治疗原则

视神经脊髓炎的治疗主要分急性期治疗、缓解期治疗、对症及康复治疗。

2. 全身治疗

1）西医治疗

（1）急性期治疗

本病急性期可进行大剂量的激素冲击治疗，以减轻神经系统炎症、促进患者神经功能恢复、预防遗留严重的神经功能障碍。如果激素冲击治疗效果不好，可考虑血浆置换，部分患者可以考虑静脉注射大剂量免疫球蛋白。糖皮质激素首选静脉输注人剂量甲泼尼龙冲击治疗，以尽快缓解病情，之后可逐渐减量至口服。注意部分患者对激素治疗有一定依赖性，激素停药可能导致疾病复发，对这类患者医生会酌情减慢药物减量的速度。血浆置换适合部分重症患者，尤其是视神经炎或老年患者用激素治疗可能效果不佳，这时医生会考虑血浆置换治疗，一个疗程需 5 ~ 7 次置换。若激素治疗效果不佳，部分患者也可考虑静脉注射大剂量免疫球蛋白治疗，一般连续 5d 为一个疗程。由于个体差异大，用药不存在绝对的最好、最快、最有效，除常用非处方药外，应在医生指导下充分结合个人情况选择最合适的药物。

（2）缓解期治疗

主要为免疫抑制剂治疗。在急性期治疗后，一般需继续使用免疫抑制剂以稳定病情、减少疾病复发，一般需长期用药。硫唑嘌呤是经典的免疫抑制剂，口服几个月后起效，不良反应较大，可引起白细胞降低、肝功能损害、恶心呕吐等副作用，因此应定期监测血常规和肝肾功能。吗替麦考酚酯相对硫唑嘌呤，起效更快。利妥昔单抗为生物制剂，有较强的抑制免疫反应的作用，该药为静脉输注，不良反应主要是药物过敏和输液反应，包括心慌、头晕等，因此需严格控制输液速度，一旦发生过敏，需要医生紧急处理。另外，长期口服小剂量激素，虽然可以在一定程度上预防本病复发，但是可能会产生长期应用激素的不良反应。依据病情也可将口服激素和免疫抑制剂联合使用。

2）中医辨证论治

本章第一节。

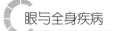

3）针灸治疗

针刺取穴为攒竹、丝竹空、球后、四白、听会、太阳、养老、光明、目窗、足三里、阴陵泉、太冲。

3.局部治疗

1）刺络放血拔罐疗法

取太阳、肺俞、翳风穴，刺络放血后拔罐，留罐 5min。

2）穴位注射

复方樟柳碱注射液，患侧颞浅动脉旁，皮下注射，每日 1 次，每次 2mL（1 支）（急重症者可加球旁注射，每日 1 次），14 次为一疗程。据病情需要可注射 2 ～ 4 疗程。

（六）研究进展

NMO-ON 的治疗原则参考 NMOSD，目前国外推荐 NMOSD 糖皮质激素冲击的剂量为 1000mg/d，使用 3 ～ 5d。我国指南推荐急性期静脉注射甲泼尼龙冲击治疗（intravenous methylprednisolone pulse，IVMP）1000mg/d，使用 3d，然后口服泼尼松 1mg/（kg•d）并逐渐减量，口服维持治疗至少 4 ～ 6 个月。考虑到糖皮质激素不良反应的问题，郭思彤等对 NMO-ON 糖皮质激素冲击疗效的回顾性分析发现，甲泼尼龙用量 1000mg 或 500mg 对急性发病期的 NMO-ON 皆有效，且两种剂量的疗效并无差异，并且该研究认为 NMO-ON 发病时年龄 ≤ 50 岁，NMO-ON 患眼 IVMP 治疗有效率可以达到 50% 以上，而 > 5 0 岁的患者，IVMP 对其患眼的疗效会有一定程度降低。此外，必须要注意急性期 IVMP 治疗不良事件，其中最常见的为高血糖（43.5%）和感染（29.0%）。在与 MS-ON 患者的比较中，Kleiter 等发现 NMO-ON 患者对高剂量皮质类固醇完全应答的病例要少得多，只有 36%，对于 IVMP 治疗无反应、反应性不佳或进行性加重的 DON 可以选择静脉免疫球蛋白（intravenous immunoglobulin，IVIg）治疗，用量 0.4 g/（kg•d）。有研究显示血浆置换及免疫吸附对 ON 均有治疗作用。一项比较 IVMP 和血浆置换的回顾性研究表明，血浆置换治疗可改善 NMO-ON 患者的视力和视野。血浆置换反应增强与男性性别、较低的基线残疾、快速启动治疗和较短的复发时间有关。另有研究显示，对严重 NMOSD，早期同时行 IVMP 加血浆置换治疗的临床疗效好于 IVMP 后序贯血浆置换治疗。但在 ON 患者中血浆置换的合理应用和时机尚未定义，有研究发现，ON 发作和进行血浆置换之间的短时间间隔（≤ 5d）与完全好转的可能性增加有关。因此，疑似 NMOSD 的急性 ON 患者可以在确认 AQP4 抗体阳性之前，开始进行血浆置换，使用免疫吸附的治疗性单采术是替代血浆置换的一种方法，且 Koziolek 等发现其对皮质激素难治性 ON 疗效显著。鉴于高复发率的风险，国际共识建议进行免疫抑制治疗，可选药物有硫唑嘌呤、吗替麦考酚酯（mycophenolate mofetil，MMF）和利妥昔单抗（rituximab，RTX）等。多项研究显示，上述药物均能有效降低儿童 NMOSD 的疾病活动程度。对于硫唑嘌呤单药治疗复发的 NMO-ON，联合 IVIG 或联合口服小剂量糖皮质激素有助于降低年复发率，对于给予硫唑嘌呤或 MMF 有效治疗剂量治疗 6 个月以上，其间出现 2 次及以上复发，或 1 次及以上严重复发的患者，建议更换免疫抑制剂，可考虑采用 eculizumab、satralizumab、inebilizumab 等药物。不过，必须注意的是，一些已批准的 MS 的免疫调节疗法可能加重 NMOSD 疾病的活动，这同时也表明鉴别 MS-ON 和 NMO-ON 的重要性。

（张丹丹）

第 3 节 震颤麻痹

帕金森病，又名震颤麻痹，是一种常见的发生于中老年的神经系统变性疾病，临床上包括运动和非运动两种症状，以静止性震颤、运动迟缓、肌强直和姿势步态障碍为主要特征。随年龄增加而升高，男性稍高于女性。

（一）病因及发病机制

1. 遗传因素

基因易感性（如细胞色素 $P450_2D_6$ 基因）等可能是帕金森发病的易感因素之一。目前认为，约 10% 的患者有家族史，绝大多数患者为散发性。

2. 环境因素

20 世纪 80 年代初发现一种嗜神经毒 1- 甲基 -4- 苯基 -1，2，3，6- 四氢吡啶（MPTP），可诱发人和其他灵长类动物出现典型的帕金森综合征表现。MPTP 在化学结构上与某些杀虫剂和除草剂相似，研究者认为，生活环境中存在着类似该神经毒的化学物质，进入颅脑内发生应激反应，可导致多巴胺能神经元变性、丢失，可能是导致帕金森病发病的病因。

3. 神经系统的衰退

年龄的增长是促进帕金森疾病发病的另一因素。

（二）临床表现

帕金森发病多在 60 岁以后，30 岁以下发病少见，本病起病较隐匿，发展缓慢，主要表现有静止性震颤、肌强直、运动迟缓、姿势步态障碍、认知功能障碍、嗅觉消失或功能减退等，还伴有一些自主神经症状，如便秘、出汗异常，吞咽活动减少导致

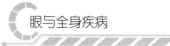

流涎、口水过多等。患者也可出现抑郁或睡眠障碍。

帕金森疾病还可见于其他神经变性疾病，如不自主运动、小脑性共济失调。此外，帕金森病还可引起眼部视觉功能障碍。

1. 视幻觉

视幻觉内容丰富多样，形象生动、鲜明，幻视中所出现的景象可以从单调的光色到人物、景色、场面等。而幻视是帕金森疾病发展过程中比较常见的一种精神障碍，在帕金森患者群中的发生率为27% ~ 50%。帕金森疾病早期，未服用治疗药物或未出现运动症状的患者可能出现轻微幻觉，包括存在性幻觉、通过性幻觉和视错觉。随着疾病的发展，视幻觉表现得更为生动和具体，内容大多数是人或动物，复杂性视幻觉通常发生在光线较弱的情况下，后期逐渐失去自知力。幻视严重影响患者的生存质量，这与患者认知受损、病死率增加密切相关。

帕金森病视幻觉是一种复杂现象，其确切的病理生理机制还不明确，国内尚缺乏帕金森－视幻觉发病机制的相关综述。研究认为可能与以下几方面有关。

1）路易小体

是以帕金森病为代表的路易体病患者脑内的特征性标志物。帕金森疾病主要病理改变是黑质等多个区域多巴胺能神经元丢失，伴随含有 α－突触核蛋白的路易小体沉积。随着疾病的进展，病变累及到中脑、丘脑、基底前脑和内侧颞叶时，可出现运动症状和记忆力的下降。当前额叶、颞叶和顶叶皮质广泛受累，则会引起精神行为异常、痴呆等症状。有研究报告指出，视幻觉的产生与大脑各解剖结构中存在高密度的路易小体有着很强的相关性，高密度的路易小体广泛存在于额叶、顶叶、海马旁区及外侧的基底部，同时，路易小体密度越高，视幻觉出现得就越早。

2）视觉通路破坏

视觉通路是视觉信息从视网膜光感受器到大脑枕叶视中枢的传导路径，临床上通常指从视神经开始经过视交叉、视束、外侧膝状体、视放射至大脑枕叶视皮质的神经传导路径。视觉通路受损与视幻觉的产生密切相关，当帕金森疾病发展至后期，大脑内部系统额叶、颞叶和顶叶皮质广泛受累。在这种脑部结构受损的情况下，视觉通路受损，视觉传入神经阻滞改变了在视皮质的投射区域，导致视觉皮层自发的影像释放，会出现幻觉。临床表现为帕金森患者会看到不存在的动物或其他景观。

2. 视觉障碍及视网膜厚度变化

视觉症状是帕金森患者比较常见的一种非运动类型的症状，严重的视觉障碍会影响到患者的日常生活。多项临床研究表明，帕金森患者存在不同程度、不同类别的视觉障碍，其中包括视力的下降、对比敏感度的变化、视野的缺损、色觉的改变等。目前，帕金森的发病认为是中脑黑质多个区域的多巴胺能神经元变性、丢失，有研究发现多巴胺能神经元的丢失不仅局限于中脑黑质，还存在于视网膜中。

存在于视网膜神经节细胞中的多巴胺能神经元能够参与光信号的传播，将光信号传递给视网膜神经细胞，经过整合后传入视觉中枢，形成视觉传导。同时，正常的视觉传导又依赖于视网膜神经节细胞中存在的多巴胺能神经元的营养供应，达到促进视网膜神经细胞的生长发育。当视网膜中的多巴胺能神经元丢失、减少时，失去营养供应的视网膜神经细胞发生凋亡，导致视网膜在形态结构上厚度变薄，最终会造成视功能的损害。

3. 色觉障碍

近代研究发现，帕金森患者存在色觉障碍，色觉障碍包括色盲和色弱两类。色盲指对部分或全部颜色失去辨别能力，是由于视网膜视锥细胞中的光敏色素异常或不全所导致的色觉紊乱，从而缺乏辨别一种或多种颜色的能力；色弱是指辨别颜色的能力降低。主司明视觉和色觉的视锥细胞分布在视网膜黄斑区，黄斑区是视力最敏感的区域，任何原因导致黄斑视网膜到视皮质通路病变均可引起辨色障碍。色觉障碍作为帕金森疾病视觉症状之一，目前关于其机制的研究尚无明确结论。近年来，研究者通过应用视网膜光学相干断层扫描的研究发现，帕金森患者存在黄斑区变薄，且随着疾病进展，部分黄斑区视网膜变薄会进行性加重。帕金森患者存在显著辨色障碍，且随疾病进展加重。帕金森患者色觉障碍同多巴胺缺乏有关。

4. 视野改变

有研究提示，帕金森患者的视野光敏感度随着病情进展加重会逐渐下降，其存在视野光敏感度的下降，视野明显缺损的原因可能为其视网膜神经节细胞内多巴胺能神经元丢失，导致视网膜神经节细胞缺失营养的供应，发生进行性凋亡从而引起视网膜神经纤维层厚度变薄，使所对应的视野相应部位局限性光敏感度下降，导致视野发生缺损。但因帕金森患者身体震颤或运动迟缓，可能会影响视野光敏度的检测，故帕金森患者的视野检测结果客观性欠佳。

目前，有关帕金森患者视野缺损的研究资料不足，故早期帕金森患者即出现视野光敏感度下降的观点还需进一步研究加以验证。

（三）辅助检查

应用视野计、光学相干断层扫描（OCT）可以早期发现帕金森患者视野缺损、视网膜形态结构的异常，可作为帕金森疾病病情进展的随访观察指标。

（四）诊断

（1）帕金森病史。

（2）视幻觉，看见幻觉形象。

（3）视网膜厚度改变，形态结构异常。

（4）色觉改变。

（5）光敏度下降，视野缺损。

（五）治疗

1. 积极治疗原发病

应采取综合治疗，包括药物治疗、手术治疗、康复治疗、心理治疗等。

2. 药物治疗

目的是延缓疾病的发展，改善症状。临床上治疗帕金森常用药物包括抗胆碱能药、金刚烷胺、复方左旋多巴等。

3. 并发眼部症状

并发眼部症状时，可根据中医辨证施治，中药、针灸和康复治疗作为辅助手段，对改善症状也可起到一定作用。

（六）预防与调护

（1）积极治疗原发病，坚持系统及时的治疗，定期复查。

（2）饮食起居有节。

（3）调节情志，避免情绪激动，保持乐观心态。

（赵　爽）

第4节　颅内肿瘤

颅内肿瘤（intracranial tumor）简称脑瘤，约占全身各部位肿瘤的2%，脑瘤中以胶质瘤最多见，依次是脑膜瘤、垂体腺瘤、神经纤维瘤、颅咽管瘤、转移瘤、血管网状细胞瘤等。颅内肿瘤引起眼病的眼征以视神经乳头水肿为重要的客观征象，发生率在80%左右，常与肿瘤的所在部位是否引起脑脊液压力升高、肿瘤的性质及病程的长短等有关。颅内肿瘤引起的视力减退多因颅内肿瘤直接压迫或间接累及视神经或视交叉，所导致供血障碍造成的原发性视神经萎缩，以及长期的视盘水肿引起的继发性视神经萎缩。肿瘤直接压迫同侧视神经，则出现视野中央盲点及原发视神经萎缩，又因颅内压增高，引起对侧视神经乳头水肿，称为 Foster-Kennedy 综合征。应注意尽早正确诊断及时治疗以达到较佳临床疗效。

一、常见的颅内肿瘤

1.脑垂体瘤

临床症状：脑垂体瘤属于鞍内肿瘤，男女均可发病，以中年和壮年多见。由于蝶鞍位于颅底，如发生肿瘤常缺乏颅内高压征和神经系统体征，尤以早期为甚，但视交叉易遭压迫，早期即可出现视力和视野障碍，故一般患者多先就诊于眼科。绝大多数垂体腺瘤属良性，少数可恶性变成垂体腺癌，预后差。

眼部表现：垂体肿瘤的眼部症状取决于垂体腺瘤类型的性质及与视交叉的位置、和鞍背之间的关系、生长的方向等。①视力：根据黄斑纤维是否受损而定。一般视力减退是眼部早期症状，往往出现在视神经萎缩之前，也有患者大部分黄斑纤维保留正常，虽有眼底改变而视力仍维持正常。视力减退多为渐进性，也可因肿瘤内出血而视力突然丧失；②视野改变：视野改变是脑垂体瘤的主要症状和确诊的主要依据之一，典型的视野改变为颞侧偏盲，开始为双上象限视野缺损，右眼视野缺损顺时针发展，左眼反时针发展，终至双颞侧偏盲；③瞳孔改变：瘤早期即便已出现视力减退，孔也很少发生变化，甚至视力完全丧失，光线照射瞳孔仍有缓慢收缩，直到最后期才会出现瞳孔扩大和对光反应消失。这是由于视神经内的孔纤维较能耐受压力，也有视野盲区的瞳孔对光反应表现迟钝者；④眼底改变：脑垂体瘤压迫视交叉，视神经纤维变性，出现原发性视神经萎缩；⑤眼肌麻痹：肿瘤压迫动眼神经、滑车神经和外展神经时均可以出现眼肌麻痹，但临床上少见；⑥眼球突出：偶可见到，这是由于肿瘤向前发展影响眼静脉回流之故。

2.颅咽管瘤

可发生于各种年龄，但多见于儿童。其症状取决于肿瘤的位置和体积，发生于儿童期者发育障碍，头痛呕吐，性发育不良。

眼部表现：①视力：可正常或减退，如视交叉被压迫可发生一侧或两侧视力减退；②视野改变：压迫视交叉时可出现双颞侧偏盲但多不对称，或一侧损害多于另侧，或一侧全盲，也可出现一侧或两侧中心盲点，以及偏盲伴有盲点等复杂视野改变；③眼底改变：若发生视神经或视交叉受压迫，则眼底可见视神经乳头原发性萎缩。若引起颅内压增高，则出现视神经乳头水肿；④眼肌麻痹：直接压迫眼外肌运动神经，或由于颅内压增高，均可造成眼肌运动神经麻痹，临床上出现复视和麻痹性斜视。

二、颅内肿瘤与视神经萎缩

颅内肿瘤可引发视神经萎缩（optic atrophy），视神经萎缩不是单独的疾病，其为视神经各种病变及其髓鞘或视网膜神经节细胞及其轴突等的损害，致使神经纤维丧失、神经胶质增生的最终结局。视神经萎缩以肿瘤压迫最为多见。早期可出现视力下降和视野缺损，晚期出现下行性视神经萎缩，为常见的致盲或低视力的主要病种之一。

本病类似中医学中的"青盲"，该病名首见于《神农本草经》，之后的《针灸甲乙经》《诸病源候论》《证治准绳》《审视瑶函》等著作均沿用此病名，并对其发病特点、病因病机、鉴别诊断都有具体的记载。

（一）病因病理

1.西医病因病理

1）原发性视神经萎缩

颅内肿瘤主要是对视交叉或视神经产生直接压迫，引起原发性视神经萎缩。

2）继发性视神经萎缩

颅内肿瘤占位影响脑脊液及视网膜血液循环，使颅内压升高，持续时间越久，发生视神经乳头水肿的机会越大，眼底变化越明显。视乳头水肿早期无视力障碍，晚期发生继发性视神经萎缩，引起视力逐渐丧失。

2.中医病因病理

患者早期多由气郁、血瘀导致精气不足、瞳神不明，后多表现出亏虚之症。病因病理虚实交杂，可因脾肾阳虚，精微不化，元阳耗散，目失温养，神光渐失；或肝肾两亏或禀赋不足，元阴暗损，精血虚少，不得荣目，致睛明失用，目窍萎闭，神光遂没；或心荣亏虚，营血不足，血气亏虚而不能濡养睛瞳，目窍失养，神光衰竭；或情志抑郁，肝气不舒，脏腑乖乱，气机失常，玄府郁闭，血气之运行失畅，致精不上乘，神光不得发越；或头眼部外伤，或肿瘤压迫，致脉道瘀阻、玄府闭塞导致青盲。

（二）临床表现

1.症状

颅内压增高时常有头痛、恶心、呕吐等相关症状，后期可出现视力下降以及视野缺损症状，典型的视野改变为双眼颞侧偏盲，逐渐加重，终致失明。

2.体征

眼外观正常，单侧发病或双眼患病，病情严重眼可见相对性传入性瞳孔功能障碍，黑蒙眼瞳孔直接对光反射消失。

眼底检查表现为：原发性视神经萎缩，可见视盘色苍白，边界清楚，筛板清晰可见，血管正常或变细。继发性视神经萎缩（视盘水肿所致），可见视盘色灰白，边界不清，筛板不显，视盘附近血管可伴有白鞘，视网膜静脉充盈或粗细不均，动脉变细。

（三）辅助检查

视力检查、视野检查、视觉电生理检查、颅脑 X 线，必要时应行头颅 CT 及磁共振（MRI）。

（四）诊断与鉴别诊断

1.诊断要点

（1）确诊有颅内肿瘤。

（2）视神经萎缩，视力下降、视野缺损呈进行性改变，导致偏盲甚至全盲。

2.鉴别诊断

1）视盘颜色变淡或苍白

未必就能诊断视神经萎缩，应结合多项视功能检查以明确诊断。视盘的色泽和形态有个体差异，临床诊断视神经萎缩应慎重。尽管有视力下降和视野缺损，偶尔可见患眼视盘色泽正常，此时应仔细检查视盘周围视网膜，可能发现视神经纤维层萎缩的证据，只是萎缩程度轻或太局限，不足以产生明显可见的视盘变白。尤其是原发性视神经萎缩，是由于筛板之后至外侧膝状体之前的前视路损害引起的视神经萎缩，眼底改变仅限于视盘颜色变淡，边界清晰，由于视神经纤维萎缩及髓鞘的丧失，生理凹陷稍显扩大变深，呈浅碟状，并可见灰蓝色的小点状的筛孔，但视网膜、黄斑及血管均正常。

2）青光眼性病理凹陷

在视神经萎缩早期，视盘粉红色变浅，随病情进展视盘组织缓慢消失，残留灰白、弯月形浅凹陷，裸露筛板，类似青光眼性病理凹陷，但视神经萎缩患者的视盘罕见有任何区域的盘沿缺损，且盘沿色泽是苍白的。有统计结果显示，盘沿苍白对非青光眼性视神经萎缩有 94% 的特异性，而盘沿局灶性或弥漫性变窄，且盘沿区仍保留正常粉红色，对青光眼视神经损害有 87% 的特异性。而青光眼性视神经病变的视野缺损多发生在生理杯明显扩大时，且中心视力下降常发生在晚期。

3）缺血性视神经病变

本病可见突然出现的视力减退、视盘水肿和与生理盲点相连的象限性视野缺损。

4）急性视神经炎

本病多为青少年发病，视力急剧下降，可伴眼球转动痛，眼底表现为视盘充血性水肿，颜色较红，边界不清，视野表现为中心暗点或向心性视野损害。

5）视网膜有髓神经纤维

有髓神经纤维沿视网膜神经纤维分布，其部位、形状和疏密度变异较大，常见于视乳头边缘，沿上下血管弓弧形分布，甚至包绕黄斑。亦可不以视乳头为起点而出现于视网膜上，呈现孤立的小片白色羽毛状斑。浓厚的有髓神经纤维斑，遮挡光线使光线不能达到视锥、视杆细胞，可产生相应的视野缺损，但很少出现中心暗点。

6）先天性视神经乳头缺陷

先天性视神经乳头缺损是由于胚裂的闭合异常所引起的视神经乳头的完全缺损或部分缺损，有时常可伴有虹膜和脉络膜的缺损。其眼底检查见视神经乳头的直径明显增大，可为正常视乳头的数倍，视乳头缺损区呈淡青色，边缘整齐，整个缺损区为一个大而深的凹陷，由视神经乳头进出的血管从缺损区的边缘处成钩状弯曲分布于视网膜上。其常常伴有视力下降，视野中生理盲点扩大。

7）视盘变白的区域和范围

对鉴别不同病因有一定意义。①视盘颞侧苍白，常由选择性累及中心视力和视野的中毒性和营养障碍性视神经萎缩、Leber 遗传为视神经病变及球后视神经炎等引起；②视盘上方或下方苍白，更可能是缺血性视神经病变；③视盘苍白主要局限在鼻侧和颞侧，即所谓带状或蝴蝶结 – 领结状萎缩，则有一定的定位意义，提示病变累及对侧的视交叉纤维，尤其是婴幼儿，难以准确表达视力，因此尽早确认带状视神经萎缩并排除先天性鞍上肿瘤十分重要。

（五）治疗

1. 治疗原则

彻底切除颅内肿瘤为主要治疗方法，必要时可行放射治疗，并辅以应用血管扩张剂、神经营养药物及维生素类药物等。

2. 全身治疗

1）西医治疗

切除肿瘤，对症治疗，营养视神经药物经口或肌注。

2）中医辨证论治

（1）肝肾不足证

证候：眼无外症，视力渐降，甚至失明。眼底可见视神经萎缩之改变。全身症状见头晕耳鸣，腰膝酸软，脉细。

治法：补益肝肾，开窍明目。

方药：明目地黄丸加减。熟地黄 160g，山茱萸（制）80g，牡丹皮 60g，山药 80g，茯苓 60g，泽泻 60g，枸杞子 60g，菊花 60g，当归 60g，白芍 60g，蒺藜 60g，石决明（煅）80g，上十二味，粉碎成细粉，过筛，混匀。每 100g 粉末用炼蜜 35 ~ 50g 加适量的水泛丸，干燥，制成水蜜丸；或加炼蜜 90 ~ 110g 制成小蜜丸或大蜜丸，即得。口服，水蜜丸一次 6g，小蜜丸一次 9g，大蜜丸一次 1 丸，一日 2 次。

加减驻景丸：菟丝子 250g，楮实子 30g，五味子 90g，车前子（略炒）90g，枸杞 90g，当归 60g，熟地黄 60g，川椒 30g。加蜂蜜炼成丸剂，如绿豆大，每服 30 丸，空腹以温酒送下，晚饭前再服。若加牛膝、麝香之类通络开窍，则有标本兼治之功。

（2）心营亏虚

证候：眼症同前。面白无华，头晕心悸，失眠健忘，舌淡脉细。

治法：养心补血，宁神开窍。

方药：人参养荣汤加减。人参 6g，白芍 20g，白术 15g，黄芪 15g，当归 10g，肉桂心 10g，熟地黄 10g，五味子 10g，茯苓 6g，远志 6g，陈皮 6g，炙甘草 6g，生姜 2 片，大枣 3 枚。水煎，每日 1 剂，分 2 次温服。

天王补心丹加减。生地黄 120g，酸枣仁 30g，柏子仁 30g，五味子 30g，麦门冬 30g，天门冬 30g，当归 30g，人参 15g，茯苓 15g，玄参 15g，丹参 15g，桔梗 15g，远志 15g。上为末，炼蜜为丸，如梧桐子大，用朱砂为衣，每服二三十丸（6～9g），临卧服下。

头晕心悸加牛膝、川芎、麝香、石菖蒲之类药物，以增通络开窍的作用。

（3）脾肾阳虚

证候：眼症同前。面白形寒，腰膝酸冷，少气乏力，食少便溏，舌淡苔白，脉沉细。

治法：补脾益肾，温阳通窍。

方药：补中益气汤加味。黄芪 15g，人参 15g，白术 10g，炙甘草 15g，当归 10g，陈皮 6g，升麻 6g，柴胡 6g，附子 6g，肉桂 6g，补骨脂 6g，熟地 6g，川芎 6g，生姜 9 片，大枣 6 枚。水煎，每日 1 剂，分 2 次温服。

如肢冷畏寒症状不明显者，可去肉桂、附子。

（4）肝气郁结

证候：目视不明，眼底有视神经萎缩之病变。情志不舒，头晕目眩，口苦胁痛，脉弦细数。

治法：清热疏肝，行气活血。

方药：丹栀逍遥散加减。柴胡 10g，当归 12g，白芍 30g，白术 12g，茯苓 15g，牡丹皮 12g，栀子 10g，甘草 6g，薄荷 6g，生姜 6g。水煎，每日 1 剂，分 2 次温服。

若加香附、郁金、川芎，则可增强行气活血通络的作用；郁热不重者，方中酌减牡丹皮、栀子。若口干，舌光少苔者，可加桑葚、女贞子、生地黄，以滋阴明目。

（5）气血瘀滞证

证候：外眼无异常，视物昏昧，或头眼部外伤后，视力渐丧。眼底有视神经萎缩的病变，视网膜血管明显变细。或见头痛健忘，舌色瘀暗，脉涩。

治法：行气活血，化瘀通络。

方药：血府逐瘀汤加减。当归 10g，生地黄 10g，桃仁 15g，红花 9g，牛膝 9g，枳壳 6g，赤芍 6g，柴胡 6g，桔梗 6g，川芎 6g，甘草 6g。水煎，每日 1 剂，分 2 次温服。

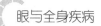

病久正虚，不胜攻逐者，可去方中牛膝、枳壳、桔梗，酌加黄芪、党参、白术、陈皮益气扶正，取其攻补兼施。

3）常用中成药

（1）肝郁气滞证

可选用①逍遥丸（颗粒、胶囊）口服，丸剂大蜜丸一次1丸，一日2次；水丸一次6～9g，一日1～2次；浓缩丸一次8丸，一日3次；颗粒剂一次1袋，一日2次开水冲服；胶囊一次4粒，一日2次，儿童酌减。②丹栀逍遥丸（片、胶囊）丸剂一次6～9g，一日2次；片剂一次6～8粒，一日2次；胶囊剂一次3～4粒，一日2次。③舒肝解郁胶囊一次2粒，一日2次。

（2）气滞血瘀证

可选用①血府逐瘀丸（口服液、胶囊、颗粒、片），丸剂大蜜丸一次1～2丸，一日2次；水蜜丸一次6～12g，一日2次；水丸一次1～2袋，一日2次；小蜜丸，一次9～18g，一日2次；胶囊剂一次6粒，一日2次；颗粒剂一次1袋，一日3次；片剂一次6片，一日2次。②丹红化瘀口服液一次1支，一日3次。③活血通脉胶囊一次2～4粒，一日3次。④愈风宁心片一次5片，一日3次。⑤银杏叶胶囊一次2粒，一日3次。⑥复方丹参片一次3片，一日3次。

（3）肝肾阴虚证

可选用①明目地黄丸大蜜丸一次1丸，一日2次；水蜜丸一次6g，一日2次；小蜜丸，一次9g，一日2次；浓缩丸一次8～10丸，一日3次。②杞菊地黄丸大蜜丸一次1丸，一日2次。③左归丸水蜜丸一次9g，一日2次。④复明片一次5片，一日3次。⑤石斛夜光丸大蜜丸一次1丸，一日2次。

（4）气血两虚证

可选用①八珍丸大蜜丸1丸，一日2次。②十全大补丸大蜜丸1丸，一日2次。③归脾丸大蜜丸1丸，一日3次。④人参归脾丸大蜜丸1丸，一日2次。⑤人参养荣丸大蜜丸1丸，一日2次。

（5）中药制剂注射液

除依据辨证选用口服中成药之外，还可选用中药制剂静脉滴注，如黄芪注射液、舒血宁注射液、苦蝶子注射液、葛根素注射液、丹参注射液、川芎嗪注射液、丹参多酚酸盐注射液等。

4）针灸治疗

（1）体针

以取头颈部奇穴及足三阳经、足厥阴肝经、足少阴肾经穴位为主。主穴选睛明、球后、上明、承泣、丝竹空、太阳、风池；配穴选养老、肝俞、脾俞、肾俞、足三里、足光明、三阴交等。每次取2～3主穴，3～4个配穴，每日针1次，10次为一个疗程。

间隔 3～5 天进行第 2 个疗程。久病阳虚者，远端穴位可施灸法，或针灸并用。

（2）头针

取视区（枕骨粗隆上 4cm，左右旁开各 1cm），两针对侧向下方刺入，每日或间日针 1 次，10～15 次为 1 个疗程，疗程之间休息 3～5 天。

（3）电针

是将毫针的针刺作用与电刺激的生理效应综合作用于人体的针刺方法。可选上述不同穴位，每日 1 次，每次 20min，15 次 1 疗程。

（4）"窍明穴"针刺

"窍明穴"是黑龙江中医药大学附属第一医院孙河教授根据多年临床经验总结并命名的穴位。窍明穴位于枕视皮质对应区，下界是枕骨粗隆下 0.5cm，向上、左、右各 2cm 的区域，该区域是足太阳膀胱经、足少阳胆经及督脉三条经络走行。可配合体针或其他头针针刺，治疗视神经萎缩。

3.局部治疗

行局部放射疗法。

4.手术治疗

确诊后应及时进行手术，原则上应争取全切除肿瘤，但如肿瘤与周围重要结构粘连或分界不清者，则不必勉强全切除，以免损伤视神经、视交叉、颈动脉及丘脑下部。

（六）预防与调控

（1）加强体质锻炼，避免时邪外毒，远离致癌物质，减少六淫侵袭。

（2）调和七情，注意饮食起居，节制烟酒房劳。

（3）防止外伤碰撞头部、眼部，慎用对视神经有害的药物。

（4）早发现，早诊断，早治疗，预后较好。

（5）明确病因，针对病因治疗可事半功倍。如颅内肿瘤压迫造成的视神经下行性萎缩，应及时摘除颅内肿瘤，再积极治疗已受损的视神经萎缩，可能改善视功能；对视神经仅轻度受损者，甚至能恢复正常视力。

（七）研究进展

窍明穴是孙河教授根据多年临床经验总结并命名的穴位。窍明穴位于枕视皮质对应区，下界是枕骨粗隆下 0.5cm，向上、左、右各 2cm 的区域，该区域是足太阳膀胱经、足少阳胆经及督脉三条经络走行。临床研究表明，窍明穴不仅能提高青光眼患者主观视力及视野，改善视功能，从客观角度也可增强视神经电位生理活动，提高生活质量。将视神经萎缩患者 61 例 94 只眼随机分为治疗组和对照组，均予针刺治疗。治疗组 31 例 48 只眼选用治疗视神经萎缩的常规穴位配合"窍明穴"，对照组 30 例

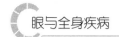
46只眼只选用治疗视神经萎缩的常规穴位。4周后对比两组疗效发现，针刺枕叶视中枢对应头皮部穴位治疗视神经萎缩的效果，优于针刺常规穴位治疗视神经萎缩的疗效，且电针刺激窍明穴治疗视神经萎缩具有较好的临床效果，能提高患者的视力、降低视野缺损、增加视神经纤维厚度，整体效果优于普通针刺。国医大师廖品正认为，视神经萎缩中医属于"青盲"范畴，目系疾病无论虚实，其主要病机均为瘀阻窍道，故在治疗青盲时，活血通窍之法应贯穿始终，在辨证时始终把握"虚"与"瘀"的关系，注意调整"扶正"与"祛瘀"轻重，以达到标本兼治。庞赞襄是我国著名的中医眼科专家，为庞氏中医眼科第三代传人。庞老认为"目病多郁论"，实证多为郁致滞，虚证多为郁致虚，并且久郁生热，故在治疗眼病中多以开郁、解郁、清郁等为主。因此，庞教授认为视神经萎缩的发生与郁热也有关，初起以肝经郁热为主，热重于郁，久病郁重于热或郁热并重，郁结热邪深入目系，以致脉络不通、玄府郁闭。此外，郁热之邪灼津耗液，乃至肝肾阴虚，肝郁日久亦可累及心脾，最终脏腑气血功能失调乃至亏虚，虚则目系失养。在治疗本病时，应辨虚实，不能概以虚论，以补治之也不能忽视清除郁热的重要性。

三、颅内肿瘤与复视

颅内肿瘤导致的复视多由于颅内高压，使在颅底行程较长的外展神经，受到压迫和牵拉所致，一般无定位意义。

四、颅内肿瘤与眼球震颤

当小脑患发肿瘤时，易发生眼球震颤，以水平性多见，偶为旋转性或垂直性。在小脑半球肿瘤，眼震仅见于侧视时，向肿瘤侧注视时振幅大，向对侧注视时则振幅细小；小脑蚓部肿瘤除有水平性眼震外，还可伴发垂直性眼震，凝视麻痹性震、跳跃性眼震、分离性眼震以及周期性交替性凝视偏斜等也可见。

（董霏雪）

第5节　癔　症

癔症（hysteria）也称为歇斯底里症、分离性障碍，是一种较常见的精神病。目前认为，癔症患者多具有易受暗示性、喜夸张、感情用事和高度自我中心等性格特点，精神因素特别是精神紧张、恐惧是引发癔症的重要因素。在战斗中，发生的急性癔症性反应特别明显。而童年期的创伤性经历，如遭受精神虐待、躯体或性的摧残，则是成年后发生转换性和分离性癔症的重要原因之一。精神因素是否引起病症，或引发何种类型癔症与患者的生理心理素质有关。情绪不稳定、易接受暗示、常自我催眠、文化水平低、迷信观念重、青春期或围绝经期的女性，较一般人更易发生癔症。

（一）临床表现

癔症的临床表现极为复杂多样，可类似多种疾病的症状，几乎占据了医学临床各科的所有疾病的症状表现。将癔症的临床表现分为两个类型，一类为分离症状，表现以精神症状为主（如精神错乱，哭笑吵闹，或呈朦胧状态，或呈木僵状态）；另一类为转换症状，主要表现为躯体的功能障碍（如全身运动兴奋、肢体抽搐或震颤、面肌痉挛、全身或局部瘫痪、不能行走或步态不稳、表现感觉障碍以及癔症性耳聋、失明、癔症性呕吐或呃逆、过度换气等自主神经功能障碍）。眼部常见症状有以下三点。

1.视力障碍

多表现为黑蒙，也有表现为明显视力下降，其特征为情感冲动后突然发生，但瞳孔对光反射灵敏，眼部检查正常，无行动障碍，有时也可出现复视、变视、色觉障碍以及幻视等。

2.视野改变

多呈向心性缩小。如果持续不断地检查，因视野收缩程度不固定，可出现典型的螺旋形视野曲线，或色视野交错现象。癔症性视野改变往往具有很强的暗示性，临床上即使视野已呈管状视野，也不妨碍正常行动。

3.其他眼部症状

表现多种多样，常见有畏光、流泪、视疲劳、角膜反射消失、眼睑痉挛、上睑下垂，单眼复视、双眼复视、多视、小视、色视等，调节痉挛或调节麻痹，也可见集合功能异常，呈双眼凝视状及瞳孔强直，偶见瞳孔扩大。

（二）诊断与鉴别

癔症的发作几乎可以模拟任何疾病，很多神经精神疾病和内科疾病也可出现癔症样发作。一病多症与多病一症相互重叠，使癔症易误诊，有时甚至造成严重后果。因此，对癔症的诊断必须十分谨慎，必要时可请神经科或精神科医师会诊。

（1）详细询问病史，是否有心理社会因素作为诱因；注意全身检查，是否有全身癔症表现；有充分根据排除器质性病变或非依赖性物质所致的精神障碍。

（2）一般体格检查和实验室检查常无异常发现，功能障碍的表现与客观检查不一致是本病的特点。

（3）视力骤减与视野向心性缩小同时存在，对癔症的诊断意义很大，但应注意与视神经炎与伪盲等相鉴别。

（三）治疗

癔症的症状是功能性的，因此心理治疗占有重要的地位。

1.解释性心理治疗

应使患者及其家属知道，癔症是一种功能性疾病，是完全可以治愈的。消除患者及其家属的种种疑虑，稳定患者的情绪，使患者及其家属对癔症有正确的认识，并积极配合医生进行治疗。

2.暗示治疗

是消除癔症症状，尤其是癔症性躯体障碍的有效方法。

3.物理疗法

中药、电针或针刺等治疗可收到较好的疗效，在治疗时如能加以言语暗示，则效果更佳。

（四）预后

一般认为癔症的预后良好。60% ~ 80% 的患者可在一年内自行缓解。

（赵　爽）

第 12 章　眼与全身免疫异常疾病

第 1 节　系统性红斑狼疮

系统性红斑狼疮（systemic lupus erythematosus，SLE）是一种特发性、慢性、多器官炎症损伤系统性自身免疫性疾病，以多脏器受累和多种自身抗体阳性为主要临床特点，多发于育龄期女性，其发病与遗传、内分泌及感染等多种因素相关。它在病理生理上主要以免疫系统的高度活化、自身抗体数量和功能上的异常作用为特征。每年，每 10 万人中有 1.8 ~ 20 人或更多的人罹患此病，其中 80% ~ 90% 的患者为女性。如果不及时诊治或控制不佳，将导致脏器的不可逆损害，甚至导致死亡。

SLE 患者眼部病变表现形式多种多样。有不同程度的眼部表现，眼部眼睑皮肤可出现微隆起的或萎缩性红斑，色素沉着及色素脱失都可存在，并有鳞屑样损害；此外，还可发生睑缘干燥，有鳞屑及睫毛秃；可有结膜炎、角膜炎及巩膜炎。并发症主要为干燥性角结膜炎，包括血管炎和血管阻塞性的视网膜血管疾病、脉络膜病变和视神经炎，重者视力下降甚至失明。SLE 眼底病变更容易发生在处于活动期的患者，而且视网膜的损伤表现与病程的进展密切相关，与病程的长短无关。其还与抗磷脂抗体综合征和治疗 SLE 的药物有关。

一、眼干燥症

从干眼的发病机制来说，泪膜破坏、泪腺功能障碍、睑板腺功能障碍、黏蛋白表达异常、性激素失调、角膜神经调节异常等构成了干眼发病的内在原因。其中，在角膜神经调节机制中，角膜、泪腺及睑板腺的神经支配参与调节泪腺分泌和眼表泪膜的分布，神经传导通路中任一环节障碍均能引起眼干燥症的发生。感觉神经的形态、敏感性和数量与角膜上皮细胞的增殖有关，感觉神经的损坏会诱发眼干燥症，SLE 患者有干涩、畏光、异物感、烧灼感、结膜充血等临床表现。

SLE 作为一种全身性的免疫介导性疾病，在物理、化学刺激及病毒等作用下，泪腺中一些 T 淋巴细胞或 B 淋巴细胞浸润眼部组织，机体某些组织细胞的抗原性改变，产生多种自身抗体，抗体与核抗原相结合的免疫复合物沉积于眼部组织，导致角结膜

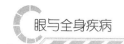

营养不良、细胞脱落以及淋巴细胞渗出浸润泪腺，导致泪液分泌减少，从而导致干眼症发生。有研究发现，发现 SLE 会引起患者泪液量和泪膜稳定性的下降，并对角膜上皮厚度和视觉质量造成影响，这可能与 SLE 改变了眼表泪液和角膜组织结构，对视觉成像造成影响有关。SLE 病情越严重，干眼严重程度越大。

二、眼底视网膜病变

SLE 视网膜病变早期改变主要包括视网膜出血、视网膜棉絮斑以及视网膜大血管的阻塞，此外还有视网膜水肿、硬性渗出、微血管瘤、动脉变细、静脉迂曲扩张、晚期视网膜小动脉闭塞以及继发性视网膜梗死、玻璃体积血、视网膜牵拉等。少数患者可以发展为严重的视网膜血管炎，并进展为增生性视网膜病变，导致视力预后极差，50% 以上的受累眼视力为 0.1 或更差。FFA 可以表现为毛细血管前小动脉闭塞及动脉、毛细血管无灌注区形成，新生血管的渗漏以及受累血管的管壁染色。血管的异常和荧光素的渗漏有时也可以出现在临床表现正常。有些患者还可以表现为色素性视网膜炎和急性视网膜坏死。

SLE 视网膜血管阻塞的表现与视网膜中央或分支动脉或静脉阻塞一样。有研究发现，小血管比大血管、动脉较之静脉更容易受累。此外，狼疮抗凝物、抗磷脂抗体，尤其是抗心磷脂抗体与反复发作的视网膜动、静脉栓塞和中枢系统损伤有关，而且 SLE 出现视网膜血管病变时，中枢系统和肾脏就更容易出现病变。这些自身抗体可以导致血管损伤，而且它们具有凝血源性。因此，两种作用共同造成了血管的微栓塞和中枢神经系统病变[15, 16]。

SLE 的患者发生眼底视网膜病变的同时，也反映了身体其他器官的病变状态，而且眼底视网膜病变的发生要早于全身表现，为临床医生诊断 SLE 提供了依据。眼科检查特别是眼底检查可以直接窥见微血管改变。Arevalo 提议将 SLE 的眼部表现作为 SLE 的诊断标准之一，这样更有利于 SLE 的早期诊断。

（一）诊断与鉴别诊断

眼部病变均发生于 SLE 急性活动期，可伴有不同程度的全身脏器损害。因此，SLE 眼部改变提示了病变侵犯多系统和病情活动的情况，眼底检查可为治疗和预后提供客观依据。

（二）治疗

1. 治疗原则

SLE 治疗应基于减轻血管炎症和改善自身免疫。严重的 SLE 视网膜病变治疗为使用系统性免疫抑制剂，激光和抗凝治疗也可应用。

2.药物治疗

1）未见器官损害的系统性红斑狼疮

可选用剂量激素如泼尼松同时服用羟氯喹。此药可蓄积于视网膜色素上皮层，引起视力减退或失明，应警惕。

2）伴有重要器官损害的系统性红斑狼疮

采用较大剂量的泼尼松、环磷酰胺口服，或两者合用。视网膜病变可球后注射地塞米松溶液，效果较好。

（赵　爽）

第 2 节　获得性免疫缺陷综合征

获得性免疫缺陷综合征（acquired immunodeficiency syndrome，AIDS）简称艾滋病，是由人类免疫缺陷病毒（HIV）引起的，具有高病死率、高传播率的后天获得性免疫缺陷疾病。HIV 主要侵犯人体免疫系统，以细胞免疫缺陷为主，感染者出现严重的免疫系统损害，发生严重的难以控制的条件致病微生物感染，易引发机会性感染和恶性肿瘤，致死率极高。目前，AIDS 已成为严重威胁人类健康的传染病。随着 AIDS 患者相继出现，眼科医生发现 HIV/AIDS 病程中、病程的后期或早期，40% ~ 70% 会出现眼部病变，引起视力损害，重者失明。眼科检查对早期发现、诊断、治疗及估计 AIDS 患者预后均有重要意义。

（一）流行病学

艾滋病患者和 HIV 感染者是传染源，病毒主要存在于血液、精液、子宫和阴道分泌物、唾液、泪液、乳汁等体液中。其主要传播途径有性接触传播、血液传播和母婴传播，人群普遍易感。高危人群包括同性恋者、性乱者、性病患者、静脉药瘾者、艾滋病患者所生的婴儿。有研究显示，HIV 感染者和 AIDS 患者的泪液、结膜、角膜、房水、虹膜、玻璃体、视网膜、视网膜血管内皮细胞均曾分离出 HIV，或检出 HIV 抗原。

（二）全身临床表现

1. Ⅰ期（急性感染期）

多发生在接触 HIV 后 2 ~ 6 周，大多数感染者可出现 HIV 病毒血症和免疫系统急性损伤，主要表现为发热、乏力、咽痛等上呼吸道感染的症状。

2. Ⅱ期（无症状感染期）

一般无特殊临床表现，部分患者可出现淋巴结肿大，血液中可检测出 HIV 及 HIV 抗体。

3. Ⅲ期（艾滋病前期）

主要表现为持续性全身淋巴结肿大综合征。

4. Ⅳ期（艾滋病期）

主要表现为由细胞免疫缺陷引起的各种机会性感染及恶性肿瘤。

（三）眼部并发症

HIV/AIDS 主要的并发眼病：

1. 视网膜棉絮斑

HIV/AIDS 感染者多见，为眼底后极部视网膜沿血管弓附近，视网膜神经纤维层孤立的白色棉絮状浑浊，单发或多发，在视盘周围者呈放射状分布，暂时性出现，无自觉症状，4～6 周内自行消散后在不同部位可再出现新病灶。棉絮斑为视网膜神经纤维层毛细血管前小动脉血管免疫复合物沉积所致的梗死性损伤，致局部缺血、缺氧，轴浆流运转停滞，神经纤维末端水肿变性。

2. 视网膜、球结膜微血管异常

荧光素眼底血管造影检查见灶性视网膜微血管异常，毛细血管闭塞、毛细血管前小动脉闭塞，血液不灌注致片状缺血区。后极部视网膜见小片状、火焰状出血及有白色中心的出血斑（Roth 斑）。另可见毛细血管瘤、点状出血斑及血管周围白线等。

下方角膜缘附近，球结膜微血管见管腔不规则，节段状血柱、颗粒状血流、流速减慢、毛细血管瘤，小动脉狭窄呈灰色线状，偶见周边溃疡性角膜炎。

3. 缺血性黄斑病变

黄斑区中心凹周围毛细血管受累时，感染者可出现视力急剧下降，眼底表现为黄斑区视网膜水肿与渗出。

4. 致病微生物眼部感染

HIV 选择地感染、破坏免疫系统核心的 CD_4+Th 细胞造成不可逆转的免疫衰竭，导致包括眼部在内的，全身多个部位受到多种条件致病微生物的感染。眼部感染多伴有全身感染，临床发现眼部感染往往早于全身感染。

1）巨细胞病毒性视网膜炎

本病常见于 AIDS 晚期，具有特征性，提示预后不佳。双眼或单眼发病，不治疗时双眼累及，且常复发，最后失明。病变发生在眼底周边网膜时，感染者自觉症状不明显，或视力轻度下降，闪光感、眼前飘浮物感。当病变延伸至后极部网膜时，沿视网膜血管弓可见黄白色奶酪样视网膜浑浊、水肿，边缘散在白色颗粒状斑，中央区坏死。黄斑区浆液性渗出或见星芒图形。病变进行性加重，可见炎性血管鞘、闭塞性血管炎、霜枝状血管周围炎、视网膜中央动脉闭塞、中央静脉阻塞，伴火焰状视网膜出血。渗出与片状出血同时存在，则呈奶酪与番茄酱样眼底，病变相应区视野缺损。巨细胞病毒侵犯视神经时，视盘水肿、视盘炎，最后视神经萎缩，视力丧失。其病因可能和 T 细胞介导的对 CMV 抗原的免疫反应或自身免疫有关。

2）弓形虫性视网膜脉络膜炎

视力急剧减退，黄斑区或视盘附近可见直径约 2～3PD 灰白色渗出灶，常伴有中重度全葡萄膜炎，前房、玻璃体炎症明显，视网膜脉络膜坏死区见弓形虫包囊。

3）卡氏肺囊虫脉络膜炎

卡氏肺囊虫为单细胞原虫。眼底后极部见乳酪色圆或卵圆形扁平或微隆起的脉络膜病灶，病灶数目不一，多者达 20 个以上，有的病灶可融合。眼底荧光血管造影检查，病灶区早期脉络膜荧光阻断，晚期视网膜血管下方不规则低荧光区。视网膜色素上皮细胞正常或见细小色素颗粒沉积。一般无眼内炎症，玻璃体正常。

4）眼带状疱疹、单纯疱疹病毒性角膜炎

HIV/AIDS 患者 5%～15% 并发眼带状疱疹，多为 40 岁以下的年轻人，尤其 AIDS 高危人群，是免疫缺陷的重要信号，常并发结膜炎、角膜炎、前部葡萄膜炎、巩膜炎乃至视网膜炎。

5）急性视网膜坏死综合征、进行性外层视网膜坏死综合征

眼底中周部、周边部、后极部视网膜见多灶炎性坏死病变，闭塞性视网膜血管炎、动脉炎，血管节段状，有白鞘或白线状。周边部视网膜灰白色浑浊。后期视网膜变薄，玻璃体增殖，发生孔源性或牵拉性视网膜脱离。

5. 眼部罕见恶性肿瘤

1）卡波西肉瘤

为皮肤、黏膜的多发性血管性肿瘤。20% 的 AIDS 感染者累及眼部，可见于眼睑、结膜、睑缘处和睑板腺、泪腺、虹膜，眼窝等处。肉瘤呈鲜红或暗红丘疹状，发绀色扁平或微隆起的斑疹或紫红色、暗褐色的结节，孤立或多发的隆起结节或相互融合为弥漫性血管性肿物。卡波西肉瘤缓慢增大，常无自觉症状，可反复出血，应与结膜下出血、海绵状血管瘤、杆菌性血管瘤相鉴别。

2）Burkitt 淋巴瘤

为与 EB 病毒密切相关的非霍奇金淋巴瘤，常侵犯眼窝，表现为单侧眼睑、眼窝肿胀、硬结、上睑下垂、结膜充血、水肿、眼球突出、眼外肌麻痹、暴露性角膜病变等。

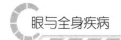

6.其他

HIV/AIDS 常合并梅毒、结核感染。患者可见干燥性角膜结膜炎，偶见重症睑缘炎、后巩膜炎、葡萄膜炎。

（四）诊断

AIDS 临床诊断依据病史、高危人群、综合性全身多系统症状体征，不明原因的细胞免疫缺陷，广谱反复性或一种以上条件致病微生物感染及其特有的临床表现，结合罕见的 Kaposi 肉瘤、肺孢子菌肺炎等可初步诊断。

（五）治疗

1.感染科全身治疗

（1）抗 HIV、抑制 HIV 反转录酶药物、蛋白酶抑制剂等。

（2）重建细胞免疫功能

如胸腺肽、转移因子、白细胞介素 -2、α 干扰素等。

2.治疗条件致病微生物感染

1）巨细胞病毒视网膜炎

静脉滴注更昔洛韦、阿昔洛韦、膦甲酸钠等；黄斑区受累时玻璃体内注射更昔洛韦；对免疫恢复性葡萄膜炎用糖皮质激素抗感染治疗。

2）弓形虫视网膜脉络膜炎

口服磺胺嘧啶、乙胺嘧啶或克林霉素、阿奇霉素、克拉霉素。

3）卡氏肺囊虫脉络膜炎

口服复方磺胺甲唑，静脉滴注喷他脒。

4）急性视网膜坏死综合征、进行性外层视网膜坏死综合征：静脉滴注或口服阿昔洛韦、静脉滴注或口服更昔洛韦，或静脉滴注膦甲酸钠，口服伐昔洛韦、泛昔洛韦。

3.眼部 Kaposi 肉瘤

（1）局部放射治疗。

（2）局部手术切除。

4.Burkitt 淋巴瘤

（1）放射治疗。

（2）环磷酰胺、丝裂霉素、长春新碱、甲氨蝶呤化疗。

（六）预防

（1）对于艾滋患者和 HIV 携带者进行有效的监督管理，发现和确诊后要尽早进行抗病毒治疗，监督管理随访。

（2）切断它的传播途径，进行宣传，建立健康的性关系，避免同性恋、性乱、吸毒、不安全地使用注射器，同时要进行宣教，避免接触艾滋患者的血液、体液。

（3）眼部并发症可为无症状性，易被忽略，也常致重度视力损害乃至失明。

（赵　爽）

第3节　重症肌无力

重症肌无力（myasthenia gravis，MG）主要是由乙酰胆碱受体抗体介导的一种获得性神经 – 肌肉接头（neuro–muscular junction，NMJ）传递障碍的器官特异性自身免疫性疾病。本病主要累及 NMJ 突触后膜的乙酰胆碱受体（acetylcholine receptor，AChR），临床表现为全身骨骼肌波动性无力与易疲劳，活动后加重，休息后好转。MG 发病率较低，近 80% 的患者以单纯眼肌症状起病，早期易漏诊、误诊。

MG 的全球患病率约为 15/10 万 ~ 25/10 万，发病率为 0.4/10 万 ~ 1.0/10 万。MG 在各个年龄阶段均可发病，30 岁和 50 岁左右呈现发病双峰，中国儿童及青少年 MG（juvenile myasthenia gravis，JMG）构成第 3 个发病高峰。JMG 以眼肌型为主，很少向全身型转化。2020 年，中国 MG 的发病率、病死率和经济负担首次发布，该研究以国家卫生健康委员会医院质量监测系统数据库为基础，覆盖我国内地 31 个省和直辖市 1665 家收治 MG 患者的医院。研究发现：中国 MG 发病率为 0.68/10 万，70 ~ 74 岁年龄组人群发病率最高。女性发病率为 0.76/10 万，男性为 0.60/10 万。住院病死率为 14.69‰，主要死亡原因包括呼吸衰竭、肺部感染等。成人及儿童合并胸腺瘤的比例分别为 26.5% 和 7.1%，其中 63.7% 的患者接受了胸腺切除手术。

眼肌型重症肌无力（ocularmyastheniagravis，oMG）特指肌无力症状仅局限于眼外肌，而全身型重症肌无力则是指除眼外肌外，肌无力症状还累及骨骼肌系统。oMG 是 MG 的主要表现形式，在儿童 MG 中，oMG 占 80% 左右。

上睑下垂，又称眼睑下垂，可表现为单睑下垂或双睑下垂，《中医眼科学》称为"上胞下垂"，中医古籍中又称为"睢目""侵风""眼睑垂缓""目睑垂重""睑废"等。上睑下垂的临床表现除少数因上睑肌发育不全或缺损、后天外伤性损伤导致之外，绝大多数因重症肌无力引起。

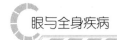

（一）病因病理

1.西医病因病理

MG 特点是波动的肌无力及肌肉易疲劳性。MG 由 AChR 抗体引起神经肌肉接头传递障碍所致。但在 oMG 患者中，AChR 抗体含量相对低，且眼外肌在其他自身免疫性疾病中易受累及，表明在自身免疫性疾病中，眼外肌有独特的发病机制。眼外肌的安全因子（SF，即神经冲动所致的终板电位与肌肉运动所需的动作电位的差值）远远低于骨骼肌。眼外肌的高代谢相关的高血流量导致局部免疫细胞和抗体数量的增加，但调控补体活化的补体调节因子，如膜辅助蛋白、衰变加速因子、膜反应性溶解抑制物和补体受体 1 相关蛋白 Y 等的表达和活性却不及骨骼肌。

2.中医病因病机

《诸病源候论》记载"目是腑脏血气之精华，肝之外候，然则五脏六腑之血气，皆上荣于目也。若血气虚，则肤腠开而受风，风客于睑肤之间，所以其皮缓纵，垂覆于目，则不能开，世呼为睢目，亦名侵风"。在病因病机上，认为脏腑气血亏虚，腠理开泄，招致外风侵袭，皮肉垂缓，从而导致上睑下垂。

（1）先天禀赋不足，命门火衰，脾阳不足，睑肌发育不全，胞睑乏力而不能升举。

（2）脾虚中气不足，清阳不升，睑肌失养，上胞无力提举。

（3）脾虚聚湿生痰，风邪客睑，风痰阻络，胞睑筋脉弛缓不用而下垂。

总之，本病病因病机为禀赋不足、中气不足、脾虚等导致胞睑乏力无力升举，或因外邪侵袭，风痰阻络，导致本病发作。

（二）临床表现

本病可见于任何年龄，范围可从数月至 70～80 岁。发病年龄有两个高峰：20～40 岁发病者女性多于男性，约为 3∶2；其中 40～60 岁发病者以男性多见，多合并胸腺瘤。少数患者有家族史。其常见诱因有感染、手术、精神创伤、全身性疾病、过度疲劳、妊娠、分娩等，有时甚至可以诱发重症肌无力危象。

1.临床特征

全身骨骼肌均可受累，表现为波动性无力和易疲劳性，症状呈"晨轻暮重"，活动后加重、休息后可减轻。眼外肌最易受累，表现为对称或非对称性上睑下垂和（或）双眼复视，是 MG 最常见的首发症状，见于 50%～80% 以上的 MG 患者；面肌受累可致眼睑闭合无力、鼓腮漏气、鼻唇沟变浅、苦笑或呈肌病面容；咀嚼肌受累可致咀嚼困难；咽喉肌受累可出现构音障碍、吞咽困难、鼻音、饮水呛咳及声音嘶哑等；颈肌受累可出现抬头困难或不能。肢体无力以近端为主，表现为抬臂、梳头、上楼梯困难，感觉正常；呼吸肌无力可致呼吸困难；发病早期可单独出现眼外肌、咽喉肌或肢体肌肉无力；脑神经支配肌肉较脊神经支配肌肉更易受累。肌肉无力常从一组肌群开始，逐渐累及其他肌群，直到全身肌无力。部分患者短期内病情可出现迅速进展，累及呼吸肌，需要机械通气，称为肌无力危象。

2. MG 亚组分类及临床特点

MG 临床表现具有极大异质性，以血清抗体及临床特点为基础的亚组分类，对 MG 个体化治疗及预后评估更具指导意义。

1）眼肌型 MG（ocularMG，oMG）

为 MGFA Ⅰ型，可发生于任何年龄阶段。我国儿童及青少年以 oMG 为主，很少向全身型转化。成人 oMG 患者则容易在眼肌症状出现 2 年内向全身型转化，亚裔人群 2 年自然转化率为 23% ~ 31%，低于西方人群（50% ~ 80%）；合并胸腺瘤、异常重复神经电刺激（repetitive nerve stimulation，RNS）结果、AChR 抗体阳性，病情严重的 oMG 更易发生转化。早期免疫抑制治疗可能减少 oMG 继发转化，部分儿童及青少年 oMG 可能会自行缓解。

2）AChR- 全身型 MG（generalizedmg，GMG）

AChR-GMG 患者血清 AChR 抗体阳性，无影像学怀疑或病理确诊的胸腺瘤；依据发病年龄可分为早发型 MG（early-onset myasthenia gravis，EoMG）及晚发型 MG（late-onset myasthenia gravis，LoMG）。EoMG 是指首次发病在 50 岁之前，女性发病略多于男性，常合并胸腺增生，胸腺切除可获益；LoMG 是指首次发病在 50 岁以后，男性发病略多于女性，胸腺萎缩多见。

3）MuSK-MG

在 1% ~ 4% 的 MG 患者血清中可检测到 MuSK 抗体。MuSK-MG 受累肌群较局限，以球部、颈部及呼吸肌受累为主，其次为眼外肌、四肢肌，主要表现为延髓麻痹、面颈肌无力。MuSK-MG 通常不伴胸腺异常，胸腺切除也不能获益。

4）LRP4-MG

在 1% ~ 5% 的 MG 以及 7% ~ 33% 的 AChR、MuSK 抗体阴性 MG 患者可检测出 LRP4 抗体。LRP4-MG 的临床特点尚不完全明确，有研究表明，该亚组患者临床症状较轻，部分患者可仅表现为眼外肌受累，很少出现肌无力危象；也有研究发现，LRP4 抗体阳性患者均为 GMG，表现为严重的肢带肌无力和 / 或进行性延髓麻痹。目前，研究尚未发现 LRP4-MG 伴有胸腺异常。

5）抗体阴性 MG

极少部分患者血清无上述可检测到的抗体，包括 AChR、MuSK 及 LRP4 抗体，称为抗体阴性 MG。

6）胸腺瘤相关 MG

占 MG 患者的 10% ~ 15%，属于副肿瘤综合征，任何年龄均可发病，相对发病高

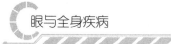

峰在 50 岁左右。绝大多数胸腺瘤相关 MG 可检测出 AChR 抗体，除此之外，多合并连接素（Titin）抗体及 RyR 抗体，胸腺瘤相关 MG 病情略重，需要更长疗程的免疫抑制治疗。

（三）辅助检查

为明确 oMG 的临床诊断，须进一步完善相关辅助检查，如抗胆碱酯酶药物试验、血清 AChR 抗体检测和电生理检查等。抗胆碱酯酶药物可使用静脉内注射依酚氯铵，通常起始剂量 1mg，1min 后根据症状变化情况可增加 3 ~ 4mg，之后每分钟均可增加剂量直至总量达 10mg，如仍无症状改善，则判定为阴性。其敏感性高达 95%，副作用有胃痉挛、腹泻、心动过缓和晕厥等，其中后两者的发生率仅为 0.16%，相对禁忌证包括心律失常和支气管哮喘。在 gMG 患者中 AChR 抗体检测的敏感性可达 90% 以上，而在 oMG 中仅为 50% 左右；血清 AChR 抗体阴性的 gMG 患者中，30% ~ 40% 存在肌肉特异性激酶（MuSK）抗体，而 oMG 患者却鲜有表达；此外，各种抗体检测在 Lambert-Eaton 综合征、炎性神经病、风湿性关节炎、系统性红斑狼疮和服用 D- 青霉胺等患者中均存在假阳性结果，因此使 oMG 的诊断存在很大局限。相关的电生理检查主要包括重复神经刺激（RNS）和单纤维肌电图（SFEMG），检查前半日应停用抗胆碱酯酶药物。其中，RNS 检查可在 75% 左右的 gMG 患者中出现异常衰减，而在 oMG 患者中检出率却低于 50%；尽管 SFEMG 是目前诊断 MG 最为敏感的方法，但在 oMG 患者中，其阳性率因检查部位不同而存在明显差异，如骨骼肌 SFEMG 阳性率仅为 60% 左右，额肌和眼轮匝肌可达 60% ~ 80%，而上睑肌则可达到 100%。oMG 中，骨骼肌 SFEMG 异常并非预示向 gMG 的转化，但其检查正常者，临床症状却很有可能仅局限于眼外肌。

（四）诊断与鉴别诊断

1. 诊断要点

在具有典型 MG 临床特征（波动性肌无力）的基础上，药理学检查、电生理检查及血清抗 AChR 等抗体检测满足一项异常即可诊断，同时需排除其他疾病。所有确诊 MG 患者需进一步完善胸腺影像学检查（纵隔 CT 或 MRI），进一步行亚组分类。

2. 鉴别诊断

1）眼睑痉挛

发病年龄较大，表现为过度瞬目动作，可伴有眼部干燥、刺激感（需排除干燥综合征），可能会出现长时间闭眼，误认为是上睑下垂；强光刺激可加重眼睑痉挛，患者需长期戴墨镜；触摸眼角、咳嗽和说话时眼睑痉挛可得到意外改善。氟哌利多醇、阿立哌唑或者氯硝西泮治疗有效。

2）Miller　Fisher 综合征

属于吉兰-巴雷综合征变异型，表现为急性眼外肌麻痹、共济失调和腱反射消失，也可表现为单纯的眼外肌麻痹型，易误诊为 MG；肌电图检查提示神经传导速度减慢，脑脊液检查可见蛋白-细胞分离现象，部分患者血清可检测出抗四唾液酸神经节苷脂 GQ1b 抗体或抗三唾液酸神经节苷脂 GT1a 抗体。

3）脑干病变

包括脑干缺血性卒中、肿瘤、副肿瘤综合征、Wernicke 脑病、视神经脊髓炎谱系疾病、Bickerstaff 脑干脑炎及其他感染性脑炎，均可以急性双睑下垂为首发症状，易于与 MG 混淆，结合病史、头颅 MRI 以及特异性抗体检测有助于明确诊断。

4）脑神经麻痹（Ⅲ、Ⅳ、Ⅵ）

一侧海绵窦感染、肿瘤、非特异性炎症、颈内动脉海绵窦瘘均可表现为单侧眼睑下垂、眼外肌麻痹伴疼痛，头颅 MRI 及脑脊液检查有助于鉴别诊断。此外，糖尿病也可引起单纯动眼神经或外展神经麻痹。

（五）治疗

1. 治疗原则

MG 的治疗目标为 MG 干预后状态（postinterventionstatus，PIS）分级达到微小状态（minimalmanifestationstatus，MMS）或更好，没有任何因肌无力引起的功能受限。MG 的治疗包括改善症状治疗和免疫治疗，改善症状治疗是治疗 MG 的基础，免疫治疗是 MG 治疗的核心。

2. 全身治疗

1）西医治疗

最常用的是溴吡斯的明，是治疗所有类型 MG 的一线药物，可缓解、改善绝大部分 MG 患者的临床症状。溴吡斯的明应作为 MG 患者初始治疗的首选药物，依据病情与激素及其他非激素类免疫抑制联合使用、免疫抑制药物包括糖皮质激素和其他口服非激素类免疫抑制剂，如硫唑嘌呤、他克莫司、吗替麦考酚酯、环孢素、环磷酰胺等。非激素类免疫抑制剂在糖皮质激素减量过程中可减少病情波动。值得注意的是，目前尚无临床研究比较不同非激素类免疫抑制剂的疗效，因此，药物选择尚无统一标准，更多依赖于临床医生的经验、药物的可及性及不良反应，力争做到个体化治疗。另外，还有靶向免疫治疗、血浆置换等治疗方法。对合并胸腺瘤的 MG 应尽早行胸腺切除手术。

2）中医辨证论治

（1）脾虚气弱证

证候：上胞提举乏力，掩及瞳神，晨起或休息后减轻，午后或劳累后加重，眼球重者眼珠转动不灵，视一为二，常伴有神疲乏力、食欲不振，甚至吞咽困难等，舌淡苔薄，脉弱。

治法：补中健脾，升阳益气。

方药：补中益气汤加减。水煎，日1剂，分早晚2次温服，若神疲乏力、食欲不振者，加山药、白扁豆、莲子、砂仁以益气温中健脾。

（2）风痰阻络证

证候：上胞下垂突然发生，眼珠转动不灵，目偏视，视一为二，头晕，恶心，泛吐痰涎，舌苔厚腻，脉弦滑。

治法：祛风化痰，疏经通络。

方药：正容汤加减。水煎，日1剂，分早晚温服。若眼珠转动不灵，目偏视者，宜加川芎、当归、丹参、海风藤，以增强养血通络之功；若头晕、泛吐痰涎者，加全蝎、竹沥以助祛风化痰。

3）常用中成药

补中益气丸口服。

4）针灸治疗

主穴可选百会、阳白、上星、攒竹、鱼腰、丝竹空、风池。根据虚实施以补泻，每日1～2次，10日为1个疗程。先天不足、命门等，火衰者加关元、肝俞、三阴交、风门、肾俞、气海；神阙（灸）日1～2次，10日为1个疗程。

3. 手术治疗

胸腺摘除手术也是MG重要的治疗手段之一。近年，有学者尝试，经剑突下入路胸腔镜胸腺扩大切除术，效果满意、损伤较小。对于合并胸腺瘤的MG，其疗效已被广泛认可，术后可根据胸腺瘤的病理结果以及MG的病情状况，再追加区域放疗或联合化疗及中西医结合治疗；但对于未合并胸腺瘤的MG，其治疗价值还存在争议。

（六）预防与调护

（1）避免过劳，注意休息。

（2）注意饮食调养。

（七）研究进展

现有多个回顾性研究发现，早期免疫抑制剂治疗可改善患者的预后，包括降低眼肌型MG向全身型MG的转化率、降低复发率及改善患者的生活质量。近二十年，可用于治疗MG的免疫抑制剂种类丰富，但由于患者数量有限且缺乏高质量的RCT研究证据支持，治疗标准和治疗剂量仍缺乏共识。传统免疫抑制剂治疗MG可达到理想效果，限制其应用的主要原因为药物不良反应及患者本身的并发症，长期使用免疫抑制剂可能出现肝肾损伤、骨髓抑制、机会感染等风险。对于一部分采用传统免疫抑制剂疗效欠佳的患者，学者们尝试应用单克隆抗体治疗，如贝利尤单抗（Belimumab）、依库珠单抗（Eculizumab）、依那西普（Etanercept）、利妥昔单抗（Rituximab），其中目前应用较多的是利妥昔单抗（RTX）。研究发现，RTX 对 M uSK-Ab 阳性 MG 疗效更佳。闻洁曦等应用 RTX 治疗 MG，500mg/ 次静脉输注，1 次 / 周，连用 4 周，临床改善率为 85%。孙慧勤等应用更低剂量 RTX 治疗 MG，100mg/ 次，每周 1 次，连用 4 次，发现小剂量的 RTX 同样对 AChR 抗体阳性的难治性 MG 患者有效，甚至单用 1 次随访半年症状便可缓解。

　　一项研究采用了中医外治法，包括热熨疗法、耳穴压贴、穴位贴敷和中药封包，分别针对脾胃气虚型、脾肾两虚型及脾虚湿热型的重症肌无力患者施治。此项临床研究对重症肌无力患者分别使用重症肌无力复合量表（MGC）和重症肌无力患者报告结局量表（MGPRO），进行治疗前后评分对比，经过 t 检验的结果显示，治疗后 2 个量表在与治疗前相比，差异均有统计学意义（$P < 0.01$）。近期研究报道表明，轻度重症肌无力患者可以遵循一般运动建议，包括肌肉抗阻训练、关节活动度训练、有氧训练和呼吸训练等方案，不会使病情进一步恶化，反而通过有氧和高强度力量训练，可以改善其功能性肌肉状态并使评估参数更趋向正常，尤其是近端腿部肌肉。Westerberg 等针对 10 例轻度重症肌无力患者，在专业治疗师的监督指导下，确保不会加重患者的肌肉疲劳，进行每周 2 次，一共为期 12 周的有氧和肌肉阻力训练，在训练前后评估结果对比中发现患者的耐受性良好，肱二头肌和股直肌的肌肉抗阻力重量和复合运动动作电位幅度增加，重症肌无力患者的神经肌肉状态得到改善，特异性微小核糖核酸 *miR-150-5p* 和 *miR-215p* 表达下降。

（董霏雪）

第13章 眼与结缔组织病

风湿性疾病是一种免疫介导的累及多系统的疾病，可以分为四大类：①关节炎（arthritis）；②结缔组织病（connective tissue diseases）；③血管炎（vasculitis）④Behcet病。风湿性疾病眼部病变很常见，表现也多种多样。风湿性疾病的眼部表现主要有巩膜炎、Sjögren综合征、葡萄膜炎、视网膜血管疾病及神经眼病。眼部表现随不同种类的风湿病而不同，巩膜炎最常见于类风湿性关节炎（RA）及血管炎，急性前葡萄膜炎主要见于血清学检查阴性的强直性脊柱炎，视网膜血管病变及神经眼病主要见于伴有血管闭锁（如系统性红斑狼疮或SLE）或血管炎的风湿病。

第1节 类风湿性关节炎

类风湿性关节炎（rheumatoid arthritis，RA）是最常见的风湿性疾病，在成年人中的发病率为1%～2%，是一种对称性、变形性、累及多个周围关节的关节炎。尽管所有的关节都可以受累，但主要影响手足的小关节。与所有的炎症性关节炎类似，RA可以出现凝胶现象，一种静止时出现的僵硬，活动后改善；患者经常主诉晨僵。85%～90%的RA患者类风湿因子（RF）中一种抗免疫球蛋白GlgG的自身抗体为阳性。

RA患者的关节外疾病很常见，可以累及很多非关节组织。类风湿小结可见于25%的RA患者，位于伸侧的皮下，组织病理学上特征性的表现为中央坏死，周围绕以栅栏状排列的炎性细胞。肺部可以出现风湿性胸腔积液、胸膜小结、肺部小结，有时可有间质纤维化。Caplan综合征包括RA及尘肺，可导致非常严重的间质纤维化。心血管系统疾病包括心包炎及传导系统和（或）心瓣膜的风湿小结。

RA眼部受累以眼前段疾病最为常见，包括Sjögren综合征、巩膜炎、边缘性角膜溃疡及葡萄膜炎等。RA引起的后段疾病不常见，包括出现棉絮斑的视网膜微血管病变，可能与类风湿性血管炎有关。RA患者还可以有后巩膜炎。RA患者进行眼后段的检查常常是为了抗疟药物的监测。抗疟药物如氯喹和羟氯喹有抗炎作用，由于毒性相对较小，常在RA的治疗中作为一线用药。羟氯喹毒性最小因此最常用。两种药物都在色素组织中聚集，如视网膜色素上皮，可以造成"牛眼"样色素性视网膜病变。

一、Sjogren 综合征

又称干燥综合征，简称"SS"，1993 年由瑞典眼科医生发现并命名。它是一种主要累及外分泌腺体并易造成多系统损伤的自身免疫性疾病。干燥综合征全球发病率为 0.5% ~ 5%，发病年龄多在 30 ~ 50 岁，男女发病率比为 1 : 9 ~ 1 : 20，90% 的患者为女性。在我国，人群的患病率在 0.29% ~ 0.77%，女性多于男性，出现在大约 11% ~ 13% 的 RA 患者中。

干燥综合征以口、眼干燥为主要症状，分原发性和继发性，原发性干燥综合征（pSS）是指不合并其他结缔组织疾病的干燥综合征，继发性干燥综合征（sSS）是指继发于其他结缔组织病的干燥综合征。约有一半的 RA 患者会出现继发性干燥综合征，且较容易发生在中老年人群当中。RA 继发 SS 容易导致病程加重恶化，增加 RA 患者的死亡风险。

历史上，中医古籍中没有与干燥综合征完全对应的病名，目前将干燥综合征归为中医燥痹范畴，中医认为干燥综合征是由于先天肝肾不足、后天肝肾失养导致燥热内盛、瘀阻脉络所引起的一类疾病。肝肾不足是其发病根本，燥热内蕴是其发病之标，因此治疗上多采用补益肝肾、润燥清热、养阴生津为治疗原则。

二、巩膜炎

巩膜疾病主要分为巩膜外层炎和巩膜炎。巩膜外层炎是眼部较表浅的炎症，临床上多表现为不适而不是疼痛，较少引起眼部并发症，较少伴随全身疾病；巩膜炎通常有眼痛，为深层炎症，有巩膜水肿，常伴眼部并发症，约 50% 的患者有系统性疾病。巩膜炎是 RA 常见的眼部表现，在 RA 患者中的发病率为 1% ~ 6%，在类风湿性血管炎中的发病率约为 14%。大量的临床数据显示，伴有巩膜炎的 RA 患者病情更重，病程更长，关节外疾病的发病率更高。研究发现，伴坏死性巩膜炎或坏死性角膜炎的 RA 患者病死率增加。

巩膜炎属中医"火疳"范畴，又名火疡，本病名最早见于《证治准绳·杂病·七窍门》。其多发于成人及女性，多为单眼发病，也可双眼先后发病，病程较长，且易反复。火疳之轻症可无后患，视力无损，其病位在白睛里层之表浅处；火疳之重症则危害较大，痊愈后常遗留白睛青蓝、白膜侵睛，也可波及黑睛和黄仁，变生他症，甚至可造成失明，其病位在白睛里层之深部。

（一）病因病理

1. 西医病因病理

可能和免疫或感染有关。巩膜炎多伴有全身胶原性、肉芽肿性或代谢性疾病，免疫反应的类型多为Ⅳ型迟发性或Ⅲ型免疫复合物性超敏反应，少数可由微生物直接感染所致。

2. 中医病因病机

《证治准绳·杂病·七窍门》记载，"火之实邪在于金部，火克金，鬼贼之邪，故害最急"。本病是以白睛为主的病变,白睛紧邻两眦及黑睛,向里邻及黄仁、瞳神。白睛属肺,两眦属心,黑睛属肝,黄仁、瞳神属肾。因此,本病的脏腑病机与肺最为密切,又与心、肺、肾相关,常由风湿热邪、气血上逆等因诱发。

（1）火热毒邪,蕴积肺经,肺热亢盛,气机不利,以致气血壅塞,无从宣泄,滞结为瘀,病从白睛而发。

（2）心肺热毒内蕴,火郁不得宣泄,上逼白睛所致。

（3）素有痹证,风湿内蕴,风湿久郁经络,郁久化热,湿热之邪阻滞脉络,致肺气不宣,风性走窜,循经上犯于白睛而发病。

（4）肺经郁热,日久伤阴,虚火上炎,上攻白睛。此外,痨瘵、梅毒等全身疾病常可诱发本病。

（二）临床表现

巩膜炎发病缓慢,几天内病情扩展。大多数患者会出现眼部明显的不适或疼痛,常在夜间加重而使患者难以入睡,眼痛常引起同侧的头疼或面部疼痛。视力轻度下降,眼压轻微升高。深层血管丛扩张,自然光下巩膜充血呈紫红色,巩膜血管充血扭曲,贴附于巩膜表面,不能被棉签移动,炎症过后巩膜变薄呈紫色。裂隙灯检查可见明显的巩膜水肿。阻塞性血管炎发生后形成无血管区,提示预后不良。

1. 前巩膜炎

前巩膜炎（anterior scleritis）病变位于赤道前,呈进展性,可分为结节性、弥漫性和坏死穿孔性巩膜炎三种。

1）结节性前巩膜炎（nodular anterior scleritis）

病程缓慢,逐渐发展。眼胀痛、头痛、眼球压痛为最常见症状。其表现为病变区巩膜单个或多个暗红色或紫红色充血肿胀的炎症性结节样隆起,质硬,有压痛,不能推动,但与上方浅层巩膜组织分界清楚。结节可单发,也可多发,有的可以形成环形结节,常位于眼睑中部区域,近睑缘处（也可发生于其他区域）。病变部位的巩膜会变透明,但不发生穿孔。在这个类型的病例中,44% ~ 50%的患者合并有系统性疾病,类风湿关节炎最常见,其次是其他的结缔组织疾病。

2）弥漫性前巩膜炎（diffuse anterior scleritis）

最常见的临床类型,是巩膜炎中最良性的一种,主要表现为病变处巩膜弥漫性紫色、蓝色或者橙红色充血,严重者球结膜严重水肿。水肿较明显者,在结膜充血、水肿看不清下方巩膜时,可滴1：100肾上腺素收缩球结膜血管后,便易发现下方巩膜血管的充盈情况和巩膜的病变范围。病变范围可局限于一个象限,严重者也可占据全眼前段。本病有可能发展成为结节性前巩膜炎或者更为少见的坏死性前巩膜炎,总体预后相对较好。炎症消退后,由于胶原纤维的重排,病变的巩膜变成半透明或者蓝灰色。

25% ～ 45% 的弥漫性前巩膜炎患者伴有系统性疾病。

3）坏死性前巩膜炎（necrotizing anterior scleritis）

也称坏死穿孔性前巩膜炎，较少见，是巩膜炎中最具破坏性的一种，也常是全身严重血管性疾病或代谢病的先兆，病程迁延，常累及双眼。60% 的患者出现眼部或全身的并发症；40% 的患者丧失视力；少数患者发病后 5 年内死亡。发病时眼痛明显，进展迅速，眼痛剧烈与炎症表现不成比例，局部表现为巩膜某象限局灶性炎症浸润，可见病变区巩膜炎症性斑块，血管怒张迂曲，病灶边缘炎症反应重于中央。此后病灶可迅速向周围蔓延扩展，如果得不到治疗，炎症范围可扩至整个眼球前段和周边角膜，产生角膜溃疡、葡萄膜炎和青光眼并发症，严重者可发生巩膜变薄、软化、坏死、葡萄肿形成，一般不引起眼球穿孔，除非合并有巩膜外伤或者眼内压显著增高。50% ～ 81% 的患者合并有严重的结缔组织疾病或血管炎，最常见的是 Wegener 肉芽肿病，类风湿关节炎和复发性多软骨炎。炎性征象不明显的坏死性巩膜炎也称为穿孔性巩膜软化症（scleromalacia perforans），多发于长期患有类风湿关节炎的老年妇女。其主要特点在于几乎没有任何症状，进行性巩膜变薄、软化，许多病例可见葡萄膜上仅覆盖一层薄薄的结缔组织和结膜。异常血管分布于巩膜变薄区，若眼内压增高可出现巩膜葡萄肿。自发性穿孔少见，但轻微外伤即可造成巩膜穿孔。

2.后巩膜炎

是指发生于赤道后部及视神经周围巩膜的炎症。著名巩膜炎专家 Watsor 指出，"后巩膜炎是眼科中最易误诊而又具可治性疾病之一"。由于临床表现变化多样，常导致临床上误诊或漏诊。本病在未合并前巩膜炎、外眼又无明显体征时，最易造成漏诊。在检查一些被摘出的眼球后，发现患过原发性后巩膜炎或前巩膜炎向后扩散的眼球并不少见，表明后巩膜炎在临床上具有隐蔽性。

（三）并发症

巩膜炎的眼部并发症较多，常见于坏死或穿孔性巩膜炎，在炎症或继发眼内炎症时，合并有周边角膜炎（37%）、白内障（7%）、葡萄膜炎（30%）、青光眼（18%）、巩膜变薄（33%）等。前节巩膜炎症扩散引起前节葡萄膜炎，后巩膜炎则常造成后葡萄膜炎。虽然有 1/3 的巩膜炎患者有巩膜变薄，巩膜玻璃体变等，但只有严重坏死型和巩膜软化症时才可见到巩膜穿孔的发生。

（四）实验室检查

1.全身检查

胸、脊柱、骨骼关节 X 线。

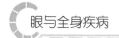

2.实验室检查

1）血常规

如类风湿性关节炎，有贫血、血小板增多、嗜酸性粒细胞增多等。红细胞沉降率加快是巩膜炎的共同表现，还可表现为补体水平下降。肝肾功能、血清肌酐和尿素氮检查也有助于鉴别诊断。

2）免疫学指标

（1）类风湿因子

是一种自身抗体，通常为 IgM，约 80% 的典型类风湿性关节炎患者血清类风湿性因子阳性，尤其在坏死性巩膜炎的患者中，抗体溶度明显升高。

（2）循环免疫复合物

与类风湿性巩膜炎等有密切关系，有时类风湿因子阴性的患者循环免疫复合物可为阳性。

（3）抗核抗体

约 40% 的类风湿性关节炎患者的血清抗核抗体为阴性，在巩膜炎患者中约有 10% 表现为此抗体阳性。

（4）其他

如补体，冷球蛋白等也可作为血清学的辅助诊断。

3.特殊检查

1）荧光血管造影

①典型的弥漫型或结节性巩膜炎，荧光血管造影显示血管床的荧光增强与通过时间减低，血管充盈形态异常，异常吻合支开放，血管短路，深部巩膜组织中早期荧光素渗漏；②荧光眼底血管造影，早期可见脉络膜背景光斑，继而出现多个针尖大小的强荧光区，晚期这些病灶的荧光素渗漏，但这些表现并不是后巩膜炎的特异性表现。

2）超声检查

主要用于后巩膜炎的诊断，巩膜壁增厚一般认为厚度在 2mm 以上考虑异常，另外可见球后组织水肿、视盘水肿、视神经鞘增宽和视网膜脱离等。对于后巩膜炎，眼前节无任何炎症体征者，B 型超声检查尤为重要，是诊断的重要手段。

3）CT 扫描

此项检查的特异性不如超声检查，但 CT 除可显示巩膜厚度外，还可显示视神经前段和相邻眼外肌的变化。

4）MRI 扫描

有报告此项检查在诊断后巩膜炎时，不如 CT 可靠，目前正在研究中。

（五）诊断和鉴别诊断

根据临床表现一般可以诊断。迅速诊断巩膜炎十分重要，因为其多与系统性疾病相关，可导致永久性的视力丧失。故除了检查眼部体征外，还应进行详细的全身体检，特别是关节、皮肤、心血管和呼吸道方面的检查，通常需要与风湿科医生和内科医生共同诊断治疗。本病根据病史、眼部及全身表现、实验室和特殊检查，一般诊断并不困难，但应与以下的疾病进行鉴别。

1. 眼眶炎性假瘤

尤其眼眶急性炎性假瘤，有许多症状和体征与后巩膜炎相似，如均有急性发作中或重度疼痛，眼睑水肿，上睑下垂，结膜充血和水肿，眼球运动障碍等，B型超声检查均显示巩膜厚和结膜囊水肿。但CT显示，眼眶炎性假瘤时眶内多可见到炎性肿块，还可从B型超声检查和CT检查结果判断是巩膜增厚还是眼球壁周围炎症引起的水肿。

2. 脉络膜黑色素瘤

除了较典型的眼底表现外，超声显示肿块呈低反射，无球后水肿等。此外，也有后巩膜炎误诊为脉络膜黑色素瘤摘除眼球的报告。

3. 脉络膜皱纹和黄斑水肿

如甲状腺相关眼病、眶肿瘤等也可出现这些体征。

（六）治疗

1. 治疗原则

首先应明确病因，并对其进行有针对性的治疗，同时进行眼部对症治疗，加强营养，改善全身情况。

2. 西医治疗

局部和全身应用糖皮质激素或非甾体激素抗炎药物，常可使炎症迅速减轻和控制，但对深层巩膜炎，结膜下注射糖皮质激素类药物后可造成巩膜穿孔，应视为禁忌。目前，眼用制剂工艺已有很大改善，药物对眼球的穿透性较好，故完全可用滴眼药水的方法来取代结膜下注射。

1）糖皮质激素

局部应用糖皮质激素滴眼液。首次应用时，需较高浓度的激素眼水并频繁滴眼，15～30min一次，共4～6次。当结膜囊内药物达到一定浓度后，改为2h一次，1～3天如症状明显控制后，改为每天4次。为巩固疗效和防止发生糖皮质激素青光眼，用低浓度滴眼液（如0.02%氟美瞳等）以维持和巩固疗效。当局部用药效果不佳或巩膜炎较严重时，则应联合全身应用糖皮质激素，如强的松1～1.5mg/kg，视病情变化1～2周后开始逐渐减量。在口服糖皮质激素时，均应采用生理疗法，即在早上 8 点钟左右一次性口服，并且适当补钾及钙，以减少全身的副作用。

2）非甾体消炎药

口服非甾体消炎药，如吲哚美辛 25 ~ 50mg，2 ~ 3 次 / 天，可减轻疼痛和炎症反应，服药 1 ~ 2 周无效，而且血管开始闭塞，加强的松 0.5 ~ 1.5mg/（kg·d）口服。严重病例需肌注甲泼尼龙。

3）免疫抑制剂

严重病例如坏死性巩膜炎，为单眼发病时进展较缓慢，可每周 2 次加用环磷酰胺联合糖皮质激素治疗。而当坏死性巩膜炎为双眼发病，病情进展快时，在严格检测肾功能后，加大环磷酰胺的药量，每天 2mg/kg。用药期间，一定要注意血常规的变化。

4）手术治疗

手术治疗只适用于坏死穿孔性巩膜炎时，切除坏死组织行同种异体巩膜修补术，术后还需进行全身和局部的药物治疗。

3. 中医治疗

本病发于巩膜深层，肺热蕴结是其常见病因。因热邪入里，气机受阻，累及血分以致经络阻隔，气血凝滞，热邪难以宣泄，玄府郁闭是其基本病机。故清热利气，兼以散结应贯穿治疗始终，也应顾及血分，酌加活血之品。若有挟风、挟湿，或因虚火上炎、气血上逆者，应法随证立，或适加祛风、利湿、凉血之品，或合以滋阴清热、清肝泻火之法。至于火疳后期，患者多表现虚实夹杂。若反复发作者，应在眼病治疗中兼顾调理全身。

1）辨证论治

（1）肺热亢盛证

症状：起病较急，患眼疼痛不适，羞明欲闭，白睛有节段或弥漫色改变，白睛表层可以推动，全身见口干、咽痛、便秘，舌红、苔薄黄、脉数。

辨证要点：白睛为气轮，在脏属肺。今肺热亢盛，气机不利，气不行血，气血滞留，久而成瘀，故见白睛有紫红色状。经络阻隔，不通则痛。邪热犯目，则羞明欲闭。肺热伤津，而见口干、便秘。热壅于肺，咽喉不利，故致咽痛。舌红、苔薄黄、脉数均为热象所致。

治法：泻肺利气，活血散结。

方药：泻肺汤加减。桑白皮 10g，地骨皮 10g，粳米 10g，甘草 3g，葶苈子 10g，杏仁 10g，牛蒡子 10g，连翘 10g，浙贝母 10g，红花 3g。若畏光流泪明显，加羌活、菊花以祛风清热。若头痛眼胀，加石决明、夏枯草以清肝热。

（2）火毒蕴结证

症状：发病较急，患眼疼痛难睁，羞明流泪，热泪频流，目痛拒按，视物不清；白睛结节大而隆起，或连缀成环，周围血脉紫赤怒张，或有深紫红色小结节。全身伴见口苦咽干，气粗烦躁，便秘溲赤；舌红，苔黄，脉数有力。

辨证要点：火热毒邪，蕴积肺经致气机不畅，气血壅塞，无从宣泄，火性炎上，结聚白睛，故见白睛呈弥漫性暗紫红色，眼痛拒按，视物不清。全身症见气粗烦躁，口苦咽干，便秘溲赤，舌红苔黄，脉数有力为一派实热火毒炽盛之象。

治法：泻火解毒，凉血散结。

方药：还阴救苦汤加减。黄芩10g，黄连10g，黄柏10g，知母10g，连翘10g，龙胆草10g，川芎10g，红花3g，当归10g，柴胡10g，防风10g，细辛3g，藁本10g，苍术10g，甘草3g，升麻10g，桔梗10g 石膏20g。眼球若白睛里层见新生血脉者，加蒲公英、夏枯草以助清热解毒之功。

（3）风湿热邪攻目证

症状：发病较急，眼珠胀闷而疼，且有压痛感，羞明流泪，视物不清；白睛有紫红色结节样隆起，周围有赤丝牵绊；常伴有骨节酸痛，肢节肿胀，身重酸楚，胸闷纳减，病程缠绵难愈；舌苔白腻，脉滑或濡。

辨证要点：风湿内蕴，久而化热，则湿热阻滞脉络，致肺气不宣，风性走窜，上犯白睛，故见白睛有紫红色结节样隆起、目珠胀痛、羞明流泪。风性善行数变，故急性发作。湿性黏滞，故病程缠绵。而全身症见肢节窜痛、身重疫楚、苔白腻、脉滑或濡为风湿之证。

治法：祛风化湿，清热散结。

方药：散风除湿活血汤加减。羌活10g，独活10g，防风10g，当归10g，川芎10g，赤芍10g，鸡血藤10g，苍术10g，白术10g，忍冬藤10g，红花3g，枳壳10g，甘草3g，菊花10g。若偏热者，加黄芩、连翘、夏枯草以清热解毒。火疳红赤甚者，可去方中部分辛温祛风之品，选加牡丹皮、丹参以凉血活血消瘀，加桑白皮、地骨皮以清泻肺热。若骨节酸痛，肢节肿胀者，可加豨莶草、秦艽、络石藤、海桐皮等以祛风湿、通经络。

（4）肺阴不足证

症状：病情反复发作，病至后期眼感酸痛，干涩流泪，视物欠清，白睛结节不甚高隆，色紫暗，压痛不明显；口咽干燥，或潮热颧红，便秘不爽；舌红少津，脉细数。

辨证要点：久病热邪伤阴，阴伤正亏，则邪留不去，故白睛有暗红蓝色隆起难以消退，病程漫长或反复发作。全身所见口咽干燥，潮热颧红，便秘不爽，舌红少津，脉细数等皆阴亏失养、虚热内生之象。

治法：养阴清肺，兼以散结。

方药：养阴清肺汤加减。生地黄10g，麦冬10g，生甘草3g，玄参10g，贝母10g，牡丹皮10g，薄荷10g，炒白芍10g。若阴虚火旺者，可去薄荷，加知母、石斛、地骨皮以增滋阴降火之力。若白睛结节日久，难以消退者，可以白芍易赤芍，酌加丹参、郁金、瓦楞子以清热消瘀散结。

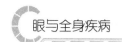

若因痹证、痨瘵、梅毒引起者，在治主病的同时，参合以上证情治之。

四、类风湿性角膜溶解

类风湿性角膜溶解，即边缘性角膜溃疡，分为非炎性或坏死性（周边溃疡性角膜炎，PUK）。非炎性边缘性角膜炎一般采用局部治疗。坏死性角膜炎则需要积极地全身应用皮质类固醇和免疫抑制剂。此外，可能由于潜在的类风湿性血管炎，伴 PUK 的 RA 患者病死率更高。由于上斜肌的狭窄性腱鞘炎，Brown 综合征可见于一些 RA 患者。

（王佳娣）

第2节　强直性脊柱炎

强直性脊柱炎（ankylosing spondylitis，AS）是以骶髂关节和脊柱关节慢性炎症为主的全身性疾病。其特征性病理变化为肌腱韧带附着点炎症，常见的症状为腰背僵硬或疼痛，活动后可以缓解，晚期可发生脊柱强直、畸形以致功能的严重受损。其与 HLA-B27 抗原有密切关系，20% ~ 30% 的患者发生前葡萄膜炎。以前学界曾认为，本病是类风湿性关节炎的一种类型，近年来，随着人们对本病的认识加深，发现本病无论从性别、多发年龄、多发部位及病变特点方面看，均与类风湿性关节炎有明显不同，且本病患者的血清中一般不存在类风湿因子，而组织相溶抗原 HLA-B27 的阳性率甚高，说明本病不同于类风湿关节炎。近年来，国内外均已将强直性脊柱炎作为一种独立的疾病。

（一）病因与发病机制

本病与遗传及环境因素有关。一般认为其与 HLA-B27 有直接关系，环境因素方面一般认为与某些细菌及其他微生物感染有关。

1.遗传因素

大量的研究资料显示，强直性脊柱炎与 HLA-B27 抗原有密切关系，并有家族发病倾向，在单独发病的患者中 67.5% 以上人群呈 HLA-B27 抗原阳性，而普通人群中阳性率为 6% ~ 8%，这些结果均显示本病与免疫及遗传因素有关。但是，其确切的发病机制仍不清楚。

2.感染因素

近年的研究认为，某些克雷伯菌株可能有触发本病的作用，可能是这些病原体所引起的交叉反应或是自身免疫反应引起了本病的发生。

（二）临床表现

常见年轻女性，男女之比约为 1：3。

1. 全身表现

患者早期表现为腰骶部的疼痛或不适，常为隐痛、钝痛，难以定位，而且常向髂嵴或大腿后放射，早晨起床时最为明显，休息不能缓解，活动后症状反而减轻。早期的疼痛可能是单侧、间断性，而后期可发展为双侧和持续性。患者的另一个常见症状为脊柱强直，早晨起床时明显，称为晨僵，轻微的活动或热水淋浴后可减轻。部分患者的首发症状为外周关节炎，且高达 75% 的患者在病程中出现外周关节病变，受累的关节以肩、髋、膝、踝为主。随着病变的发展，疼痛和关节僵直向上发展到胸椎和颈椎，并逐步发展为脊柱关节和韧带完全骨化强直，并可出现胸廓活动受限。永久性的脊柱强直失去正常姿势，因颈强直双眼不能直视前方。腰部脊椎前凸消失，胸部形成脊椎后凸，胸部变平，腰部隆凸，形成驼背畸形。脊椎活动在所有平面均受限。因脊柱强直和骨吸收增加而引发全身骨质疏松，外伤极易致脊柱的骨折脱位。此外，耻骨联合、胸锁关节、胸骨柄体交界区也可受累。

2. 眼部病变

非肉芽肿性、复发性和急性前部葡萄膜炎是本病的一个重要特点，发病率为 20%～30%，通常累及双眼，但多为双眼先后发病，且双眼交替发展。尘状 Kp，房水浑浊，严重者可出现大量纤维性渗出，并发生前房积脓。其相当于中医"瞳神紧小"范畴，瞳神紧小一名首见于《证治准绳》，但有关本病的症状，早在《外台秘要》中就已有 "瞳子渐渐细小如簪脚，甚则小如针"的论述；其后在《秘传眼科龙木论》中也有"瞳仁缩小"的记载；《原机启微》称其为"强阳搏实阴之病"，并对病因病机、临床表现等作了进一步论述，认为瞳神属肾主水，属阴，且内有神水充实，故为实阴，而本病常因火邪所致，火强搏实阴，故瞳神自收变小。

本病是指瞳神展缩功能失常、紧缩变小，甚至小如粟米、针孔，并伴有目赤疼痛、畏光流泪、黑睛内壁沉着物、神水浑浊、视力下降的内障眼病。本病类似于西医学的虹膜睫状体炎，临床多见，常双眼发病，但可有先后之分轻重不同，且病情迁延易于复发。若失治、误治，特别是不及时散瞳，极易造成黄仁后粘连，导致瞳神干缺或其他眼病，引起失明。

急性者起病骤然，起病即感眼珠疼痛，痛连眉骨颞部，入夜尤甚，羞明流泪，视力下降，或自觉眼前有黑点，黑丝飘动。胞睑水肿，抱轮红甚或混赤。黄仁肿胀，纹理不清，瞳神缩小，展缩失灵，瞳神一处或多处与其后晶珠黏着，以致瞳孔偏缺不圆。在集合光线斜照或裂隙灯显微镜下，可见黑睛内壁有白色或淡白色尘状、小点状或羊脂状附着物，多呈三角形排列。神水浑浊若日光下之扬尘，细光束斜照可见黑睛与黄仁之间有一光带，严重者可见黄液上冲或血灌瞳神。

本病发展过程中，因黄仁肿胀，极易与其后晶珠发生粘连，称黄仁后粘连，此期滴扩瞳药，粘连处可以拉开，仅见原粘连处晶珠表面附有黄棕色色素。如时间较久，粘连处只有部分可以拉开，以致瞳孔偏缺不圆，呈梅花状或锯齿状，称为瞳神干缺；若瞳孔完全与晶珠粘连称瞳神闭锁；若瞳神区晶珠表面结成灰白色膜障，称瞳神膜闭，遮蔽瞳神可致目盲，且可阻滞神水由瞳神后方向前方流出，淤积于目内，导致眼压升高，继发绿风内障。因神水失清，晶珠失养，日久可形成圆翳内眼球或病发黄风内障，终至盲不见物。病情凶险或日久，还可导致神水枯竭，眼珠萎软而失明。

（三）病因病机

本病病因较多，外邪内侵，脏腑功能失调均可致病。因其病变以黄仁为主，黄仁紧邻风轮，属于瞳神，内应于肾，风轮属肝，故其脏腑病机与肝、胆、肾最为密切。外邪内侵，常以风邪为主，风为阳邪，其性轻扬，故易犯清窍。临证常见风热上犯和风湿流窜，循经上扰两种。

（1）风热外袭，内侵于肝，循经上犯，黄仁受灼，展缩失常，而致瞳神紧小。

（2）肝胆湿热蕴结，交蒸上犯，黄仁受灼，展缩失灵，而致瞳神紧小。

（3）风湿入侵，流连关节，流窜经络，与热相结上扰目窍，黄仁受犯，瞳神紧小。

（4）房劳过度，伤及肝肾，或久病伤阴，虚火上炎，黄仁受灼，而致瞳神紧小。

（5）脾肾阳虚，精气难于上承，目失濡养，而致瞳神紧小。

此外，黄仁邻近组织病变如火疳、凝脂翳、混睛障等疾患，波及黄仁，也可致瞳神紧小，眼部外伤也可引起本病。

（四）诊断依据

（1）眼珠疼痛，眉棱骨疼，畏光流泪，视力下降，或眼前有蚊蝇样物飞舞。

（2）抱轮红赤，甚则混赤。

（3）神水浑浊如日光下扬尘，在裂隙灯下更为清楚，甚至出现黄液上冲或血灌瞳神。

（4）黑睛内壁有灰白色点状沉着物或羊脂状沉着物附着，多位于黑睛内壁下部或中心。

（5）黄仁肿胀，纹理不清。

（6）瞳神紧小，甚则小如针孔，可并发瞳神干缺、瞳神闭锁或瞳神膜闭以及绿风内障、晶珠浑浊等症。

（五）辨证论治

本病急性期以实证多见，常因风热外袭，风湿流窜，或肝胆湿热蕴结而起，病情多较急重。慢性者多属虚实夹杂，病由肝肾阴亏，虚火上攻，或病久伤阴，余邪未尽而致病程迁延。此外，久病伤肾，以致脾肾阳虚，目失所养，也是病程缠绵的一个原因，故临症应明辨病因，分清虚实。治应祛风清热除湿，清肝泻胆，滋阴降火，温中扶阳之中适加解毒、散瘀之品。另应充分及时地应用药物滴眼扩瞳，以防瞳神干缺等病的发生。

1）肝经风热

主证：发病急骤，目珠坠痛，热泪频流，怕日难睁，视物模糊。抱轮红赤，黑睛内壁有灰白色点状沉着物，神水浑浊，黄仁晦暗，纹理不清，瞳神紧小。全身可兼有头额疼痛，发热，口干舌红，舌苔薄白或薄黄，脉浮数。

分析：风性善行，与热交攻，故发病急骤，风热之邪循肝经上壅于目，脉络不畅，故眼痛视昏，痛连头额，畏光怕日，热泪频流，抱轮红赤。神水受灼，故而浑浊，且有灰白沉着物附于黑睛内壁。黄仁属肝，色晦暗，纹理不清，瞳神紧小，皆因肝经风热上攻，气血凝滞，黄仁肿胀，展而不缩所致。发热，口干，舌红，苔薄白或薄黄，脉浮数，均属风热之象。

治法：祛风清热，散邪消滞。

方药：新制柴连汤加减。柴胡 9g，蔓荆子 9g，荆芥 9g，防风 12g，黄连 6g，黄芩 9g，栀子 12g，龙胆草 9g，赤芍 9g，木通 9g，川芎 9g。眼痛明显加丹参、郁金、红花，黄仁肿胀明显加茺蔚子、青葙子。

2）肝胆湿热

主证：发病急骤，眼痛拒按，热泪频流，视力急降，抱轮红甚或白睛混赤，黑睛内壁灰白沉着物密集，黄仁肿胀，纹理不清，瞳神紧小，多处与晶珠粘连，神水浑浊，或伴有黄液上冲，甚则血灌瞳神。烦躁易怒，口苦咽干，溺短便结，舌质红，苔黄腻，脉弦数。

分析：肝胆湿热蕴结，熏蒸清窍，故目赤疼痛拒按。热盛血壅，气血凝滞，故黄仁肿胀，瞳神紧小，与后粘连。湿热熏蒸神水，故而神水浑浊，且有沉着物附于黑睛内壁，甚见黄液上冲。黄仁络脉受灼，故见血灌瞳神。烦躁易怒，口苦咽干，溺短便结，舌质红，苔黄腻均为肝胆湿热蕴结，疏泄失职所致。

治法：清肝泻胆，消滞散邪。

方药：龙胆泻肝汤加减。龙胆草 9g，生地黄 12g，当归 9g，柴胡 9g，木通 9g，泽泻 9g，车前子 12g，栀子 12g，黄芩 12g，甘草 6g，川楝子 12g，泽兰 9g。大便秘结加大黄、芒硝。血灌瞳神重者，去当归、泽泻、栀子、川楝子、泽兰，加赤芍、金银花、牡丹皮、玄参。

3）风热夹湿

主证：发病或急或缓，病程缠绵，反复发作，眼前有黑点或黑花飘动。抱轮红赤持久不退，黑睛内壁沉着物多为灰白点状，神水浑浊，黄仁纹理模糊，瞳神紧小或偏缺不圆，甚见其上有白膜附着，头闷身重，胸脘满闷，肢节疲软，舌质红或淡红，舌苔厚腻，脉濡数。

分析：风湿与热邪相结，阻滞于中，清阳不升，浊阴上泛，故目赤不退，视物模糊，或见黑花飘动。湿热熏蒸神水，故而浑浊失清，黑睛内壁可见沉着物，瞳神有白膜形成湿热熏蒸黄仁，则黄仁肿胀，纹理不清，展而不缩，故瞳神紧小，与后粘连，使其偏缺不圆。湿热留连关节，故肢节酸楚。头闷身重，胸脘满闷，舌质红，苔厚腻，脉濡数，均为风湿热邪所致。

治法：清热除湿，祛风散滞。

方药：抑阳酒连散加减。独活 9g，羌活 9g，白芷 9g，防风 12g，防己 12g，黄连 4.5g，黄芩 9g，栀子 12g，知母 9g，生地黄 12g，川芎 9g，甘草 6g。风热偏重，赤痛较甚者去羌活、独活、白芷，加荆芥、茺蔚子。风湿偏重，去知母、栀子、生地黄，加藿香梗、厚朴、半夏、茯苓。反复发作，病程缠绵去黄连、黄芩，加白花蛇舌草。关节红肿疼痛，加桑枝、忍冬藤，不红而疼加苍术、薏苡仁。小便化验见有白细胞者加牛膝、车前草。

4）阴虚火旺

主证：病势较轻或病至后期，白睛红赤不甚，眼内干涩不适，眼疼时轻时重，黑睛内壁沉着物小而量少但久不消退，神水浑浊不显，瞳神紧小或干缺，口干咽燥，虚烦不眠，手足心热，舌红苔薄，脉细数。

分析：肝肾阴虚或久病伤阴，余邪未尽，水不制火，虚火上炎，故眼内干涩不适，疼痛时轻时重，黑睛内壁沉着久不消退。黄仁受灼，故瞳神紧小或干缺。口干咽燥，虚烦不眠，手足心热，舌红苔薄，脉细数，均为阴虚火旺所致。

治法：滋养肝肾，清降虚火。

方药：知柏地黄汤加减。知母 10g，黄柏 10g，生地黄 12g，熟地黄 18g，茯苓 12g，山药 12g，山萸肉 12g，泽泻 9g，牡丹皮 9g，菊花 6g，青葙子 9g。寐差加炒酸枣仁，腰膝酸软加女贞子、旱莲草。

5）脾肾阳虚

主证病程迁延，白睛不红或红赤不甚，视物昏花，黑睛内壁沉着物呈棕灰色或灰白色，黄仁晦暗，瞳神紧小或干缺。四肢不温，形寒气怯，腰酸膝冷，下利清谷，小便不利。舌质淡胖，脉沉迟细弱。

分析病程迁延，久病及肾，损及脾阳，或长期应用类固醇皮质激素，阳气受戕，故白睛虽红但不甚。阳虚不能化精，精气难于上承，瞳神失养，展缩无力，故紧小粘连，黄仁干枯不荣，黑睛内壁沉着物难于消退。阳虚不能温养肢体，故形寒肢冷，气怯，四肢不温，腰酸膝冷，下利清谷，小便不利，舌质淡胖，脉沉迟细弱，均为脾肾阳虚之象。

治法：补脾扶阳，温经散寒。

方药：附子理中汤加减。党参 30g，白术 12g，炙甘草 9g，制附子 6g，干姜 6g。小便不利，下肢浮肿者，去干姜，加茯苓、生姜、白芍药。五更泻者，加补骨脂、吴茱萸、五味子。

（六）其他治疗

1）扩瞳

扩瞳是本病治疗的重要而必不可少的措施。发病之初即应迅速、充分扩瞳，以避免瞳神干缺等并发症的发生，同时还可起到缓解眼部疼痛，减轻黄仁症状的作用。常用 1% 阿托品眼药水或阿托品眼膏，每日滴眼 1 ~ 3 次（阿托品眼药水滴眼后，应压迫内眦部 3 ~ 5min）。如瞳神扩大不充分，可用散瞳合剂（1% 硫酸阿托品液、4% 可卡因液、0.1% 盐酸肾上腺素液各等分）0.1 ~ 0.3mL，球结膜下注射，但对有严重心血管疾患者忌用。待抱轮红赤完全消退后，再渐停用。

2）皮质类固醇药物的应用

（1）局部滴药

常用 0.5% 可的松或 0.1% 地塞米松眼药水，并配合使用 0.25% 氯霉素或 0.1% 利福平等抗生素眼药水。

（2）结膜下注射

一般用强的松龙，每次 0.3ml。

（3）口服或静滴

对于病情重者，可给予强的松口服或用地塞米松静滴。开始应足量，病情好转后或在服用中药后逐渐减少用量，切不可立即停药，同时应注意激素的副作用。正确地辨证使用中药，对激素的递减和副作用的减轻都有积极作用，故应注意中医药优势的发挥。

3）非皮质类固醇消炎药的应用

目前，西医多用水杨酸钠及消炎痛，但这些药物均有副作用和禁忌。故对使用此类药物并已出现副作用者，应在辨证使用中药过程中予以兼顾。

4）中药滴眼

可选用鱼腥草、千里光眼药水等。

5）熏洗和湿热敷

常用眼明熏洗液，桑叶 15g，菊花 9g，双花 9g，藁本 9g，川芎 9g 熏洗患眼或用清洁温开水作湿热敷，每日 2 ~ 3 次，每次 20min，对减轻症状有可靠作用。

6）针刺治疗

常用穴位有睛明、太阳、合谷、太冲、涌泉、攒竹、足三里、行间、照海、中都、瞳子髎、列缺，每次选用 2 ~ 4 穴，每日 1 次，留针 20min，手法用中刺激。

7）单方药的应用

近年来对雷公藤的研究日渐深入，临床和实验研究均证明该药有确切疗效。此外尚有用汉防己甲素、白芍总甙治疗取得疗效。

8）从免疫学观点施治

随着从免疫学角度对本病研究的深入，大量资料证明，中药在增强机体免疫能力、调节细胞免疫和体液免疫功能中都有确切疗效，并从组方和选药方面进行了多角度、多层次的研究。已知补益药中的黄芪、人参、党参、菟丝子、枸杞子、熟地黄、沙参、天门冬、麦门冬、女贞子、生地黄、白术等，能增加淋巴细胞转换率，促进抗体形成和免疫球蛋白生成，还能诱导产生干扰素，增强淋巴细胞转换率。活血化瘀、清热解毒药黄芩、金钱草、雷公藤、黄连、金银花、苍术、桃仁、红花等具有免疫抑制剂作用，当归、党参、茯苓、黄芩、柴胡、红花、甘草具有双相调节作用，并以体液免疫和细胞功能的调节为主要依据进行组方选药治疗。

（七）转归预后

本病及时治疗，不再复发者，预后良好。若病转迁延或反复发作，最终可出现许多并发症，如继发绿风内障、晶珠浑浊，甚至目珠萎陷，视力全失。

（八）调护要点

（1）少食辛辣炙煿之品，以免火热内生，变生重症。

（2）稳定情绪，避免急躁沮丧。

（3）节戒房事，安心调养。

（4）坚持应用熏洗、热敷，减轻症状。

（5）患病期间减少目力负担，户外活动宜戴有色眼镜，避免强光刺激。

（九）预防要点

（1）加强锻炼，增强机体抗病能力。

（2）对抗"O"、红细胞沉降率、康华氏反应等检验异常者，应积极进行针对性治疗。

（3）眼部病情稳定后，仍应坚持服药内治一两周时间，以求正气得复，祛邪务尽。

2. 眼后节改变

眼后段受累表现玻璃体混浊、视乳头水肿或黄斑囊样水肿，少数患者可出现视网膜血管炎。

（十）辅助检查

1）FFA

在眼底血管炎症患者，造影早期视乳头毛细血管扩张，荧光迅速渗漏成强荧光，视网膜静脉扩张，管壁广泛荧光渗漏着色。

2）X 线检查

放射学标准：双侧骶髂关节炎 ≥ 2 级或单侧骶髂关节炎 3 ~ 4 级。X 线片显示：双侧骶髂关节对称受累，关节面模糊，关节面下骨质硬化，髂侧为著，内可见囊状、穿凿状骨质破坏。腰椎变方，椎间小关节硬化，椎间小关节囊及周围软组织和棘间、棘上韧带钙化，纤维化外层及椎旁组织钙化呈"竹节腰"改变。

3）CT 检查

对于临床怀疑而 X 线不能确诊者，可以行 CT 检查。CT 表现为双侧骶髂关节模糊、关节面毛糙，关节面下骨质侵蚀，关节面下微小囊变，以骶髂关节髂侧关节面前下 1/3 受累最明显。病变进一步发展可累及骶骨关节面，表现为骶骨关节面的侵蚀破坏。如果双侧骶髂关节对称性骨质破坏，关节间隙未塌陷，也可出现关节间隙"假性增宽"。随病变进展，可出现软骨下骨局部骨硬化，软骨下骨板边界不清是骶髂骨炎的重要影像学征象。当骶髂关节内骨增生明显时则有不规则骨桥跨越关节腔，这种骨性融合在初期是不完全的，以后则形成完全性骨性强直，闭锁了整个关节腔。

4）磁共振和单光子发射计算机断层扫描

磁共振（MRI）和单光子发射计算机断层扫描（SPECT）闪烁造影骶髂关节拍片，非常有助于早期诊断和治疗。MRI 能显示早期脊椎受累的部位、范围及程度。椎体骨炎易累及下段胸椎及上段腰椎，椎体前缘骨炎明显多于后缘。

5）实验室检查

白细胞计数正常或升高，淋巴细胞比例稍增加，少数患者有轻度贫血（正细胞低色素性），红细胞沉降率可增快，但与疾病活动的相关性不大，而 C 反应蛋白则较有意义。血清白蛋白减少，α_1 和 γ 球蛋白增加，血清免疫球蛋白 IgG、IgA 和 IgM 可增加，血清补体 C_3 和 C_4 常增加。约 50% 的患者碱性磷酸酶升高，血清肌酸磷酸激酶也常升高。血清类风湿因子阴性。90% ~ 95% 以上的 AS 患者 *HLA-B27* 阳性。

三、诊断和鉴别诊断

（一）诊断标准

目前，常用修改的纽约标准。

1. 临床标准

（1）腰痛发僵 3 个月以上，活动改善，休息无改善。

（2）腰椎在前后和侧屈方面活动受限。

（3）胸廓活动度低于相应年龄和性别的正常人。

2. 放射学标准

双侧骶髂关节炎≥2级或单侧骶髂关节炎3～4级

3. 判断标准

1）肯定强直性脊柱炎

符合放射学标准和1项以上的临床标准。

2）可能强直性脊柱炎

（1）符合3项临床标准。

（2）符合放射学标准而不具备任何临床标准（应除外其他原因所致骶髂关节炎）。

（二）鉴别诊断

1. 结核性脊椎炎

临床症状（如脊椎疼痛、压痛、僵硬、肌肉萎缩、驼背畸形、发热等）与AS相似，但X线检查可资鉴别。结核性脊柱炎时，脊椎边缘模糊不清，椎间隙变窄，前楔形变，无韧带钙化，有时有脊椎旁结核脓疡阴影存在，骶髂关节为单侧受累。结核播散可致葡萄膜炎。

2. 类风湿关节炎

RA女性多见，通常先侵犯手足小关节，且呈双侧对称性，骶髂关节一般不受累，如侵犯脊柱，多只侵犯颈椎，且无椎旁韧带钙化，有类风湿皮下结节，血清RF常阳性，$HLA-B27$抗原常阴性，75%～80%的患者类风湿因子阳性。眼部受累时可发生干燥性角结膜炎、表层巩膜炎、葡萄膜炎等。

四、治疗

本病至今无根治方法，全身表现请相关专科会诊治疗。

1. 非甾体类抗炎药

可迅速改善疼痛及发僵，减轻关节肿胀及疼痛并增加活动范围，如吲哚美辛25mg，3次/d。

2. 肾上腺糖皮质激素

此药不能影响本病的病程，且长期用副作用大，故不作常规用药，尤其不宜大剂量用，常用于对非甾体类药物过敏，或是非甾体类药物不能控制症状时，可用小剂量皮质激素。

3. 柳氮磺吡啶

为磺胺类抗菌药，口服不易吸收，吸收部分在肠微生物作用下分解成5-氨基水杨酸和磺胺吡啶。本药可改善强直性脊柱炎的关节疼痛肿胀和发僵，对并发的前葡萄膜炎有预防复发和减轻病变的作用。其对磺胺类药物过敏者、孕妇、哺乳期妇女、2 岁以下小儿禁用。成人 2 ~ 3g，每日 4 次，无明显不良反应增加至 4 ~ 6g/d，待症状缓解后渐减至 1.5 ~ 2g 每日维持。

4. 眼部治疗

（1）睫状肌麻痹剂

急性严重者可用 1% 阿托品滴眼剂滴眼，炎症减轻后可改用托吡卡胺等。

（2）肾上腺糖皮质激素及非甾体类抗炎药

急性严重者可用 0.1% 地塞米松滴眼剂和双氯芬酸钠滴眼剂滴眼，对于有视乳头水肿及黄斑水肿者可口服泼尼松 30 ~ 50mg/d，5 ~ 7 日后可减量，一般口服不超过 2 周。可酌情应用免疫调节剂，效果有待观察。

5. 手术治疗

严重脊柱驼背、畸形，待病情稳定后可作矫正手术，腰椎畸形者可行脊椎截骨术矫正驼背。对颈 7 胸 1 截骨术可矫正颈椎严重畸形，对脊柱骨折者可行手术治疗。

（王佳娣）

第 3 节　白塞病

白塞病（Behcet disease，BD）是一种病因与发病机制尚不完全清楚的疾病，其特征是反复发作的葡萄膜炎、口腔溃疡、皮肤病变、生殖器溃疡、关节炎及神经系统损害等。白塞病曾称 Behcet 综合征，是一种影响全身多器官的慢性疾病，又称为皮肤 – 黏膜眼综合征。由 Hulusi Behcet 于 1936 年首先详细报道，故以其姓氏命名。本病预后差，是一种慢性反复发作的最终导致眼盲或死亡的疾病。

白塞病分布世界各地，但比较集中于日本中东、远东及地中海沿岸国家，欧美国家患病率较低。据日本流行病学调查，人群发病率为 8.3/10 万 ~ 10/10 万，自 20 世纪 90 年代以来有所下降。我国也属高发地区，占特殊性内因性葡萄膜炎的比例约 4.7%，略低于日本同期资料。本病累及双眼，同时或隔一段相当时间后另眼发病。患者发病年龄为 2 个月 ~ 72 岁，但多见于 20 ~ 45 岁的青壮年，且病情男性比女性重，男女之比约 2∶1，也有女性略多于男性的报道。我国患者发病率在北方约为 14/10 万，南方少于北方。

中医虽无此病名，但历代医家对其病因、病机、临证表现、辨证论治有相应记载，《金匮要略·百合狐惑阴阳毒病脉证治》中已有描述："狐惑之为病，状如伤寒……蚀于喉为惑，蚀于阴为狐，不欲饮食，恶闻食臭。""初得之，三四日，目赤如鸠眼；七八日，目四皆黑"，并提出了明确的病因、病机和一系列行之有效的治疗方法。后世根据其发病部位和症状认为，白塞病属中医"狐惑"范畴，但对本病的中医药治疗，多为临床经验的总结，分型较为繁杂，证型不够客观，使临床辨证与用药受限。

（一）病因及病理

1.西医病因病理

从土耳其医生 Behcet 首次报道本病以来，其发病机制尚未完全阐明，发病机制极为复杂。有学者认为由单纯疱疹病毒，或溶血性链球菌感染；也有学者认为由自身抗原诱发的自身免疫反应，如口腔黏膜抗原、唇细胞胞质抗原、视网膜可溶性抗原、唾液酸、光感受器间维生素 A 结合蛋白、血管基底膜等；有学者认为与患者具有免疫遗传背景（HLA-Bs 及其亚群 BWs1 等）有关。综合观察现有资料，似可作出如下概括，即白塞病是在免疫遗传背景的基础上，由感染因素与机体免疫系统相互作用而引起的免疫调节功能失常、中性粒细胞移动趋化能力加强、凝血功能亢进、血栓性血管炎，从而导致多器官损害的一种慢性迁延性疾病。

本病的主要病理改变以微小血管的病理变化为特征，基本改变为非特异性小动脉毛细血管和小静脉炎症，多为血栓性血管炎。小血管周围可见单核细胞和淋巴细胞浸润，血管壁有显著的坏死和炎症细胞浸润，免疫复合物沉积。大多数血管内有血栓形成，血管周围有类纤维蛋白沉积，单核细胞和多形核白细胞浸润，血管内皮细胞肿胀、失去完整性。血管炎涉及全身各部位的动脉、静脉，但以小动脉、小静脉以及全身的极微小的微血管为主，可导致血管坏死、破裂或管腔狭窄、血栓形成和动脉瘤样改变，从而出现与本病有关的器官或组织血管损害，常见于皮肤黏膜、视网膜、肺、脑、心血管、泌尿系统、关节、神经等部位受累。

2.中医病因病机

本病的主要病变部位和足厥阴肝经的循行路线大致吻合，如下肢结节红斑多发于小腿胫骨前缘，相当于"足跗上廉，去内踝一寸、上踝八寸"；阴部溃疡发生在阴部相当于足厥阴肝经"循股阴入毛中过阴器"的部位；口腔溃疡则和"其支者，从目系下颊里环唇内"一致；眼部病变则和足厥阴肝经"连目系"相关。经络、经筋、皮部和络脉共同组成经络系统，内与脏腑相连，体表症状反应脏腑病变，故白塞病主要与肝胆相关，波及脾肾。本病多因阴液亏虚、肝胆火旺，或因外感湿热毒邪，引动内火而起。邪热循肝经上攻头目，致葡萄膜炎；累及肌肤，致皮肤红斑、结节及关节疼痛；下注二阴致阴部溃疡；传变由肝及脾，致口腔及消化道溃疡。若虚风内动则引起头晕、头痛、步履不稳、肢体活动障碍、眼球震颤等症状。

（二）临床表现

临床表现极为复杂，有 4 项主要指征和 5 项次要指征。

4 项主要指征是：①反复发作的阿弗他口腔黏膜溃疡；②皮肤结节样红斑、皮下栓塞性静脉炎、毛囊炎样皮疹、皮肤对刺激过敏；③生殖器溃疡；④反复发生的前房积脓性虹膜睫状体炎或（及）脉络膜视网膜炎。

5 项次要指征是：①关节红肿疼痛；②消化道病变；③附睾炎；④栓塞性血管病、动脉瘤；⑤中枢神经系统病（脑干综合征、脑膜脑炎综合征等）。

在病程经过中，以上 4 项指征全部出现者称为完全型；出现其中 3 项，或虽无 3 项，但有复发性前房积脓性虹膜睫状体炎、坏死性视网膜血管炎伴有口腔黏膜溃疡等另一项主要指征者，称为不完全型。

所有白塞病患者中，有眼病变者约 70% ~ 85%，以眼病变为主要表现者称眼型白塞病。眼病变中虽复发性前房积脓性虹膜睫状体炎为经典表现，以脉络膜视网膜血管炎为主症者并不少见，有时因眼球前段炎症而被忽略。

1. 眼部表现

眼部病变一般发生于其他器官炎症之后 1 ~ 2 年，也有首先出现者。葡萄膜炎是白塞病最常见的眼部表现，此外尚可出现结膜炎、角膜炎、巩膜炎等病变。葡萄膜炎的发生率约为 41% ~ 100%，但以葡萄膜炎作为首发症状的并不多见。在日本约 20% 的男性患者和 8% 的女性患者以葡萄膜炎为最初表现；而在澳大利亚和以色列，以葡萄膜炎作为最初表现者的患者分别占 25% 和 9%；杨培增报道的发病率为17.86%。白塞病所致的葡萄膜炎多为双侧性，两眼可同时或先后发病，仅少数患者单眼受累。

1）症状

眼红、眼痛、畏光流泪、视力下降等是本病的常见症状。

2）体征

根据累及部位，白塞病所致葡萄膜炎可分为两种类型：一种是虹膜睫状体炎型，另一种是视网膜葡萄膜炎型。后者多见于男性，主要表现为视网膜脉络膜炎和视网膜血管炎。

（1）虹膜睫状体炎型

非常少见，在日本仅占 20%，在欧美几乎难以看到。其主要表现为非肉芽肿性炎症，查体裂隙灯下可见球结膜睫状充血或混合充血，角膜后细尘样 Kp、房水闪辉和浮游细胞阳性、前房积脓、虹膜后粘连等表现。前房积脓是 BD 的一个重要体征，但不是所有患者均有此体征。该前房积脓具有以下特点：①无菌性；②反复发作；③可以在无明显充血的情况下单独出现；④发生及消退均迅速；⑤对肾上腺糖皮质激素局部治疗敏感。

（2）视网膜葡萄膜炎型

眼后段的变化表现为玻璃体、视网膜、视神经等的炎症改变，玻璃体混浊特别是雪球状浑浊是此病的一个典型改变，视网膜血管炎、血管周围炎是该病的基本病变。轻度仅表现视乳头周围血管闭塞、扩张、迂曲和棉绒斑，晚期继发性缺血性视网膜病变，视神经萎缩；急性期表现静脉和毛细血管扩张、充血，视网膜血管白色鞘膜形成，视网膜水肿或渗出性视网膜脱离；严重者由于视网膜组织的大片梗死，刺激新生血管生长，可引起继发性出血及玻璃体增生。血管病变在得不到有效治疗和控制时，往往呈进行性发展，常引起或伴发黄斑水肿、视乳头炎、增生性玻璃体视网膜病变，甚至视神经萎缩。FFA可见广泛的脉络膜视网膜及视乳头周围荧光渗漏，也可因毛细血管阻塞而有无灌注区，因FFA能诱发静脉炎症反应，非不得已时尽量避免此项检查。

（3）并发症

BD所致葡萄膜炎的常见并发症为浅层巩膜炎、并发性白内障、继发性青光眼、视神经萎缩，此外还可以发生视网膜脱离、黄斑裂孔、眼球萎缩等并发症。

2. 全身表现

BD是以细小血管炎症为病理基础的慢性进行性、复发性多系统损害性疾病，以口腔、皮肤、生殖器、消化道、关节为常发部位，循环系统、眼、中枢神经系统为少发部位，临床表现多样。

1）反复发作的口腔溃疡

复发性口腔溃疡是本病最常见的临床表现之一，溃疡常发生于易受摩擦的部位，如口唇、颊部黏膜及舌面、牙龈等，偶可发生于扁桃体、悬雍垂、咽、喉、会厌等处。溃疡初期为口腔黏膜出现多发的局部小红晕区，中央微隆起，1～2天后形成圆形或卵圆形溃疡，有清楚的红色边缘，溃疡可互相融合形成大的溃疡，伴有明显的疼痛，甚至剧痛。口腔溃疡常反复发作，一般在7～10天愈合，大多不留瘢痕。

2）反复发作的皮肤损害

发生率约80%。以皮肤损害作为最初表现的占2%～39%。皮肤损害常表现为多形性和反复性，可出现结节性红斑、渗出性红斑、溃疡性皮炎、毛囊炎、脓皮病、脓疱、水疱、脓肿、痤疮样皮疹、毛囊炎样皮疹、皮下血栓性静脉炎等。其中结节性红斑最为常见，常发生于四肢，特别是下肢的前面，表现为直径3～5cm边界不清的红斑，质硬并有压痛，多在7天左右消退，有复发倾向。

3）反复发作的生殖器溃疡

为有痛性溃疡，多发于阴囊、阴茎、阴唇，也可发生于阴道及肛门周围。溃疡比口腔黏膜溃疡要深，愈合后留有瘢痕。

4）反复发作的多关节炎

最多见于膝关节，踝、肘、腕关节次之，常表现为疼痛、红肿等，大多非对称性，可伴有发热、白细胞增多和结节性红斑。

此外，全身大、中、小血管炎症，动脉和静脉均可受累，特别是四肢浅或深层血栓性静脉炎；消化道与中枢神经系统病变，有时也可出现。

（三）辅助检查

1.FFA（荧光素钠眼底血管造影术）

主要有两种病变：一是眼底血管扩张与渗漏性改变，二是眼底血管阻塞及由此引起的各种继发改变。在急性炎症期，可见视网膜毛细血管的扩张并伴有荧光素渗漏。FFA 早期，视网膜和视神经的受损血管弥漫性渗漏荧光，晚期血管壁染色，部分视网膜区域有染料积存，常见无毛细血管区的清晰边界。视网膜血管阻塞以静脉主干或其分支多见，当存在视网膜中央静脉阻塞时，可见到受累血管充盈迟缓，后期可出现扩张血管的渗漏，在阻塞区内可同时见到遮蔽荧光和荧光素渗漏。数月后，复查 FFA 可发现视网膜血管侧支循环形成、毛细血管无灌注区、微动脉或微静脉闭塞等继发性改变，也可见局部视网膜或视乳头上新生血管引起的荧光素渗漏，以及视网膜色素上皮改变所致的透见性荧光。

2.ICGA（吲哚菁绿血管造影）

在 BD 没有特异性表现，在造影的中期或晚期，可显示脉络膜毛细血管充盈延迟和不规则充盈、基质血管高荧光、高荧光点、低荧光斑和脉络膜弥漫性高荧光。ICGA 的这些表现与 FFA 的表现没有明显的相关，对疾病的过程和治疗后的反应不能提供有价值的信息。

3.OCT（眼部光学相关断层扫描）

在屈光间质无浑浊的眼，OCT 可用于黄斑并发症的诊断和观察治疗后的效果。

4.眼底自发荧光（FAF）

目前，还没有发现眼底自发荧光（FAF）在白塞病的临床应用价值，仅能用于黄斑视网膜色素上皮层（RPE）萎缩和囊样水肿的检查。

（四）诊断与鉴别诊断

1.诊断

目前对本病的诊断主要根据临床体征，阳性体征越多诊断越可靠。从眼科来说，凡同时或先后发生的双侧性葡萄膜炎并有前房积脓者，就要怀疑本病。

国际 BD 研究组于 1990 年收集了 7 个国家 12 个中心的 914 例 BD 患者，对其临床表现进行了统计学处理，并与其他 5 个诊断标准的敏感性、特异性进行了比较，从

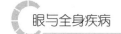

而制定出一种特异性高、敏感性与其他标准相似的诊断标准,现介绍如下。

（1）复发性口腔溃疡1年内至少复发3次。

（2）下面4项中出现2项即可确诊：①复发性生殖器溃疡或生殖器瘢痕；②眼部损害（前葡萄膜炎、后葡萄膜炎、玻璃体内细胞或视网膜血管炎）；③皮肤损害（结节性红斑、假毛囊炎、脓丘疹或发育期后的痤疮样结节）；④皮肤针刺过敏反应阳性。

2. 鉴别诊断

本病需与 Reiter 综合征、Stevens-Johnson 综合征鉴别。二者均可发生前部葡萄膜炎或结、角膜等眼部炎症,亦可有口腔、生殖器溃疡及皮肤红斑、关节炎等与本病相似的全身病变。但 Reiter 综合征无眼底改变,踝及骶髂关节 X 线摄片有关节损坏；而且常有慢性前列腺炎；Stevens-Johnson 综合征也无眼球后节炎症,皮肤、黏膜主要为大疱性病变,且多数病例有高热、剧烈干咳等呼吸道症状,与本病不同。

（五）治疗

1. 治疗原则

白塞病（BD）是一种自身免疫性疾病,眼部病变反复发作导致严重并发症而致盲,治疗以控制急性炎症、阻止或减少复发次数,减轻发病程度,保护中心视力为主要目标。

根据本病四个主证发生的部位和足厥阴肝经循行路线相吻合,发病时眼部症状目赤肿痛、视物昏蒙属实属热,而认为本病基本病机是肝经湿热；随着病程延续,主证改变,主要证型可见阴虚血热、血瘀络热等,临床多采用分期治疗,即针对急性发作期肝经湿热、慢性期阴虚血热、缓解期血瘀络热来进行辨证论治。

2. 辨证论治

1）肝经湿热证

症状：急性发作期患者症见眼痛如刺,热泪如汤,羞明畏光,视力骤降,口舌生疮,皮肤疮疡,大便秘结。眼部检查表现为急性渗出性虹膜睫状体炎,抱轮红赤或混赤,黑睛内壁沉着累累,有较多细小角膜后沉着物,神水不清,可出现前房积脓,黄仁肿胀,色泽晦暗,纹理不清,瞳神紧小,与晶珠粘连,神膏浑浊。眼底表现为视网膜血管炎,视衣水肿,甚或有灰白棉花斑样物和出血覆盖,可有出血、视盘水肿及后极部视网膜弥漫性水肿。

治法：清热利湿。

方药：龙胆泻肝汤加减。龙胆草10g,黄芩10g,栀子10g,泽泻10g,车前子10g,当归10g,生地黄20g,柴胡8g,生甘草10g。水煎内服,日1剂。

临证参考：因火邪内盛,血行瘀滞,灼伤风轮而见抱轮红赤、瞳神紧小、头痛眼痛、畏光羞明诸症时,加祛风散郁之羌活、防风、白芷、藁本、细辛、升麻、柴胡等。脾胃热毒至甚，黄膜上冲（前房积脓）、口腔溃疡者，合清胃散加减，加泻火解毒之石膏、生地黄、当归、黄连、牡丹皮、升麻等。热盛伤津，加玄参、知母。苔黄厚腻，加苍术、薏苡仁、蚕砂。

2）阴虚火旺证

症状：主证病程迁延反复或病至后期，患者症状有所缓解，眼痛隐隐，羞明有泪，干涩不爽，不耐久视，视物昏花或视力下降，眼部检查可见抱轮红赤，黑睛内壁沉着物未退或间断出现，黄仁色泽不荣，瞳孔参差不齐或干缺，神膏失清，炎症逐渐减轻，前房渗出减少，视网膜出血和水肿逐渐减轻。眩晕耳鸣，口干咽燥，五心烦热，口腔溃疡间断发作，舌红无苔脉细数。

治法：凉血清热，滋阴降火。

方药：知柏地黄汤加味。生地黄 15g，熟地黄 18g，盐炒黄柏 9g，知母 9g，泽泻 9g，茯苓 12g，金银花 12g，土茯苓 15g。视衣出血加郁金、桃仁、红花。

临证参考：迁延期患者视力波动，常有复发，呈慢性化，或既往用糖皮质激素和免疫抑制剂逐渐减量过程中，缓解和复发交替，相关各体征往往在炎症消退后又突然加重。发病多年反复发作，属于久病入络，邪热滞于络脉，进一步损伤络脉，故造成病情迁延。若大便干结者，加大黄。反复发作者，加苍术、升麻。口干甚加天花粉、麦门冬。大便秘结加玄参、瓜蒌仁。

3）血瘀络热证

症状：患者病情趋于稳定，近又复发，或病程迁延日久，眼痛隐隐，不耐久视。眼部检查见眼前节炎症不明显，眼底多有小动脉闭塞性血管炎引起的缺血性改变，视神经萎缩。

治法：益气养阴，活血通络。

方药：温清饮合升降散加减。当归 10g，白芍 10g，生地黄 15g，川芎 10g，黄连 10g，黄芩 10g，黄柏 10g，栀子 10g，僵蚕 8g，蝉蜕 10g。

临证参考：疾病后期，邪热伤正，多有阴虚，症见视物模糊，眼部无活动性炎症，逐渐形成视网膜血管鞘闭塞，不同程度的脉络膜视网膜萎缩、视神经萎缩。针对眼底闭塞性血管炎，加用活血通络药物当归、红花、生地黄、川芎等，以改善眼底循环，提高视功能，且针对病机清热泻火、散结通络。对气血不足，尤其表现为卫气不足，容易感冒，在季节变化时易复发者，适当加用扶正药物以清除余邪，防止复发。

3. 中成药（含静脉用药）

1）雷公藤多苷片

对急性发作期或反复发作比较频繁，或对激素有依赖性减量至 20mg/d 以下仍复发者，予口服雷公藤多苷片 20mg，每日 2 次，疗程不超过 3 个月。为避免不良反应，

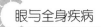

要严格控制用量，绝不能超量使用，且小儿、老人慎用。使用过程中密切观察全身反应，查血、尿常规、肝肾功能、心电图。初用药时，应 1 ~ 2 周查 1 次，以后 1 个月查 1 次。该药祛风解毒、除湿消肿、舒筋通络，具有较强的抗炎及免疫抑制作用，加服雷公藤多苷片可以减少复发，减轻激素的毒副作用。临床不建议长期应用激素，仅适用于急性发作期，换算成强的松龙，总量不宜超过 300mg。症状控制后即减量至停服，长期应用可能引起炎症迁延，影响视力预后。

2）其他

可用龙胆泻肝丸、加味滋阴地黄丸、知柏地黄丸、复方血栓通胶囊。

4.西医常规治疗

眼前段受累者的治疗同前葡萄膜炎，眼后段受累的患者全身用药，多选用激素、抗生素、免疫抑制剂、纤维素溶解等疗法，目前常用的药如下。

1）糖皮质激素

用于急性发作的眼病变。对于控制急性期炎症和在免疫抑制剂起效前发挥抗炎作用有效，并用于伴有中枢神经系统病变者；全身中毒症状严重，伴有高热者；血栓性大血管炎；口腔和外阴溃疡面积大而深，疼痛剧烈者。口服泼尼松 30 ~ 60mg/d，病情控制后减量，缓解后停用。对于有急性脑膜脑炎、慢性进行性中枢神经系统损害、动脉炎和眼病者，可用甲基强的松龙 1000mg/d，连续 3d 静脉滴注。有学者认为长期应用则会失去治疗作用，而且对视力预后有不良影响。因此，对于单纯眼部受累的患者不宜长期全身应用糖皮质激素。

2）免疫抑制剂

（1）苯丁酸氮芥

是一种细胞毒性制剂，是眼型和神经型白塞病的首选药物，用于治疗视网膜病变、中枢神经系统及血管病变，用法为 0.1 ~ 0.2mg/（kg·d），持续使用数月直至病情稳定，然后逐渐减量至小量维持，维持量一般为 2mg/d，病情完全缓解半年后可考虑停药，但眼损害应考虑用药 12 ~ 18 个月，以免复发。毒副作用为肾毒性、骨髓抑制和不育，故用药期间应注意进行相关检查。

（2）环磷酰胺

对苯丁酸氮芥和糖皮质激素治疗无反应的患者可收到良好效果，剂量 2 ~ 3mg/（kg·d），可口服或静脉滴注，严重血管炎可大剂量静脉冲击治疗 [每次用量 0.5 ~ 1.0/m² （体表面积），每 3 ~ 4 周一次]，使用时嘱患者大量饮水，避免出血性膀胱炎的发生，此外可有消化道反应及白细胞减少等。

（3）硫唑嘌呤

效果较苯丁酸氮芥差，用量为 2 ~ 2.5mg/（kg·d），可抑制口腔、眼部病变和关节炎，但停药后容易复发，可与其他免疫抑制剂联用，应用期间定期复查血常规和肝功能等。

（4）环孢素 A

治疗顽固性葡萄膜炎，对秋水仙碱或其他免疫抑制剂疗效不佳的眼型白塞病效果较好，对眼部损害、复发性口腔溃疡、皮肤损害的控制和预防复发作用明显，剂量为 4 ~ 6mg/（kg·d），应用时注意监测血压和肝肾功能，避免不良反应。

（5）秋水仙碱

可抑制中性粒细胞趋化，对关节病变、结节红斑、口腔和生殖器溃疡、葡萄膜炎均有一定的治疗作用，常用剂量为 0.5 ~ 1mg/d，应注意肝肾损害、粒细胞减少等不良反应。

3）非甾体消炎药

吲哚美辛、阿司匹林、保泰松等对发热、关节痛、结节红斑有效，和激素同用效果更佳。

5. 中西医结合治疗原则

1）急性期（复发急性期）

前葡萄膜炎者，局部予糖皮质激素滴眼，中药清肝泻火或祛风清热为主；全葡萄膜炎者，予以口服糖皮质激素、免疫抑制剂，联合应用如环孢素 A3 ~ 5mg/（kg·d）口服，强的松 0.3 ~ 0.5mg/（kg·d）口服，中医辨证论治加眼部常规点药，根据用药后炎症反应和耐药性调整用药，若治疗 3 周反应良好，再持续治疗 2 周，环孢素 A 每 8 周减 0.5mg/（kg·d），持续 12 周，再缓慢减量。有的患者需要较长时间的维持量，一般是 2mg/（kg·d）。强的松每 2 周减 5mg，减量至每日 20mg 时持续 4 周，再减为 30mg 隔日一次，并与维持量的环孢素 A 一起应用 3 个月，以后每 2 周减强的松 5mg。若开始治疗 2 周临床反应不佳，增加用量，环孢素 A 用至 7mg/（kg·d），强的松用至 0.6mg/（kg·d），治疗 2 周若有效应逐渐减量，无效改用其他药物治疗。也有多种免疫抑制剂联合应用的如环磷酰胺 50 ~ 100mg/d 口服，环孢素 A3 ~ 5mg/（kg·d）口服，强的松 0.3 ~ 0.5mg/（kg·d）口服。中医辨证论治加眼部常规用药有多种治疗方案，可根据治疗反应选择应用，中药以清肝泻火为主。

2）慢性期

在口服免疫抑制剂的同时，中药治疗以凉血清热、滋阴降火为主。

3）缓解期

口服免疫抑制剂，配合中药益气养阴、活血通络为主。同时，应注意防治免疫抑制剂的毒副作用，定期查肝肾功能。

白塞病是一种慢性、易复发的免疫性疾病，如不及时治疗，还会引发其他疾病。因此，白塞病应早期及时治疗，迅速控制病情，预防并发症。为了预防本病的复发，应重视观察诱发本病的因素，有针对性地预防，要养成良好的生活习惯，作息时间规律，保持充足的睡眠，不熬夜，避免过度劳累，适当参加室外活动，对病情恢复有所帮助。白塞病的病程比较长，而且症状累及多系统，容易引起患者恐慌、

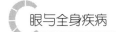

焦虑、紧张等不良情绪，易加重病情。因此，患者要注意精神调摄，保持心情舒畅，豁达乐观。少吃辛辣刺激性食物或者温燥性食品，应以清淡和易消化的食物为主，多吃一些新鲜蔬菜和水果，以保证大便的通畅。有些患者常在季节变更时复发，应注意气候变化。

（1）病证结合，重视眼部病变的局部辨证

既然眼型白塞病以眼部症状为主要临床表现，则眼部病变即是反应疾病本质的外候，可以作为辨证的重要依据。白塞病葡萄膜炎的辨证即是在中医理论指导下，对眼底病中出现的眼底组织的形态、色泽改变进行辨证，局部辨证和全身辨证相结合是眼底病辨证的特色。①充血：视盘红，边界不清，视网膜静脉充盈扩张为肝火上炎，邪热壅滞；②渗出：视网膜新鲜渗出，色灰成片，为热瘀血分，血热伤络或气虚血瘀，痰湿停滞；③水肿：白塞病视盘水肿与充血同时出现，视网膜水肿可因邪热壅滞，气血运行受阻，"血不利化为水"，瘀血化水，也发为"肿"；黄斑水肿是病变晚期形成囊样改变，经久不消为脾肾阳虚，气化不利；④出血：视网膜出血早期色红，则为实火迫血妄行，反复出血，新旧混杂或因虚火上炎，重度水肿伴出血，经久不消为脾虚气弱，气不摄血；⑤血管阻塞呈白线状或伴白鞘，系久病后气虚血瘀，血虚不荣；⑥萎缩：视盘色白或视网膜局限性萎缩，本病眼底萎缩性改变源于炎症损害，为邪热伤络，气血不利，精不上承，失于濡养所致；⑦机化增生：反复发作视网膜机化条，不同程度脉络膜、视网膜瘢痕，继发于炎症的新生血管，系邪热稽留络脉，络脉瘀阻，瘀血和痰浊凝聚而成，即凝而不散，息而成积。

（2）激素对白塞病证候的影响及证治

临床上经常发现本病经激素治疗炎症得到抑制，但随后出现激素不良反应，或者在激素减量后炎症复发等状况。为了发挥激素治疗作用，同时尽量减少不良反应及安全撤停激素，通过对激素不良反应进行分类总结，分析激素对白塞病证候演变的影响，遵循"谨守病机"的原则进行辨证论治。

若炎症较轻，激素用量较少，总量未超过强的松300mg，减量顺利，则对证候影响较少。若炎症控制不满意，呈激素依赖状态，激素减至15～20mg/d炎症即复发，症候变化大，病情复杂。根据白塞病患者激素使用情况，将其分为下列几种类型，并辨证施治。

①急性炎症　白塞病眼部症状体征明显或伴有白塞病其他症状，应用大剂量激素，炎症尚未完全控制，出现心烦、失眠、潮热、面红、目赤等阴虚火旺症状，宜清肝泻火，同时养阴清热，如龙胆泻肝汤加大生地用量，加玄参、知母、黄柏等。

②炎症抑制　白塞病眼部症状、体征逐渐好转，减激素过程顺利，减至5～10mg/d时，炎症未复发或有倦怠、乏力、食欲减退等症，提示体内垂体-肾上腺皮质功能受抑制，尚未恢复，宜在凉血清热的同时辅以补益肝肾，四妙勇安汤加熟

地黄、山萸肉、淫羊藿等。

③炎症缓解　白塞病眼部症状、体征迁延不愈，激素不良反应显著，满月脸、向心性肥胖、心烦易怒、气短汗多、口唇紫暗、舌体胖、舌质暗，激素减至 15 ～ 20mg/d 炎症有反复，常见于多次发作病例，在出现不良反应的同时垂体–肾上腺皮质受抑制，自身分泌激素量不足，表现为邪热未清，阴阳俱虚，内寒外热，本虚标实，黄连解毒汤合当归芍药散加生地、知母、淫羊藿、僵蚕等并随证加减，此时适合加用免疫抑制剂如苯丁酸氮芥、环磷酰胺、环孢素等。

④炎症控制　激素减量无反复或有神疲乏力，纳食不馨，眼干涩，舌质胖，舌体暗，脉细等症，为气阴两虚，血行郁滞，宜益气养阴、活血通脉，以防复发，甘露饮或生脉散合六味地黄丸方。

眼局部按葡萄膜炎常规处理。

糖皮质激素局部给药，如 0.5% 地塞米松（dexamethasone）眼水频频滴眼，睡前加用其眼膏。全身给药以口服为宜，尽量避免静脉给药。原则上应大剂量短期使用，缓解后递减渐停。与免疫抑制剂联合应用，不仅可以增进疗效，而且能减少各自的剂量和副作用。

关于免疫抑制剂的选择，学者意见不一。有学者认为，在环磷酰胺（cyclophoshpamid）、硫唑嘌呤（azathioprine）、苯丁酸氮芥（chlorambucil）等烷化剂免疫抑制药中，以瘤可宁疗效最佳。杨培增介绍，开始日剂量为 0.1 ～ 0.15mg/（kg•d），持续 5 ～ 6 个月，或在炎症控制 3 ～ 4 个月后逐渐减量，最后减至 2mg/d 的维持量，整个疗程在 1 年以上。用药期间应定期检查血常规，若白细胞总数急剧减少，或眼底出现视乳头水肿、视网膜出血等不良反应时应停用。另外，瘤可宁可引起不育症，用药前应获得患者及其家属同意。肾功能不良者禁用。也有学者推荐：炎症一开始，采用糖皮质激素与秋水仙素（colchicine），0.5 ～ 1mg/d 联合应用。如不能迅速控制，将秋水仙素改为环孢素 A（cyclosporinA），5mg/（kg•d）；如炎症在 2 ～ 3 周内不能控制，可加大剂量至 7mg/（kg•d），有效则渐次减量，降至维持量 2mg/（kg•d）后，连续 3 个月，同时糖皮质激素亦相应减量。日本有学者对环孢素的评价较高，认为近年来重症病例之所以减少，与环孢素普遍应用有关。但也必须注意其毒副作用，肝肾功能不良、降压药不能控制的高血压、妊娠患者，均属禁忌。此外，环孢素 A 易于引起神经系统损害，因此对神经型 Behcet 病或有神经精神病史者，也不宜应用。免疫调节剂左旋咪唑（levamisole）对口腔黏膜溃疡；白细胞趋化因子抑制剂、秋水仙素对皮肤结节样红斑各具特点。因此，对伴有这些眼以外病变的患者，可选择使用。

本病多器官损害的病理基础是血管周围炎及血管内膜炎。实验室检查纤维蛋白溶解活性下降，凝血功能亢进，血液中免疫复合物增高，容易发生脉络膜血管及视网膜静脉血管阻塞等，因此，纤维溶解酶原激活剂、血小板凝集抑制剂等视病情需要给药，

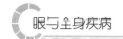

无效时可试行血浆置换疗法（plasmapheresis）。

由本病所致的视乳头、视网膜新生血管以及视网膜静脉或毛细血管阻塞是否可做光凝治疗，玻璃体积血与严重炎症渗出时是否可做玻璃体切割术等问题，学者们有意见分歧，目前尚无定论。

（六）预后

一般来讲，本病预后较好。有中枢神经系统累及者，生命预后可虑。眼病预后差，失明者达25%。自采用免疫抑制剂与糖皮质激素联合治疗以来，情况已大有改善。

（七）调护要点

（1）及时治疗，不断增强抗病能力，反复发作或病程迁延者，应树立信心，积极治疗，不可灰心沮丧。

（2）病情稳定后应坚持治疗，巩固疗效，扶助正气。

（3）饮食宜清淡。

（4）因人因地制宜，进行锻炼。

（八）预防要点

对于反复出现的口腔溃疡，四肢的结节性红斑、丘疹，或下阴部溃疡且有眼部红赤等症状者，应及时治疗并注意观察。

（王佳娣）

第14章 眼与皮肤性病

第1节 梅 毒

梅毒为慢性全身性传染病，可侵犯人体很多器官组织，如皮肤、黏膜、心血管系统、神经系统等，危害极大。梅毒可分为先天性和后天性两类，各期梅毒都可能发生在眼的各个部位，通常双眼受累。

梅毒螺旋体为纤细无色透明密螺旋体，其糖胺聚糖酶黏附分解组织，对皮肤、黏膜、胎盘、脐带、主动脉等含糖胺聚糖高的组织更有亲和性。I期溃疡梅毒螺旋体侵入组织后繁殖播散，荚膜样表面物质能够在体内长期存活，新鲜标本在光学显微镜下可见。螺旋体对热较敏感，抵抗力较弱，但其在潮湿状态下，12～24h间仍有感染性；干燥时易死亡，消毒剂易灭活。

（一）临床表现

1. 全身

1）获得性梅毒

通过性接触或其他直接接触，梅毒螺旋体浸入人体，局部繁衍发病，后浸入淋巴结，经血流全身播散。第一潜伏期约为2～4周。

（1）I期

局部丘疹、硬结、无痛性下疳，继而有发热、头痛、局部淋巴结肿大等症状，3～4周可自行消退。

（2）II期

全身皮肤、黏膜出现蔷薇疹、脱发、指趾甲损害、脑膜炎、脑脊髓膜炎、肝炎、骨膜炎、关节炎、眼部病变等，反复发作历时1～3年。

（3）III期

为变态反应性病变，表现为皮肤、黏膜、心血管改变。动脉炎致缺血性坏死，局部坏死称树胶肿。还可能存在口、鼻、硬腭溃疡，骨软骨破坏穿孔形成鞍鼻。

（4）IV期

神经梅毒表现。比如脑、脊髓病变如脑梅毒、脑膜炎、脑神经麻痹、进行性麻痹性痴呆、脊髓痨等。潜伏期时无症状，偶可于查体时发现。

2）先天梅毒

孕妇妊娠 2 个月后感染梅毒，宫内感染常有胎儿流产、早产、死产，或出生时正常而以后出现症状，2 岁内可表现为皮肤斑疹、水疱、脱皮、口周及鼻黏膜溃疡、鞍鼻、骨膜炎、肝脾大等；迟发表现多发生在 7 ~ 8 岁青春期。基质性角膜炎、Hutchinson 齿、神经性耳聋三大体征。

2. 眼部表现

无论获得性或先天梅毒皆可累及眼部。

1）基质性角膜炎

螺旋体经血性播散至角膜，局部抗原 – 抗体反应或抗原 – 抗体 – 补体反应性炎症而发病。

（1）先天梅毒性角膜基质炎

是先天梅毒的常见眼病，发病年龄 5 ~ 20 岁，双侧性，双眼同时发病或一眼先发病，数周至数月内另一眼发病。其临床表现为轻度睫状潮红或充血，角膜上部基质扇形浸润浑浊，轻度水肿，经 1 ~ 2 周后出现畏光、睫状充血等明显刺激症状。角膜上部基质扇形炎症浸润，初为边缘不清的斑点或片状浑浊，少数患者病变在中央部。病变区上皮水肿，失去光泽，轻度增厚。数周后炎症加重，全角膜基质弥漫性浸润，呈毛玻璃状浑浊。视力下降。深层新生血管呈毛刷状、帚状进入角膜基质中。血管高度充盈，致角膜带暗红色。当炎症消退时，新生血管管腔变细，血柱逐渐消失。视力有不同程度的恢复。

（2）获得性梅毒性角膜基质炎

较少见，症状不如先天性严重。其病理改变为淋巴细胞浸润、板层胶原纤维坏死与血管新生。

2）虹膜睫状体炎、肉芽肿性葡萄膜炎

（1）Ⅰ期梅毒时

虹睫炎可出现虹膜蔷薇疹、巢状血管祥、灰黄或淡红色丘疹或小结节，有时伴皮疹同时出现，可多次复发。

（2）Ⅱ期梅毒时

可出现肉芽肿性葡萄膜炎，偶见虹膜睫状体黄色梅毒瘤。此外，使用抗生素治疗梅毒时，由于释放内毒素致一过性反应性虹膜睫状体炎，伴乏力、发热症状，于 12 ~ 24h 内可自行消退。

3）脉络膜视网膜炎

（1）先天梅毒

患儿出生前或出生后不久，双眼患弥漫性脉络膜视网膜炎，呈椒盐状眼底、片状脉络膜视网膜萎缩与骨细胞样色素沉着，有时伴视神经萎缩。也有患儿表现为大的孤立病灶，或类似视网膜色素变性。脉络膜视网膜炎有时伴有视盘苍白，获得性梅毒常表现为播散性脉络膜视网膜炎。双眼玻璃体混浊，视网膜水肿。眼底血管造影间背景荧光积存，荧光素存留。还可表现为视网膜动脉炎或动脉周围炎，有时见弥漫性脉络膜视网膜炎或黄斑囊样水肿，炎症消退后可见色素增生或瘢痕，伴血管白鞘，骨细胞样色素沉着。多发生在 5 ~ 15 岁，尚可见鞍鼻、霍奇金齿。

（2）获得性梅毒

常表现为播散性脉络膜视网膜炎，脉络膜视网膜炎常伴发视神经炎，继发视神经萎缩。

4）视神经炎、视神经周围炎、视神经视网膜炎、视神经萎缩

梅毒性颅底脑膜炎常致视神经炎，并可继发视神经萎缩，双眼可同时或先后发生，视盘苍白，边界清楚，视野进行性缩小，最后失明。大脑梅毒瘤可致视乳头水肿。

5）斜视、上睑下垂、瞳孔异常

脑膜血管梅毒时，第Ⅲ、Ⅳ、Ⅴ期对脑神经受侵犯出现斜视、上睑下垂、神经麻痹性角膜炎，面瘫可导致眼睑闭合不全。约 10% 的脊髓痨患者表现为阿 – 罗（Argyll–Robertson）瞳孔，双侧瞳孔缩小、不等大、不正圆。反射性瞳孔强直无对光反射，但有调节反应与集合反应，对扩瞳剂反应差。

6）单纯性结膜炎、上巩膜炎、巩膜炎

偶见于Ⅱ期梅毒，约 5% 的Ⅱ期梅毒患者表现为急性虹膜睫状体炎，常与皮疹同时出现，多在初期感染后 4 ~ 6 个月发生，有时 20 ~ 30 年发生。

7）其他

偶见睑缘、角膜缘硬性下疳，伴耳前淋巴结及颌下淋巴结肿大、近角膜缘球结膜树胶肿、眶骨骨膜炎等。

（二）诊断要点

（1）性乱史，患者或患儿父母有梅毒病史。

（2）眼部临床表现。

（3）全身体征。

（4）实验室检查：镜检、血清学试验，螺旋体或非螺旋体抗原试验等。

（三）治疗方案及原则

1. 全身治疗

驱梅治疗，大剂量肌内注射青霉素、口服丙磺舒等；青霉素皮试阳性者口服红霉素、阿奇霉素、多西环素；先天梅毒早期肌注苄星青霉素，晚期梅毒肌注普鲁卡因青霉素。

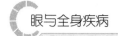

2.局部治疗

应用糖皮质激素眼药水滴眼。重症者可结膜下或球后注射糖皮质激素，缓解后给予维持剂量，需使用较长时间。

3.口服非甾体抗炎药

如吲哚美辛等。

4.阿托品眼药水

角膜炎、虹膜睫状体炎时，眼部滴用阿托品眼药水散瞳。

5.对症治疗

（刘　悦）

第15章　药源性眼病

第1节　糖皮质激素

肾上腺皮质激素是肾上皮质分泌激素的总称，它们均具有类固醇结构，故又称为皮质类固醇。肾上腺皮质是维持机体内环境平衡的重要内分泌腺，其所分泌的激素对机体的水、盐、糖、脂肪、蛋白质代谢和机体生长发育都有重要意义。应激反应时，肾上腺皮质激素分泌增加，提高机体的适应性和耐受性，减少体内多种致病因子对机体的损害。

一般眼科临床常用的皮质激素就是指糖皮质激素（glucocorticoids，GC），包括机体产生的可的松、氢化可的松，人工合成的泼尼松、泼尼松龙、甲泼尼龙、曲安西龙、曲安奈德、倍他米松和地塞米松等。GC 具有多种药理作用和临床应用价值，但也有可能导致严重不良反应。因此，深入了解其生理和药理特性，充分认识其利弊，具有重要意义。

长期大剂量应用 GC，超过人体生理 GC 水平，从而产生一系列不良反应，并造成体内 GC 水平调节紊乱。因此，必须正确认识 GC 的治疗作用和不良反应，权衡利弊，谨慎使用，力求避免不良反应和并发症。GC 类药物无论全身还是局部长期应用可导致激素性青光眼、激素性白内障等，还可能诱发加重感染，导致巩膜炎以及激素性葡萄膜炎等眼部并发症。这些不良反应如果不及时处理，不仅会增加患者的痛苦，还会影响患者的长期治疗。因此，在治疗疾病时，应根据患者的实际情况，采取相应的治疗策略，既要保证治疗效果，又要合理用药，尽量减少药物的副作用。药物治疗必须在医生的指导下进行，并有针对性地对症治疗，这样才能起到很好的治疗效果。

一、激素性青光眼

长期应用 GC 治疗，尤其是在局部使用 GC 后，会导致眼压增高，从而出现激素性青光眼。1954 年，Francois 首先报道 1 例春季卡他性结膜炎，局部持续滴用可的松 3 年，双眼发展为开角型青光眼。一眼有视野改变，做虹膜嵌顿术治疗，另一眼在停用 GC 后 8 天内眼压恢复正常，随访 6 年内未发现任何青光眼症状。

1. 激素性青光眼的临床特征和发病机制

激素性青光眼的主要临床特征包括白眼、无痛性高眼压（眼压可达 50 ~ 60 mmHg），伴中度中心视力损害，视乳头苍白伴有不典型凹陷以及视野缺损等。与单纯性青光眼相仿，房角正常，瞳孔轻度散大和轻微上睑下垂。眼压描记表明，房水流畅系数显著降低。中心视力降低和虹视是由于角膜上皮水肿。高眼压会导致视野变化，眼压越高，持续时间越长，对视神经功能的损害越大。起初是可逆的，如果能及时停止治疗，可能会在 2 个月后逐渐消失；如果不能，就会变成永久的视野缺损。

糖皮质激素性青光眼的发病机制可能为 GC 封闭房角细胞中的溶酶体膜，阻止溶酶体释放玻璃质酸降解酶，从而使滤帘内玻璃质酸堆积，滤帘随之肿胀，房水难以排出，眼压升高。但是每个人均有几种不同基因的房角细胞，有些对 GC 敏感，有些不敏感，只有前者在数量上占优势的患者，才能发生激素性青光眼。因此，应早期筛查，早发现、早治疗和选择合适的治疗方式。

另一个可能的病因是：在滤帘网眼中有一种吞噬性质的内皮细胞，可以帮助清理出 Schlin 管室内的残渣。GC 会抑制内皮细胞的吞噬作用，从而使房水碎片沉积于 Schlin 管，而阻碍了房水的排泄，使眼压增高。此解释符合超微结构观察结果，激素性青光眼患者滤帘网眼内呈现不定型纤维样物质沉着。

2. GC 影响眼压升高的因素

GC 影响眼压升高的因素包括患者个体情况、糖皮质激素的种类、药物浓度、给药次数、给药时间及给药途径等。

1）个体情况

其中开角型青光眼、高眼压、房水低流畅系数、饮水试验阳性、高度近视眼、青少年糖尿病、外伤性青光眼、青光眼家族史以及糖皮质激素高反应家族史等，患者一般对 GC 较为敏感。

2）糖皮质激素的种类

对不同种类的糖皮质激素比较后发现，强效糖皮质激素如地塞米松、倍他米松滴眼后，升高眼压的作用较泼尼松龙、氟米龙强。氟甲龙、四氢曲安西龙和甲羟松是一组新型、升眼压反应低的糖皮质激素类药物，其中以甲羟松升压作用最弱，抗炎作用亦最差，对眼压的影响也最小。

3）药物浓度

剂量 – 反应关系研究表明，GC 升高眼压反应与所用药物的浓度密切相关，降低滴眼液浓度可以大大减轻升高眼压反应。研究发现，当地塞米松浓度从 0.1% 降至 0.05% 时，升压反应明显降低，平均升压不足 10mmHg；进一步降低地塞米松浓度至 0.01% 后，升压可维持在 5mmHg 左右，属正常范围；最后，当再次用 0.1% 地塞米松溶液滴眼时，患者又恢复最初的高眼压反应。

4）给药次数

GC 升高眼压的速度、程度与滴眼次数呈正相关。研究发现，应用 0.1% 地塞米松溶液滴眼，一眼每日滴眼 2 次，另一眼每日滴眼 4 次，用药 4 周以上，滴眼 4 次的眼压升高的速度和幅度，均较滴眼 2 次的眼压明显增加。

5）给药时间

GC 的升高眼压反应与滴眼液持续时间呈正相关关系。研究发现，1% 甲羟松、0.1% 氟米龙和 0.1% 地塞米松连续 6 周治疗，患者平均眼压随着用药时间的延长逐渐升高，其中 0.1% 地塞米松升高速度最快，1% 甲羟松升高速度最慢，且升高不明显。

6）给药途径

任何 GC 给药途径（全身给药、滴眼、结膜下注射或球后注射等）均可引起升压反应，其中局部滴眼最易发生升压反应；长期全身用药也可导致眼压升高；结膜下注射由于作用时间长，升压反应不易控制，有时不得不通过手术清除结膜组织内剩余的药物，以控制升压反应。

3. 激素性青光眼防治

对于激素性青光眼应重视预防。在应用激素前应仔细询问病史，有青光眼病史及家族史者，激素性青光眼的发生率高，产生视野损害的可能性也较大。高度近视、糖尿病等患者都有可能出现激素性青光眼，对于这类患者若必须使用 GC 时应谨慎用药。对于必须使用 GC 的某些疾病，应选择最低有效浓度、最小副作用的药物。对大多数外眼炎症，应选用可的松、氢化可的松等角膜通透性较差的药物，或对强效 GC 进行稀释后滴眼，如将 0.1% 地塞米松溶液稀释 100 ~ 200 倍（0.0005% ~ 0.001%）。除极个别高敏病例外，低浓度 GC 每日 4 次滴眼一般不会引起升压反应。应用正常浓度的强效 GC 制剂滴眼时，要注意给药时间，疗程一般不超过 1 ~ 2 周。若 0.1% 地塞米松溶液滴眼，每日 3 次，一周后眼压升高 5mmHg 以上者是激素性青光眼的危险信号，此时应采取一定的措施，如稀释药液，更换药物，若眼压持续升高则需要及时停药。近年来开发的新型糖皮质激素制剂氟米龙（0.1%）、四氢曲安西龙（0.25%），特别是甲羟松（1%）具有眼内通透性差的特点，因而升眼压反应也相对较弱。对于某些必须应用 GC 的激素性青光眼的病例，停药待眼压降至正常后，改用 1% 甲羟松滴眼，连续 12 个月未见眼压升高。

单纯性青光眼患者发生轻微的外眼炎症，如睑缘炎、过敏性结膜炎或巩膜外层炎，需 GC 治疗。此时给予小剂量即可获得疗效，如 0.5% 可的松、氢化可的松或 0.1% 泼尼松滴眼。疗程一般不超过 2 周。单纯性青光眼患者眼压升高引起的炎症，若需用 GC 治疗，可同时加强抗青光眼药物治疗，如增加缩瞳药的浓度或滴眼次数，加用房水分泌抑制药等。闭角型青光眼急性发作时常伴有虹膜炎，后者常导致虹膜的前、后粘连和继发性白内障。因而，在应用高渗脱水药、缩瞳药和房水分泌抑制药使眼压降

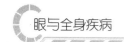

低后，尽速给予 GC 滴眼，以清除伴发的虹膜炎。在解除充血和炎症的情况下进行手术，能大幅改善闭角型青光眼的手术预后。青光眼睫状体炎危象时，给予强效 GC 口服或滴眼，同时并用多种抗青光眼药物，能很快使炎症消退和眼压降低。有些患者在炎症消退后，对 GC 所致的升眼压反应很敏感，因此 GC 治疗不能长期应用，在炎症消退后即应逐渐减量停药。周边虹膜切除术后，局部或全身应用 GC 能控制术后虹膜炎，防止滤帘损害和虹膜周边前后粘连。通常与抗菌药物合用。当手术眼前房恢复、清晰、结膜充血消退后，即可逐渐减量、停药；瘘管术后，用 GC 滴眼，能抑制成纤维细胞增生，保持瘘管的通畅，对形成滤泡有良好作用，一般术后应用 GC 1～2 周后停药。

对于激素性青光眼的治疗，大多数处于早期的糖皮质激素性青光眼停药后，不需要治疗眼压可逐渐恢复正常，其他青光眼体征也一般可以在停药后 1 个月内消除。应用缩瞳药、肾上腺素和碳酸酐酶抑制药能使激素性青光眼的眼压降至正常。部分患者经药物治疗无效后可尝试采用中医中药、针灸治疗。少数病例经保守治疗无效时，需通过青光眼滤过性手术治疗以恢复正常眼压。

二、激素性白内障

1. 激素性白内障的临床特征

激素性白内障最初仅局限在后晶状体后极部后囊下，呈不规则的彩色浑浊，随着病情的发展，此浑浊向后皮质及沿后囊的前表面扩散。在裂隙灯下，这种黄白色和细小空泡聚集成颗粒状，闪闪发光，其境界多很清晰，但也有暗淡如灰色芒状浑浊。

多数患者症状轻微，视力不受影响，少数患者发展为浑浊密集的白内障，影响视力而需做晶状体摘除，此情况约占激素性白内障的 7%。个别病例在 GC 治疗停止后，后囊下白内障可自行消失。由此可见，只要在临床应用 GC 时，采用最低有效治疗量和尽可能缩短疗程，激素性白内障的发生是可以避免的。

2. 激素性白内障的发病因素

长期服用 GC 可引起后囊下白内障，发生率与剂量和疗程有关。泼尼松用量小于 10mg/d，一般不会产生后囊下白内障。GC 剂量大于 16mg/d，连续用 1～2 年约 75% 的患者出现激素性白内障，连续 4 年以上发生率几乎可达到 100%。GC 溶液滴眼也能产生后囊下白内障，但发生率较低，有学者测定，0.1% 地塞米松溶液 765 滴（用药时间超过 10.5 个月）能使 50% 的患者产生后囊下白内障，亦有个别敏感患者，在 2.5 个月内应用 0.1% 地塞米松溶液 220 滴，即造成后囊下白内障。

三、诱发加重感染

眼局部长期应用 GC 制剂，可能会因抑制眼部免疫系统而增加感染风险，从而导致眼部细菌、真菌或病毒感染。但是，GC 一般可以安全地与抗生素联合使用。

四、激素性葡萄膜炎

在做青光眼 GC 激发试验时，少数病例可发生葡萄膜炎，其中以黑色人种发生率较高，白色人种较低，分别为 5.4% 和 0.5%。其症状包括疼痛、畏光、蓝视、睫状充血及前房闪辉等。一旦发现继发性葡萄膜炎，应及时采取适当的防治方法。

五、激素性散瞳和上睑下垂

局部用 GC 滴眼可以看到散瞳和上睑下垂。志愿者用 0.1% 地塞米松溶液滴眼，使用 1 周后即引起散瞳，瞳孔直径平均增加 1mm，停药后散瞳作用消失。猴眼试验表明，0.1% 地塞米松滴眼液引起散瞳、上睑下垂和眼压升高。此类反应系 GC 和溶剂合并作用的结果，单纯 GC 和单独用溶剂不会引起瞳孔和上睑肌的作用。

（王丽媛）

第 2 节　中枢神经系统药

一、吩噻嗪类安定药

吩噻嗪类药物是应用最广泛的安定药物之一，这些药物相对较安全，其总体副作用率约 3%。如果患者使用吩噻嗪治疗数年，则有 30% 的眼部副作用的报道；如果治疗持续 10 年以上，眼部副作用的比例增加到接近 100%。副作用与剂量和药物有关，因为氯丙嗪是最常用的处方药，且氯丙嗪的副作用最大。这些药物在非常高的剂量下可以在几天内引起显著的眼部不良反应，而在正常剂量范围内，相同的反应通常需要很多年才能发生。这组药物最常见的副作用是视力下降，可能是由于抗胆碱能干扰。

1.主要药物

吩噻嗪类安定药物中，常引起药源性眼病者有：丙嗪、氯丙嗪、氟丙嗪、氟非那嗪、奋乃静、甲哌氯丙嗪、三氟吡拉嗪和噻啶嗪等。药源性眼病均发生在长期高剂量使用药物的精神病患者。

1964 年，Greiner 和 Berry 报告了长期大剂量应用氯丙嗪的患者，会在暴露的面、颈、手部皮肤出现弥漫性色素沉着，颜色从棕黄色、蓝灰色到紫色不等，颜色深浅与接触光线成正比例，夏天加深，冬天变浅。大多为每日接受 500 ～ 1500mg 氯丙嗪治疗 3 ～ 10 年、20 ～ 40 岁的女性患者，发生率随每日剂量和总剂量的增加而变大。每日用药 1000 ～ 2500mg 的患者，数月即出现皮肤与结膜色素沉着，300 ～ 400mg/d 用药 8 ～ 9 年者也可出现。

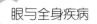

2. 常见眼部损害

1）眼睑

可出现灰蓝或紫色改变。

2）结膜

暴露部分可出现铜棕色改变。

3）角膜

早期角膜病变表现为内皮和后弹力膜出现棕色或白色沉着物，后期发展至实质层，最终出现肉眼可见的细微弥漫浑浊。

4）晶状体

晶状体异常，比角膜病变发生早。裂隙灯下最初可见前囊点状浑浊，逐渐扩展至前囊下，后期则形成棕褐色或白色浑浊，堆积逐渐浓密，构成一种星火状或前极性白内障。皮肤与结膜色素沉着的患者几乎都有角膜和晶状体混浊，皮肤与结膜无色素沉着的患者，其中 40% 有角膜和晶状体混浊。

氯丙嗪是一种对光敏感的药物，角膜与晶状体混浊可能是氯丙嗪的光中毒作用所致，另一种可能性与氯丙嗪改变晶状体膜的通透性有关。至于皮肤与结膜色素沉着，则是黑色素细胞活性增加的结果。此外，氯丙嗪与光线接触后在体内所产生的某些代谢产物亦呈紫色。

5）视网膜

吩噻嗪类对视网膜毒性因不同衍生物而异，其中 NP-207 的毒性作用最大，表现为夜盲、视力减退，甚至消失，严重者引起完全黑蒙，色觉改变。眼底检查早期可发现视乳头充血、视网膜水肿，随即出现微小类胡椒状色素，早期形成扇形边缘的色素块沉积。除严重病例外，停药后数月视力可逐渐恢复。

甲硫哒嗪（thioridazine）是另一新吩噻嗪衍生物，当剂量超过 1000mg/d 时，会在 1～2 个月内出现脉络膜、视网膜损害，表现为夜盲、视力锐减甚至失明，色觉改变。普遍存在中心及环状暗点，视网膜黄斑部有细微的色素点彩，后期则出现大块色素沉积，停药后中心视力和暗适应可部分恢复，但色素变性依然存在。氯丙嗪对视网膜的毒性相对较低，大剂量长期用药（2.5g/d, 24 个月）可致视网膜色泽紊乱，轻度黄斑色素变化。

6）其他

长期应用吩噻嗪类安定药还可能出现畏光、视觉幻觉、眼球震颤及视网膜电图（ERG）或眼电图（EOG）异常等。

3. 防治措施

控制剂量是防治吩噻嗪类药源性眼病的主要措施，每日氯丙嗪用量控制在 400mg 以下。凡用量在 300mg/d 以上，治疗超过 2 年的精神病患者，应每半年做 1 次常规眼部检查。如只有角膜和晶状体混浊而无视功能损害，则氯丙嗪可在观察下继续使用；

如患者出现皮肤或视网膜色素沉着，或不能解释的视功能损害，则应将药物尽可能减少，或用其他安定药代替。

在用药的同时要防止紫外线辐射，应用太阳屏，防止波长超过 3900A 的光线照射，对皮肤和结膜色素沉着有一定的预防作用；戴太阳镜，对保护角膜和晶状体有一定作用。

应用 D– 青霉胺口服（1 ~ 1.5g/d），同时配合低铜饮食（少于 1mg/d）可以用来减少色素沉着。D– 青霉胺是铜离子的络合剂，而铜离子是酪氨酸酶的辅助因子，本药能抑制该酶的活性，减少黑色素的合成。有学者有一组用此法治疗 6 ~ 8 周，6 例中有 5 例皮肤色素沉着消退，若不配合低铜饮食则不能成功。

二、抗抑郁药

能够导致药源性眼病的抗抑郁药物主要包括：阿米替林（三环类）、米氮平、文拉法辛、舍曲林、西酞普兰、氟西汀、帕罗西汀等。抗抑郁药的眼部不良反应表现主要包括：视力减退、畏光、眼压升高、青光眼、复视、瞳孔散大、结膜炎、眼干燥症、眼睑水肿和其他视力障碍。也有报道指出，这类药物可能导致白内障及视神经损害，但缺乏充足的证据。

三、抗癫痫药

能够导致药源性眼病的抗癫痫药物主要包括：加巴喷丁、托吡酯、氨乙烯酸、拉莫三嗪等。

加巴喷丁（gabapentin）最常见的眼部副作用是中央视力下降。Browne 报告，加巴喷丁使用后眼球震颤发生率为 11%，复视发生率为 6%，此药物的眼部副作用一般都是可逆的。

Fraunfelder 等对托吡酯（topiramate）诱发的 115 份眼部不良反应报告分析显示，截至 2003 年，与托吡酯有关的不良反应有青光眼急性发作 86 例（83 例双眼，3 例单眼），急性双眼近视 17 例，脉络膜渗出 9 例，眶周水肿 3 例，巩膜炎 4 例。早期发现，立即停药，上述病变是可逆的。

氨乙烯酸（vigabatrin）已经存在了 20 年，然而，潜在的眼部副作用使其成为在眼安全性方面更具争议的药物之一，该药物也已在一些国家被禁止使用。Clayton 等学者指出，使用光学相干断层扫描（OCT），在任何视野异常之前，鼻腔上 30° 处的神经纤维层可能会变薄。临床对照研究显示，连续服用 6 个月以上的患者，几乎均可看到不同程度的视野缺损、ERG 异常，在停药后有一定程度的恢复。

拉莫三嗪主要是在目前抗癫痫药物无效的情况下使用的附加药物，在安慰剂对照的临床试验中，5 个最常见的副作用中，有 2 个是眼部的，22% 的患者出现复视，

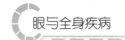

15% 的患者与对照组相比视力下降。Physicians' Desk Reference（PDR）一书中称，拉莫三嗪的复视发生率为 5% ~ 49%，视力下降为 4% ~ 25%，视力损害为 2% ~ 4.9%，眼球震颤为 2% ~ 4.9%，减少剂量可显著减少大部分或全部的眼部副作用。

（王丽媛）

第 3 节　心血管系统药

一、普拉洛尔

普拉洛尔（practolol）属于抗心律失常药，作用似普萘洛尔，但毒性较大，长期口服，少数患者可引起严重的眼、皮肤和黏膜综合征，眼病患者慎用，现已逐渐被淘汰。

1. 临床表现

普拉洛尔的眼部毒性反应以泪液分泌减少及结膜炎为主，其次为角膜损害，偶见视力减退或失明，用药时间约数周至数年不等；皮肤毒性反应为皮肤银屑病样改变或角化过度，并伴有耳聋、全身狼疮样综合征及硬化性腹膜炎，鼻和口腔黏膜溃疡等。停药后轻度的眼部反应和多数皮肤反应可恢复正常，但角膜损害有时可发展为不可逆性，造成角膜上皮溶解和实质层溃疡，严重者可导致角膜穿孔。

2. 潜在作用机制

血清学研究显示，此类患者的抗核抗体发生率增高；泪液分析表明，IgG 缺乏、溶菌酶浓度显著降低；组织病理检查可以看到泪腺组织损害、结膜上皮细胞表皮化等。

3. 同类药物

口服药：普萘洛尔（propranolol）、噻吗洛尔（timolol）、阿替洛尔（atenolol）、美托洛尔（metoprolol）、氧烯洛尔（oxyprenolol）、吲哚洛尔（pindolol）因存在一定的诱发眼干燥症的风险。

滴眼液：研究发现，应用噻吗洛尔溶液滴眼后，泪液分泌量有所减少，但此种现象对泪腺功能正常者无危险，而泪腺功能低下的患者则有造成干眼综合征的危险。因此，在应用噻吗洛尔滴眼前，有必要评估患者的泪腺功能。

二、强心苷

强心苷（cardiac glycosides）是一类选择性作用于心脏，加强心肌收缩力的药物，临床上常用地高辛（digoxin）等。接受强心苷治疗的 10% ~ 25% 的患者可出现视觉中毒症状，出现时间在治疗后的数周至数年。许多情况下，眼的毒性表现可能先于其他中毒反应。

1.临床表现

强心苷的眼毒性主要表现为视力模糊和色觉紊乱。典型色觉紊乱表现为：主视觉被染上绿色或带黄蓝色，物体似乎在闪动、跳跃或被霜覆盖，可有闪光幻觉、闪光暗点或畏光。此外，患者也可能有阅读困难、视力降低、轻度结膜炎、突眼、眼球震颤、球后视神经炎和眼肌麻痹，停药后眼部毒性症状通常在数周内消退。服用强心苷患者应定期监测视功能，包括色觉改变、闪光感及眼内视现象。FM-100 色觉检查对发现洋地黄中毒引起的色觉改变特别敏感，视功能的任何改变预示洋地黄中毒的出现。

2.潜在作用机制

强心苷引起眼损害的部位可能在视网膜。动物实验表明，服用地高辛后，动物视网膜、脉络膜的药物浓度最高。电生理研究显示，强心苷中毒患者视锥细胞功能障碍，并进一步证明，维持视锥细胞正常功能必需的 Na^+-K^+-ATPase 被抑制。

三、胺碘酮

胺碘酮（Amiodarone）为苯丙呋喃衍生物，主要用于扩张血管平滑肌，尤其是对冠状动脉平滑肌具有明确的扩张作用，能够增加冠状动脉血流量、减少心肌氧耗量，且有 β - 受体阻滞作用。在 20 世纪 60 年代其被用于治疗冠心病、心绞痛。20 世纪 70 年代其被用于各种原因引起的心律失常，疗效显著。长期应用本品，可引起眼部不良反应。

1.临床表现

长期使用胺碘酮会使 60 岁以上的老年患者出现角膜色素沉着，即在双眼角膜上皮层有数条（5 ～ 10 余条不等）黄棕色或淡褐色的色素沉着带，呈线条状，自中央向周边部呈放射状排列。

按程度不同可分若干期。Ⅰ期：表现为较模糊的平行的微细色素沉着线条，位于角膜下 1/3 中央；Ⅱ期：约用药 6 个月后形成，色素沉着线条较清晰，呈实线型，扩展近角膜缘；Ⅲ期：色素沉着线条的数目和密度增加，并向上伸展形成类螺环状的色素沉着；Ⅴ期：造成不规则、圆形簇状色素沉着。

中等至严重的角膜病变能导致蓝视、眩目、光敏感等，视力稍有下降。角膜上皮色素沉着的发生率为 20% ～ 93%。色素出现的时间，最早 6 天，最长 244 天，一般在 1 ～ 3 个月出现，停药后角膜色素沉着在 6 ～ 18 个月内逐渐消退。服用中至高剂量（600 ～ 800mg/d）胺碘酮，疗程 6 ～ 18 个月后，约有一半患者引起晶状体前囊下的细微色素沉着，呈黄白色或金棕色，位于瞳孔区，一般不影响视力。

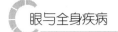

2. 潜在作用机制

起初，角膜及晶状体色素沉着的病因被认为胺碘酮是一种含碘制剂，与其他碘化物相同，经泪液排出，直接沉着于角膜表面，或通过新陈代谢作用沉着于角膜表面。由于老年人泪液分泌随年龄增长而减少、瞬目活动也少，加上老年人组织松弛，结膜囊存留药物增多。随着服药时间日积月累，致使色素沉着于角膜上皮层。青少年患者服用胺碘酮，不发生角膜上皮色素沉着，是因为他们泪液分泌量多、泪液流动快。

现今认为，胺碘酮具有阳离子两性化合物的理化性质，能与脂质极性基团结合而聚积于细胞溶酶体内。用电镜对服用胺碘酮患者的眼组织进行超微结构观察，显示有内胞质膜结合的片状体，类似于髓鞘质。这些变化不仅在角膜上皮、结膜和晶状体出现，而且在角膜内皮、虹膜、睫状体、脉络膜和视网膜也可发现。

此外，胺碘酮还能引起视神经病变，虽然胺碘酮引起的视神经病变病因尚不清楚。据估计，约 2% 使用胺碘酮的患者会发生视神经病变，表现为视盘水肿，伴或不伴视盘旁出血，使用胺碘酮患者会增加发生非血管炎性前部缺血性视神经病变的可能。除此之外，长期服用胺碘酮后，引起的其他眼部不良反应还有视力减退、虹视、畏光、流泪、异物感、角膜溃疡以及黄斑色泽减退等。

3. 角膜色素沉着的防治

胺碘酮引起的角膜色素沉着的防治一般无特殊药物，常用 1% 甲基纤维素、钠碘肝素溶液滴眼，以预防和减少色素沉着。有学者报告 2 例长期使用 1% 甲基纤维素溶液，虽然色素没有消失，但长期服用胺碘酮后，色素并未增加。因此，认为甲基纤维素可能对预防和减轻色素沉着具有积极作用，故建议在开始服用胺碘酮的同时，滴 1% 甲基纤维素溶液，2 ~ 3 次 /d。胺碘酮引起的角膜上皮色素沉着一般是可逆的，停药后数月可完全吸收。

四、其他心血管系统药物

其他心血管系统药亦存在导致眼部病变的风险，比如，美西律可能使患者出现复视；普罗帕酮可引起视力障碍；单硝酸异山梨酯、硝酸甘油会引起青光眼；替米沙坦偶有视觉异常发生；地尔硫卓可导致幻觉、弱视；雷米普利、特拉唑嗪可继发视物模糊等。

（王丽媛）

第4节　抗结核药

由于结核病的特殊性，患者需要长期服用抗结核药物。部分服用异烟肼片、盐酸乙胺丁醇片的患者可能会出现眼部损伤，包括视物不清，视力下降，眼底、视野及色斑异常等；严重者可出现中毒性球后视神经炎，表现为双眼视力严重下降，仅有光感，甚至致盲。因此，服用抗结核药的患者，如果出现眼部不适，应及时就医，评估继续服药的风险以及是否需要紧急处理，避免发生严重的后果。

一、乙胺丁醇

乙胺丁醇是 1961 年人工合成的抗结核药，用于临床至今已有 30 余年的历史。本品对眼的主要毒性为球后视神经炎。

1. 主要表现

Call 等于 1962 年首次报告 1 例患者口服乙胺丁醇后，发生严重中毒性视神经炎。随着本品在临床上的广泛应用，眼部损害的病例报告不断增加。患者的主要症状有视物模糊、视力疲劳、眼球发胀、眼窝疼痛、眼球运动时疼痛加重，部分患者有眼部干涩、灼热感。

2. 眼部毒性与剂量、用法的关系

乙胺丁醇剂量越大造成的毒性损伤越严重。患者最初使用乙胺丁醇时，一般以 60 ~ 100mg/（kg·d），分 3 次口服，用药后约有 44.5% 的患者出现眼部毒性；当降低药物剂量至 45mg/（kg·d）后，发生眼毒性的比例可下降至 18.64%，药物剂量降低至 30mg/（kg·d），眼毒性发生率约为 5.26%，15 ~ 25mg/（kg·d）小剂量应用的眼毒性发生率约 1%。以上数据提示，乙胺丁醇用药剂量与眼毒性发生率呈正相关，即剂量越大发生率越高。即使小剂量应用，仍有一定眼毒性发生的概率。乙胺丁醇的用药持续时间与毒性密切相关，大多数患者均在服药后 2 ~ 3 个月以后产生毒性反应。联合用药和间歇给药（每周 2 次），可减少眼部毒性的发生。

3. 眼部毒性作用机制

乙胺丁醇出现眼部毒性的相关机制至今尚未完全阐明。1971 年，Figueroa 等总结的动物实验结果证实，乙胺丁醇具有强烈的金属络合作用，可使狗眼的脉络膜毯发生可逆性脱色。此特殊组织是动物体内含锌量最高的组织。在人类和动物的眼组织中，含有高浓度的锌，视神经含锌量约 120mg/kg、脉络膜和视网膜含锌量约 463mg/kg，是机体含锌最高的两个特殊组织，因此易收到该药物的影响。锌是机体许多酶的成分，在葡萄膜、视网膜及视神经中含有多种重要的含锌酶，如碳酸酐酶、乳酸脱氢酶及乙醇脱氢酶。当服用乙胺丁醇时，由于作为许多酶的辅基——锌、铜离子的耗竭，导致新陈代谢紊乱，从而造成视神经和视网膜的变性。

4. 治疗及预后

凡确诊为乙胺丁醇中毒性视神经炎，一般主张立即停药，辅以血管扩张药及各种维生素（特别是大量 B 族维生素），必要时可用激素治疗。乙胺丁醇中毒性视神经炎早期是可逆的，如及早发现、立即停药、积极治疗，一般可在 1 ~ 2 个月内恢复正常。但是，也有患者停药后视力继续下降，主要是由于视路产生了坏死性损害，因此停药后视力不能恢复。

5. 预防及注意事项

1）严格控制剂量

马丁代尔大药典提议，使用乙胺丁醇与其他抗结核药，特别是异烟肼和利福平联合应用于肺结核的初次治疗和再治疗。初次治疗的剂量为 15mg/kg；再治疗的剂量是先给 25mg/kg，60 天后改为 15mg/kg。

2）对肝肾功能不全

糖尿病患者用量要酌减；孕妇慎用，最好不用；有过敏史及原有视神经炎患者禁用。

3）多数主张

用药前要做全面的视力、视野、色觉、眼底及肝肾、造血系统功能的检查。服药期间每月做上述检查 1 次，以便早期发现。

4）当确诊为中毒性视神经炎时

应立即停药。如病情需要，不能停药时，一定要在眼科医师的严密观察下服用，以免造成不可逆的损害。

5）在联合治疗发生球后视神经炎时

所服抗结核药都要停用，因每一种抗结核药均有引起视神经损害的危险。Karmon 等 1979 年报告 1 例用异烟肼与乙胺丁醇联合治疗，发生球后视神经炎的患者。停用乙胺丁醇后病情继续发展，出现视乳头颞侧苍白。再停服异烟肼，1 个月后视力增进、色觉恢复、视野改善。

二、链霉素

链霉素是治疗结核病的一线药物，也是治疗结核病的传统药物。链霉素具神经毒性作用，可致眼损害，表现为突发性球后视神经炎和渐进性视神经萎缩，有时出现黄视症，有蓝色的中心暗点和一过性的视神经纤维束型暗点。

三、异烟肼

由于异烟肼主要用于联合治疗，所以很难确定异烟肼与其眼部毒副作用之间的关系。异烟肼可引起 5% ~ 20% 的患者周围神经炎，这种药物能干扰吡哆醇的代谢，可能导致视神经炎。1969 年，Honegger 等学者发现约 1/3 服用异烟肼的患者存在一定的短暂的、可逆的眼外肌调节障碍。

（王丽媛）

第 5 节　口服避孕药

长期服用避孕药可致视网膜血液循环障碍。口服避孕药后，少数用药者可并发眼病和视功能改变，但所报道者均属回顾性或个案病例，且不少在发病前已有周身病，如高血压、偏头痛等，而且这些改变可能只是原有疾病的一部分。但近年来，健康女性发生血栓者增多，有些患者的视网膜水肿灶在停服避孕药后好转，再服药时又重新出现，似乎与用药有关。因此，病史的询问对该类眼底病变的诊断很重要，有生育能力的妇女如出现不明原因的眼部病变时，应注意有无避孕药用药史，以免延误诊断。

（一）临床表现

（1）视网膜脉络膜病变：视网膜上有大量灰白或灰黄色小点，边界清楚，位于视网膜血管的深层组织中，呈"水磨石地"一样隐约可见的斑点，在后极部到赤道部分布较密。相应部位的视网膜血管可有白鞘，视网膜上可见散在的色素斑块及色素紊乱。

（2）视网膜中央静脉阻塞。

（3）视网膜水肿可表现为孤立的黄斑水肿，或深层视网膜水肿、团块状深处。停服避孕药后水肿可消失，再服药后水肿可在原来的部位复发。

（4）视乳头水肿也较多见。

（5）视网膜血管炎及葡萄膜炎合并散在的视网膜出血斑及硬性渗出。

（6）视网膜中央动脉阻塞：多发生于有高血压等病史者。

（7）其他眼部并发症：晶状体点状浑浊、角膜上皮点状染色甚至上皮脱落。也有报告称，存在合并偏头痛、偏盲、眼外肌麻痹及上睑下垂者。

（二）诊断要点

（1）长期口服女用长效避孕药史。

（2）眼底呈"水磨石地"样小斑点。

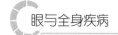

（3）视网膜或黄斑部孤立的水肿灶，停药后可消退，再服药时水肿可复发。

（三）治疗方案及原则

（1）立即停药，改用其他避孕措施。

（2）对视网膜中央动脉及中央静脉阻塞者应积极治疗，及早使用血管缓痉扩张药和保护视神经的药物，对缺血型中央静脉阻塞患者可行视网膜激光光凝治疗。

（刘　悦）

第6节　抗癌药物

长期使用塞替派滴眼可致色素生成障碍，眼周围皮肤或睫毛永久性脱色素。妊娠期服用甲氨蝶呤可致突眼。白血病人长期服用百消安可损伤晶状体上皮细胞引起白内障。长春新碱的毒性主要表现为神经毒性，可引起视神经炎、视神经视网膜炎、脑神经麻痹、眼外肌麻痹引起眼球运动障碍、复视等。

（刘　悦）

第16章　放射性眼病

放射性视网膜病变是放射线引起的一种迟发的、以进行性血管闭塞为病变基础的视网膜疾患，可造成视功能严重损害。临床上该病常继发于视网膜母细胞瘤、葡萄膜黑色素瘤等眼内肿瘤的放射性治疗。年轻患者、糖尿病患者、眼内肿瘤距离视盘近的患者更易患本病。

（一）病因和病理

成熟的视网膜神经细胞对放射线不敏感，放射线主要通过对视网膜和脉络膜血管的慢性损伤而间接损害视网膜。目前，尚难确定引起视网膜病变放射剂量的绝对阈值，有研究认为，如果接受剂量大于 30 ~ 35Gy，就不可避免会发生视网膜病变，病变从血管内皮细胞的损害和缺失开始。视网膜毛细血管无灌注区形成、大血管闭塞和新生血管生成是该病的病变发展过程的主要病理特征。

（二）临床特点

患者有眼部受到放射线照射史，一般在照射后 2 ~ 3 年开始出现临床特征，早者数月即可出现，病程缓慢进行。早期表现主要有视网膜毛细血管充盈扩张、毛细血管无灌注区形成、微小动脉瘤、一过性棉絮斑、视网膜渗出、黄斑水肿、视网膜出血、视网膜血管白鞘、视盘水肿、视盘出血等；晚期出现视网膜色素上皮萎缩、视网膜及视盘新生血管生成、玻璃体积血、增殖性视网膜病变、视网膜脱落、新生血管性青光眼等。

（三）诊断和鉴别诊断

本病临床诊断不难。FFA 可协助诊断，通常可见到视网膜血管闭塞和无灌注区形成，若无此改变，诊断须慎重。糖尿病视网膜病变、视网膜动脉阻塞、视网膜静脉阻塞、其他原因引起的视网膜毛细血管扩张，因此，诊断时要详细询问患者有无头部放射性治疗史。

（四）治疗

基本同糖尿病视网膜病变的治疗。可利用激光光凝、玻璃体腔注射抗血管内皮生长因子药物、玻璃体视网膜手术等对黄斑水肿、视网膜无灌注区及新生血管、新生血管性青光眼等作相应的治疗。目前，治疗效果尚不理想。

（刘　悦）

参考文献

[1] 陈艳丽，徐洁，纪淑兴，等．新生儿眼底病变筛查及视网膜出血的影响因素 [J]. 国际眼科杂志，2019，19（2）：326-328.

[2] 戴维智，郝晓琳，刘姬，等．和血明目片治疗糖尿病视网膜病变性眼底出血的临床研究 [J]. 湖南中医药大学学报，2011，31（2）：20-22.

[3] 董玉梅．系统性红斑狼疮的诊断标准及治疗研究进展 [J]. 临床医药文献电子杂志，2017，4（44）：8711-8712.

[4] 段俊国．中西医结合眼科学 [M].3 版．北京：中国中医药出版社，2013.

[5] 方思文．早产儿视网膜病变的治疗 [J]. 中华实验眼科杂志，2020，38（1）：77-80.

[6] 葛坚，王宁利．眼科学 [M]. 3 版．北京：人民卫生出版社，2015.

[7] 郭思彤，李众，姜利斌，等．AQP4 抗体阳性视神经脊髓炎相关视神经炎糖皮质激素冲击治疗效果分析 [J]. 中华眼科杂志，2019，55（3）：180-185.

[8] 黄佳月．针刺治疗肝郁化火型 Graves 眼病的临床观察 [D]. 福建：福建中医药大学，2019.

[9] 胡筎，李静，等．眼玻璃体淀粉样变性的研究现状 [J]. 陕西医学杂志，2012，41（2）：230-231.

[10] 杰克 .J. 肯思基．眼与全身疾病鉴别诊断图谱 [M]. 姚宜，译．福州：福建科学技术出版社，2002.

[11] 姜宁，黎晓新．系统性红斑狼疮的眼底病变 2 例 [J]. 中国实用眼科杂志，2006，24（3）：336-337.

[12] 李翔．廖品正眼科经验集 [M]. 北京：中国中医药出版社，2013.

[13] 李凤鸣，谢利信．中华眼科学（中册）[M]. 3 版．北京：人民卫生出版社，2015.

[14] 刘家琦，李凤鸣．实用眼科学 [M]. 3 版．北京：人民卫生出版社，2010.

[15] 刘祖国，颜建华．钟世镇现代临床解剖学全集 – 眼科临床解剖学 [M]. 济南：山东科学技术出版社，2009.

[16] 罗丹．滋阴明目汤治疗单纯型糖尿病视网膜病变 32 例临床观察 [J]. 中医药导报，2011，17（10）：41-43.

[17] 彭亚力，熊成，张利伟．新生儿眼底病变筛查及视网膜出血的影响因素分析 [J]. 眼科新进展，2019，39（3）：247-249.

[18] 彭清华．中医眼科学 [M].3 版．北京：中国中医药出版社，2012.

[19] 潘涵英，刘万丽，等 . 原发性家族性玻璃体淀粉样变性一家系报告 [J]. 贵州医药杂志，2010，34（4）：344–345.

[20] 孙河 . 眼科疾病辨治思路与方法 [M]. 北京：科学出版社，2018.

[21] 孙葆忱，胡爱莲 . 眼与全身病 [M]. 郑州：河南科学技术出版社，2019.

[22] 孙河，赵爽 . 针刺"窍明穴"（枕视皮质对应区）治疗视神经萎缩的疗效观察 [J]. 中国中医眼科杂志，2012，22（4）：257–259.

[23] 孙子雯，崔洪玮，孙喜灵，等 . 干眼病的病因、发病机制及治疗进展 [J]. 山东大学耳鼻喉眼学报，2019，33（2）：159–166.

[24] 时少丹，杨卫国，刘月娥，等 . 新生儿视网膜病变发生的相关因素研究及对临床筛查的指导价值 [J]. 海军医学杂志，2020，41（1）：98–100.

[25] 吴艳，陈月芹，闫峰，等 . 系统性红斑狼疮患者泪膜损伤及客观视觉质量改变的研究 [J]. 医学研究生学报，2018，31（2）：163–168.

[26] 王影，庄曾渊，赵子德，等 . 针刺联合刺络放血治疗甲状腺相关眼病的临床观察 [J]. 中国中医眼科杂志，2016，26（3）：171–174.

[27] 王治安 . 滋阴清热法治疗非增殖期糖尿病视网膜病变临床疗效观察 [J]. 中医学报，2011（26）：1370–1371.

[28] 王雷，陈晓雯，张进军，等 . 固本消瘿汤治疗甲亢合并浸润性突眼 30 例临床观察 [J]. 四川中医，2012，30（12）：72–74.

[29] 王山山 . 电针窍明穴联合传统穴位治疗视神经萎缩疗效观察 [D]. 黑龙江中医药大学，2019.

[30] 王延华，宋守道，宋国祥 . 眼与全身疾病 [M]. 天津：天津人民出版社，1975.

[31] 汪美允，黄瑾，马君鑫，等 . 系统性红斑狼疮患者角膜神经纤维和干眼临床研究 [J]. 南京医科大学学报（自然科学版），2020，40（8）：1222–1225.

[32] 熊静，彭清华，吴权龙，等 . 益气养阴活血利水法治疗单纯性糖尿病视网膜病变的临床研究 [J]. 中国中医眼科杂志，2009，19（6）：311–315.

[33] 肖伟，倪宝玲，赵岱新，等 . 婴儿出生后早期先天性白内障摘除术后眼轴长度和角膜直径变化的研究 [J]. 国际眼科杂志，2011，11（5）：800–803.

[34] 叶月娥，郑丽娅，王爱孙，等 . 620 例早产儿视网膜病变筛查情况调查及其危险因素 Logistic 回归分析 [J]. 中国妇幼保健，2021，36（21）：5018–5021.

[35] 姚瞻，谢立信，黄钰森，等 . 折叠式人工晶状体治疗儿童白内障的初步报告 [J]. 中华眼科杂志，2002（8）：43–45.

[36] 杨任民 . 肝豆状核变性 [M]. 合肥：安徽科学技术出版社，1995.

[37] 叶盛，史彩平，等 . 肝豆状核变性的眼部表现 [J]. 浙江预防医学杂志，2005，17（1）：20–21.

[38] 曾伟清.光凝结合中药治疗糖尿病性黄斑水肿的临床分析 [J]. 中国医药科学，2011，1（20）：89-90.

[39] 张亚利，汪涛，李红，等.平目颗粒治疗非活动期 Graves 眼病阳气亏虚、痰瘀阻滞证的临床观察 [J]. 中华中医药学刊，2014，32（9）：2124-2127.

[40] 詹明明.电针联合药物治疗甲状腺相关眼病的临床观察 [D]. 湖北：湖北中医药大学，2018.

[41] 周真宝，庄静宜，刘显勇，等.极低出生体质量儿出生后体质量增长速率与阈值病变早产儿视网膜病变的相关性研究 [J]. 国际眼科杂志，2019，19（12）：2153-2156.

[42] 中国免疫学会神经免疫学分会，中华医学会神经病学分会神经免疫学组，中国医师协会神经内科分会神经免疫专业委员会.中国视神经脊髓炎谱系疾病诊断与治疗指南 [J]. 中国神经免疫学和神经病学杂志，2016，23（3）：155-166.

[43] 张彬，庞荣.庞赞襄治疗视神经萎缩的经验 [C]. 世界中医药学会联合会眼科专业委员会第五届学术年会、中国中西医结合学会眼科专业委员会第十三届学术年会、中华中医药学会眼科分会第十三届学术年会、中国（河北）第二届国际眼科学术研讨会论文汇编，2014：261-266.

[44] 赵春宁，吴红，张晓宇，等.系统性红斑狼疮患者眼表状态的临床特点 [J]. 中国医学创新，2015，12（18）：119-121.

[45] 中华医学会.临床诊疗指南眼科学分册 [M]. 北京：人民卫生出版社，2006.

[46] 张旭东.实用眼科学 [M]. 北京：科学出版社，2015.

[47] 赵堪兴，杨培增.眼科学 [M]. 8 版.北京：人民卫生出版社，2016.

[48] Ahuja A A，V Reddy Y C，Adenuga O O，et al. Risk factors for retinopathy of prematurity in a district in South India：a prospective cohort study[J].Oman J Ophthalmol，2018，11（1）：33-37.

[49] Anaya J M，Talal N. Head and neck findings in SLE：Sjögren's syn-drome and the eye，ear，and larynx.In：Wallace D J，Hahn B H，eds. Dubois' lupus erythematosus[J]. 5th ed. Baltimore：Williams and Wilkins，1997：783-791.

[50] Angeles-Han S T，Ringold S，Beukelman T，et al. American college of rheumatology/arthritis foundation guideline for the screening，monitoring，and treatment of juvenile idiopathic arthritis-associated uveitis[J]. Arthritis Rheumatol，2019，71（6）：864-877.

[51] Aungsumart S，Apiwattanakul M. Clinical outcomes and predictivefactors related to good outcomes in plasma exchange in severe aack of NMOSD and long extensive transverse myelitis：Case series and reviewof the literature[J].Mult Scler Relat Disord，2017，13：

93–97.

[52] Arevaloetal.Ocularmanifestations of systemic lupuserythematosus[J]. Current Opinionin Ophthalmology, 2002, 13: 404–410.

[53] Birch EE, Stager DR. The critical period for surgical treatment of dense congenital unilateral cataract[J]. Invest Ophthalmol Vis Sci, 1996, 37 (8) : 1532–1538.

[54] Bou R, Adan A, Borras F, et al. Clinical management algorithm of uveitis associated with juvenile idiopathic arthritis: interdisciplinary panel consensus.[J] Rheumatol Int., 2015, 35 (5) : 777–785.

[55] Benson MD. Ostertag revisited: the inherited systemic amyloidoses without neuropathy[J].Amyloid, 2005, 12: 75–87.

[56] Bruscolini A,Sacchei M, La Cava M, et al. Diagnosis and managementof neuromyelitis optica spectrum disorders—An update[J].Autoimmun Rev, 2018, 17 (3) : 195–200.

[57] Bonnan M, Valentino R, Debeugny S, et al.Short delay to initiateplasma exchange is the strongest predictor of outcome in severe aacksof NMO spectrum disorders[J].J Neurol Neurosurg Psychiatry, 2018, 89 (4) : 346–351.

[58] Baghbanian SM, Sahraian MA, Naser Moghadasi A, et al. Disability and therapeutic response in paediatric neuromyelitis optica spectrum disorder: A case series from Iran[J]. Iran J Child Neurol, 2019, 13 (3) : 99–104.

[59] Carnero Contentti E, Rojas JI, Cristiano E, et al. Latin Americanconsensus recommendations for management and treatment of neuromyelitis optica spectrum disorders in clinical practice[J]. MultScler Relat Disord, 2020, 45: 102428.

[60] Durcan L, O' Dwyer T, Petri M. Management strategies and future directions for systemic lupus erythematosus in adults[J]. Lancet, 2019, 393: 2332–2343.

[61] Dörner T, Furie R. Novel paradigms in systemic lupus erythematosus[J]. Lancet, 2019, 393: 2344–2358.

[62] Edwards EM, Horbar JD. Retinopathy of prematurity prevention, screening and treatment programmes: the role of neonatal networks[J]. Semin Perinatol, 2019, 43 (6) : 341–343.

[63] Ermakova N A, Alekberova Z S, et al.Characteristics of retinal vascularinvolv-ementinsystemic lupuserythematosus[J].VestnOftalmol, 2001, 117 (2) : 21–24.

[64] Gerull R, Brauer V, Bassler D, et al. Incidence of retinopathy of prematurity (ROP) and ROP treatment in Switzerland 2006–2015: a population–based analysis[J]. Arch Dis Child Fetal Neonatal Ed, 2018, 103 (4) : F337–F342.

[65] Gow PJ, Smallwood RA, Angus PW, et al. Diagnosis of Wilson's disease: an

experience over three decades[J]. Gut, 2000, 46（3）: 415–419.

[66] Heiligenhaus A, Klotsche J, Tappeiner C, et al. Predictive factors and biomarkers for the 2–year outcome of uveitis in juvenile idiopathic arthritis: data from the Inception Cohort of Newly diagnosed patients with Juvenile Idiopathic Arthritis（ICON–JIA）study[J]. Rheumatology（Oxford）, 2019, 58（6）: 975–986.

[67] Hayworth JL, Turk MA, Nevskaya T, et al. The frequency of uveitis in patients with juvenile inflammatory rheumatic diseases[J]. Joint Bone Spine., 2019, 14. pii: S1297–319X（19）30092–2.

[68] Heiligenhaus A, Niewerth M, Ganser G, et al. German uveitis in childhood study G. Prevalence and complications of uveitis in juvenile idiopathic arthritis in a population–based nation–wide study in Germany: suggested modification of the current screening guidelines[J]. Rheumatology（Oxford）, 2007, 46（6）: 1015–1019.

[69] Kleiter I, Gahlen A, Borisow N, et al. Neuromyelitis optica: Evaluation of 871attacks and 1, 153 treatment courses[J]. Ann Neurol, 2016, 79（2）: 206–216.

[70] Kim SH, Hyun JW, Joung A, et al. Predictors of response to firstline immunosuppressive therapy in neuromyelitis optica spectrumdisorders[J].Mult Scler, 2017, 23（14）: 1902–1908.

[71] Koziolek MJ, Tampe D, B?hr M, et al. Immunoadsorption therapyin patients with multiple sclerosis with steroid–refractory opticalneuritis[J]. J Neuroin ammation, 2012, 9: 80.

[72] Koch CR, Kara–Junior N, Serra A, et al. Long–term results of secondary intraocular lens implantation in children under 30 months of age[J]. Eye（Lond）, 2018, 32（12）: 1858–1863.

[73] Lambert SR, Lynn MJ, Reeves R, et al. Is there a latent period for the surgical treatment of children with dense bilateral congenital cataracts?[J]. J AAPOS, 2006, 10（1）: 30–36.

[74] Loudot C, Jourdan F, Benso C, et al. Cataractes congénitales: correction de l'aphaquie par lentilles de contact rigides[Aphakia correction with rigid contact lenses in congenital cataract][J]. J Fr Ophtalmol, 2012, 35（8）: 599–605.

[75] Lambert SR, Cotsonis G, DuBois L, et al. Infant Aphakia Treatment Study Group. Long–term Effect of Intraocular Lens vs Contact Lens Correction on Visual Acuity After Cataract Surgery During Infancy: A Randomized Clinical Trial[J]. JAMA Ophthalmol, 2020, 138（4）: 365–372.

[76] Lerman MA, Burnham JM, Chang PY, et al. Response of pediatric uveitis to tumor necrosis factor–alpha inhibitors[J]. J Rheumatol, 2013, 40（8）: 1394–1403.

[77] Lim YM, Kim H, Lee EJ, et al. Beneficial effects of intravenousimmunoglobulin as an add-on therapy to azathioprine for NMO-IgGseropositive neuromyelitis optica spectrum disorders[J]. Mult SclerRelat Disord, 2020, 42: 102109.

[78] Mikhail M, Jonas KE, Anzures R, et al. Training of residents and fellows in retinopathy of prematurity around the world: an international web-based survey[J].J PEDIAT OPHTH ST R AB, 2019, 56（5）: 282-287.

[79] Majumder PD, Biswas J. Pediatric uveitis: an update[J]. Oman J Ophthalmol, 2013, 6（3）: 140-150.

[80] Merle H, Olindo S, Jeannin S, et al. Treatment of optic neuritisby plasma exchange（add-on）in neuromyelitis optica[J]. ArchOphthalmol, 2012, 130（7）: 858-862.

[81] Mehta PJ, Alexander JL, Sen HN. Pediatric uveitis: new and future treatments[J]. Curr Opin Ophthalmol, 2013, 24（5）: 453-462.

[82] Paton D, Duke JR. Primary familial amyloidosis. Ocular manifestations with histopathologic observations[J]. Am J Opthalmol, 1966, 61（4）: 736-747.

[83] Read R W, Chong L P, Rao N A. Occlusive retinal vasculitis associ- ated with systemic lupus erythematosus[J].Arch Ophthalmol, 2000, 118: 588-589.

[84] Rappaport K D, Tang W M. Herpes simplex virus type2 acute retinal necrosisin apatientwith systemic lupuserythematosus[J].Retina, 2000, 20: 545-546.

[85] Sood AB, Angeles-Han ST. An update on treatment of pediatric chronic non-infectious uveitis[J]. Curr Treatm Opt Rheumatol, 2017, 3（1）: 1-16.

[86] Simonini G, Paudyal P, Jones GT, et al. Current evidence of methotrexate efficacy in childhood chronic uveitis: a systematic review and meta-analysis approach[J]. Rheumatology（Oxford）, 2013, 52（5）: 825-831.

[87] Skorupka N, Miclea A, Jalowiec KA, et al. Visual outcomes of plasma exchange treatment of steroid-refractory optic neuritis: Aretrospective monocentric analysis[J]. Transfus Med Hemother, 2019, 46（6）: 417-422.

[88] Songthammawat T, Srisupa-Olan T, Siritho S, et al.A pilot study comparing treatments for severe attacks of neuromyelitis opticaspectrum disorders: Intravenous methylprednisolone（IVMP）withadd-on plasma exchange（PLEX）versus simultaneous ivmp and PLEX[J]. Mult Scler Relat Disord, 2020, 38: 101506.

[89] Soo M P, Chow S K, Tan C T, et al.The spectrum of ocular involve- ment in patientswithsystemic lupus erythematosus without ocular symptoms[J].Lupus, 2000, 9: 511-514.

[90] Tappeiner C, Klotsche J, Sengler C, et al. Risk factors and biomarkers for the occurrence of uveitis in juvenile idiopathic arthritis: data from the inception cohort of

newly diagnosed patients with juvenile idiopathic arthritis study[J]. Arthritis Rheumatol, 2018, 70（10）: 1685–1694.

[91] Ueda M, Ando Y. Recent advances in transthyretin amyloidosis therapy[J]. Transl Neurodegener, 2014, 3: 19.

[92] Ushiyama O, Ushiyama K, Koarada S, et al. Retinal disease in pa–tientswith systemic lupus erythematosus[J].Ann Rheum Dis, 2000, 59: 705–708.

[93] Veerachit Larn T, Siritho S, Prayoonwiwat N. Retrospectivestudy of the adverse events of the treatment for an acute attack of neuromyelitis optica spectrum disorder[J].Ther Apher Dial, 2020, 24（4）: 453–460.

[94] Wilson ME Jr, Trivedi RH, Hoxie JP, et al. Treatment outcomes of congenital monocular cataracts: the effects of surgical timing and patching compliance[J]. J Pediatr Ophthalmol Strabismus, 2003, 40（6）: 323–329.

[95] Wentworth BA, Freitas–Neto CA. Management of pediatric uveitis[J]. Nat Inst Health, 2014, 2（6）: 41.

[96] Zhou Y, Zhong X, Shu Y, et al. Clinical course, treatment responses and outcomes in Chinese paediatric neuromyelitis optica spectrumdisorder[J].Mult Scler Relat Disord, 2019, 28: 213–220.